**清华大学第一附属医院妇产科主任夏颖丽主审**

**本书由权威妇产科专家团队倾心打造**

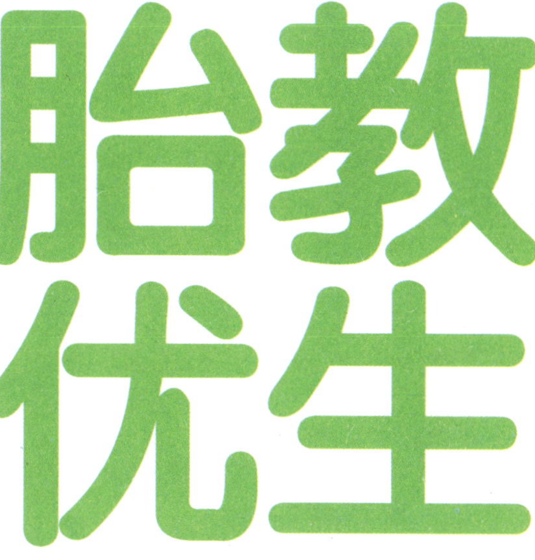

# 胎教优生

## 专家方案

东方知语早教育儿中心⊙编著

· 专家推荐 ·

80后准妈妈必读

**坐一个舒心的月子，重塑健康美丽身姿**

为80后新妈妈的产后铺垫健康幸福之路

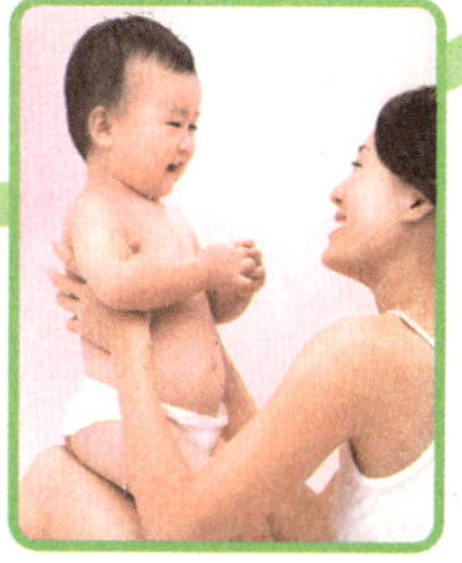

上海科学技术文献出版社

这是一本由专家对优生优育进行全面指导的、科学实用的、体贴周到的孕育类书籍，让你一书在手，别无他求。

驱散孕期的忧虑，留下美好的回忆

带来健康的宝宝，畅想幸福的明天

让生命的种子在爱的海洋中悄悄发芽，

让怀孕的妈妈在温馨中轻松度过每一天。

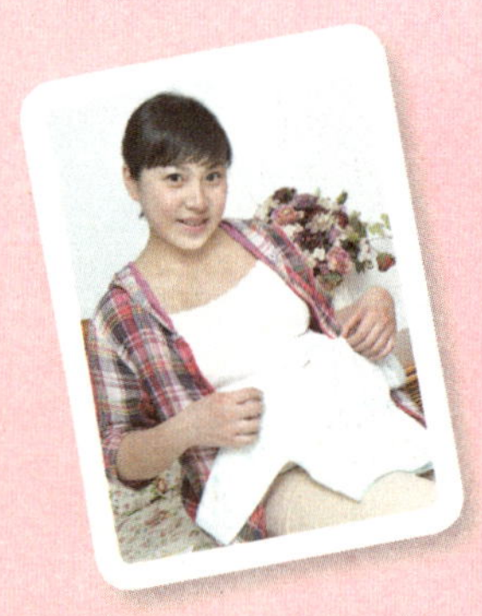

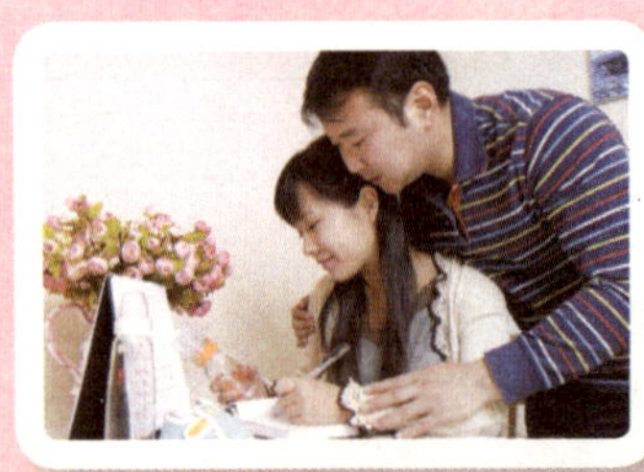

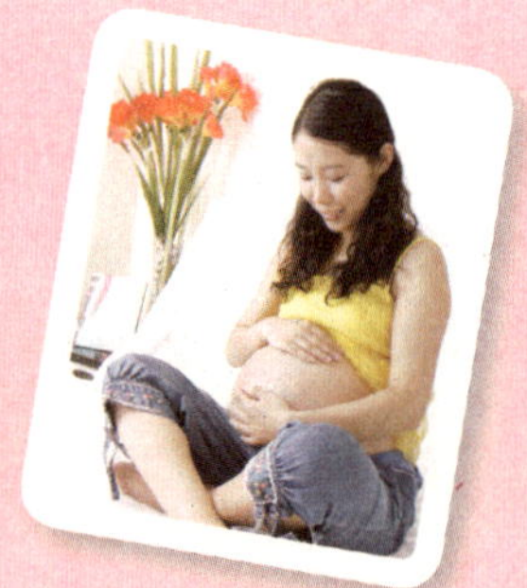

# 前言 Foreword

天下的父母都希望自己的宝宝聪明、健康，这颗希望的种子在孕育新生命的时候就已经被埋下了，那么如何让这颗希望的种子生根、发芽、结果呢？这就需要做好胎教优生的准备。

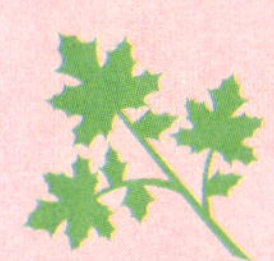

正确的胎教，就是妊娠期间，孕妈妈要保证自身身心健康，保证充足、均衡的营养，根据胎儿在不同发育阶段中，身体各个系统、器官生长发育的特点，对胎儿实施一定的良性刺激，使胎儿的身心健康发育，各种能力得到健康成长。

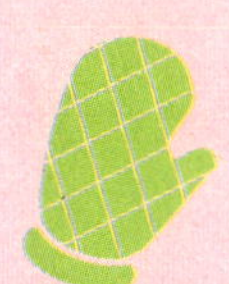

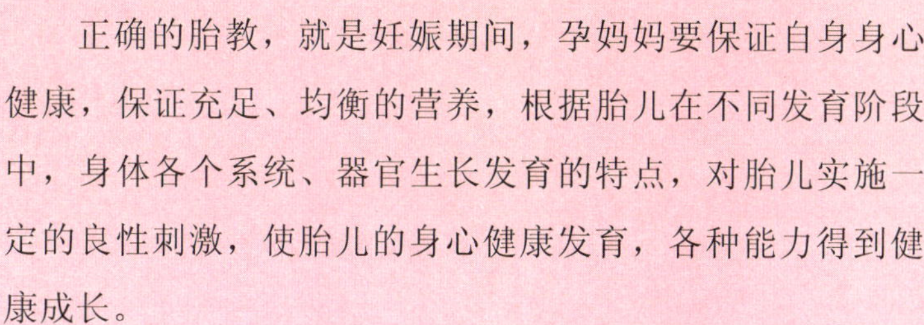

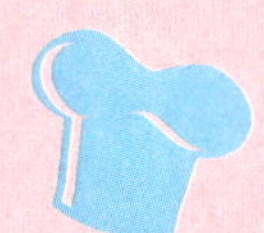

为了帮助孕妈妈轻松掌握胎教方法，认真做好优生计划，顺利平安渡过孕产期，生一个健康快乐的宝宝，我们编写了本书，献给准备和正在怀孕的女性，是新手妈妈的必备枕边书。

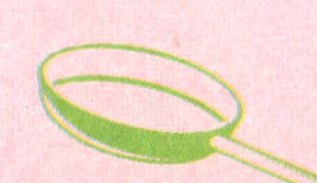

本书共有6章，包含孕前准备、孕期胎儿和母体的变化、各孕月的优生知识、胎教方案、生活与饮食指导、精选菜谱，为孕妈妈答疑解惑，为成功孕产保驾护航。

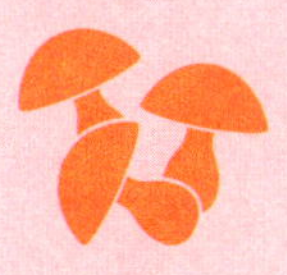

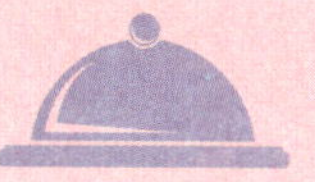

# 目录 Contents

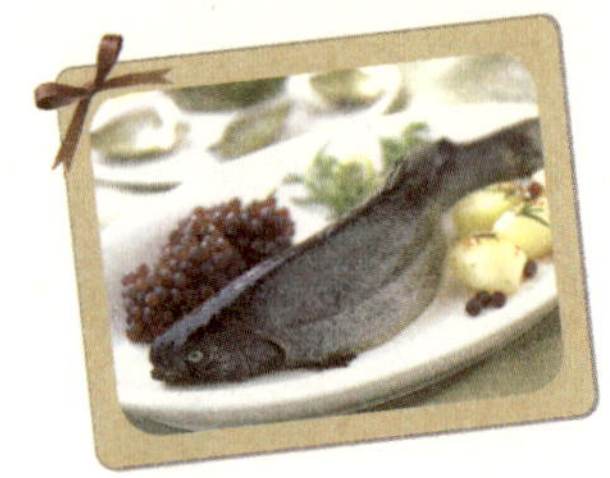

## part 01 孕前

### 孕前优生知识



### 优生从胎教开始



### 孕前生活与饮食指导

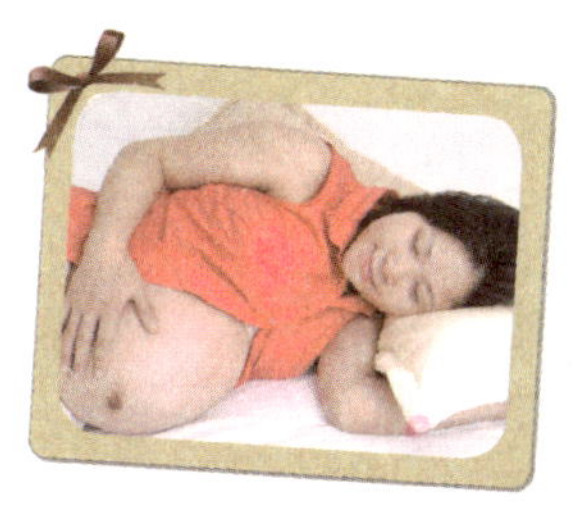
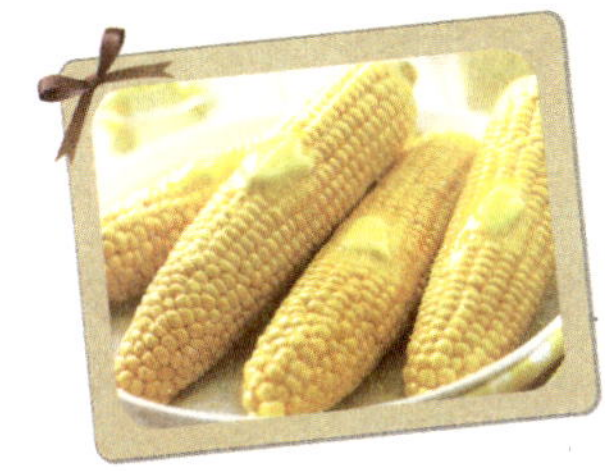
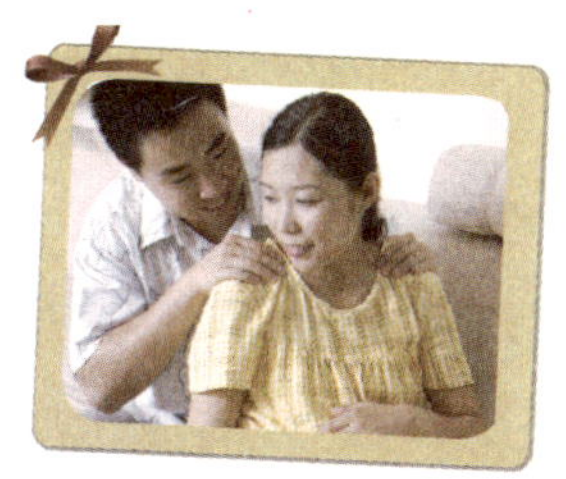



# part 02 孕早期

## 第1个月（1~4周）

## 第2个月（5~8周）



## 第3个月（9~12周）

# part 03 孕中期

## 第4个月（13~16周）



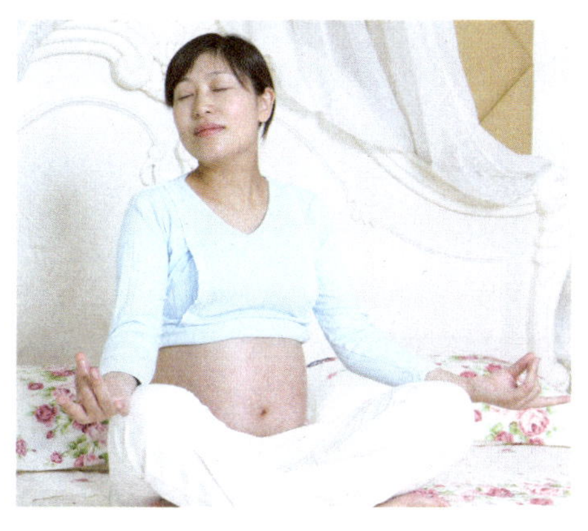

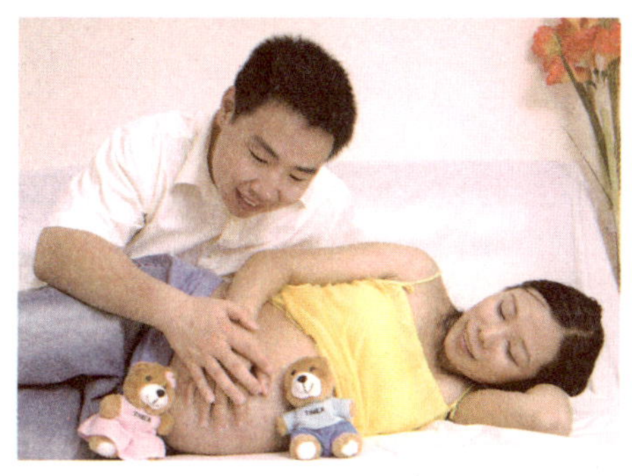

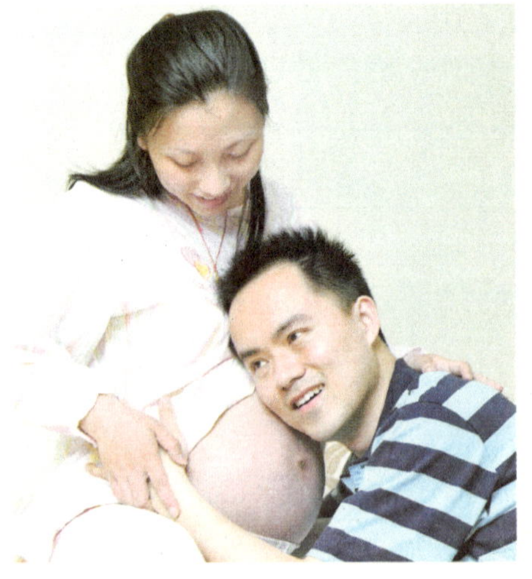

## 第10个月（37~40周）



# part 05 分娩

## 分娩知识

## 分娩方式



# part 06 产后

## 产后康复指南



## 产后塑身计划



## 产后饮食指导

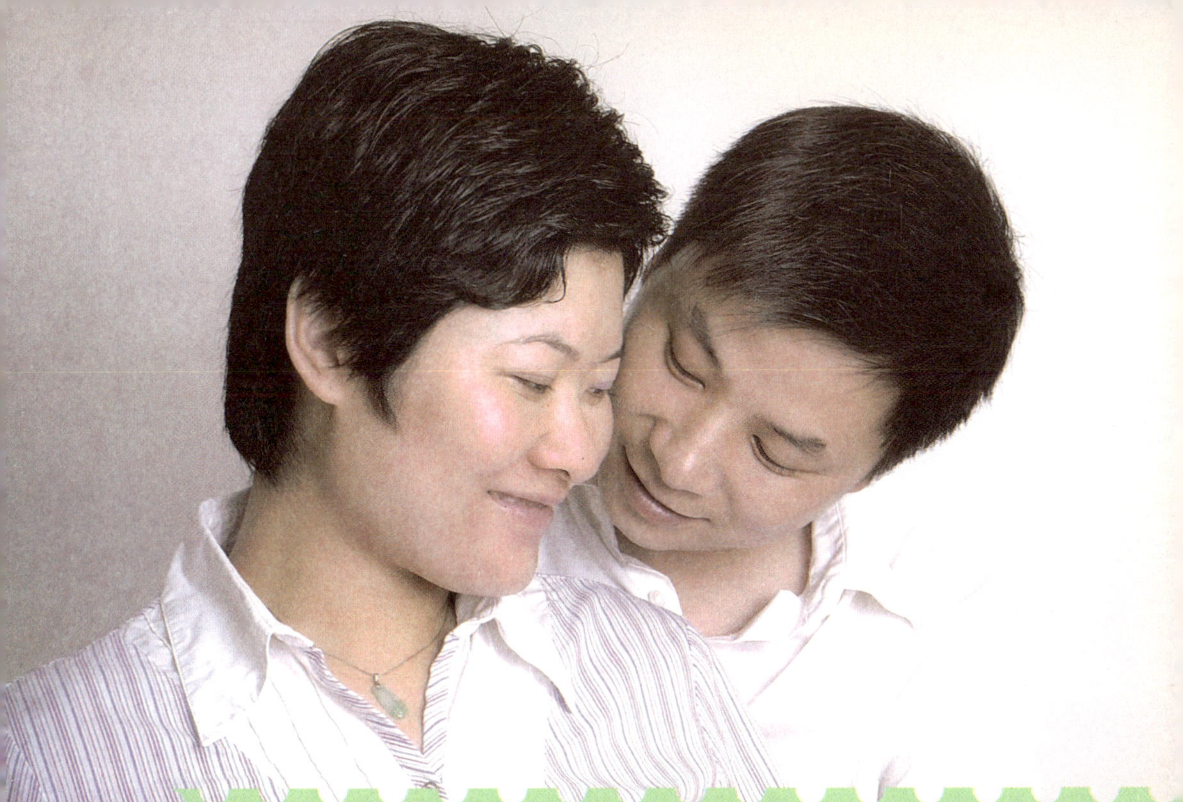

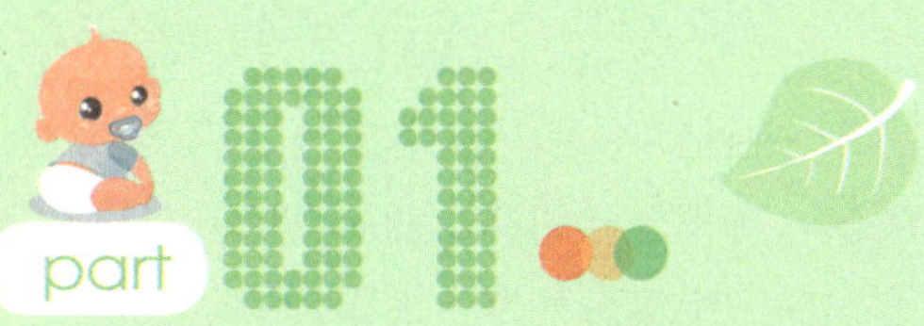

part 01

# 孕前

新婚过后，开始憧憬婚后幸福美满的生活，此时最大的心愿就是孕育一个健康可爱的小宝宝。为了实现这一美好的愿望，孕前一定要做好充足的准备，让身心处于最佳状态，“奏”响孕育生命的前奏曲，这样才能帮助自己如愿以偿。

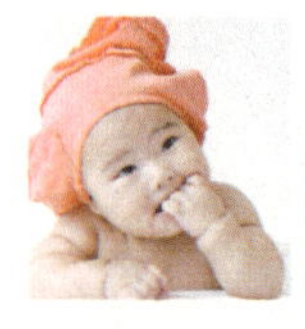
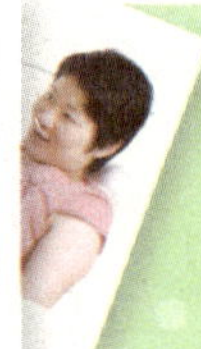

# 孕前优生知识

YUN QIAN YOU SHENG ZHI SHI

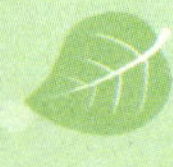

## 01 提前3个月作准备

随着人们生活质量提高、相应的生殖健康观念更新、优生优育的研究拓展。医学研究与健康新观念普遍认为，要维持整个孕期健康，就应当不仅仅限于怀孕期间的10个月。根据世界卫生组织抽检结果表明，即使在孕妈妈各种检查、诊断结果全部正常的情况下，仍有2%的胎儿出生后会出现某些方面的异常。因此，对于准备怀孕的女性来说，如何在怀孕前做到优生意义上的怀孕，实在是关系到众多家庭幸福与人生的大事。

完整的怀孕期限，应该扩充到13个月，其中应当包括至少3个月的怀孕准备期。夫妻双方在这个准备期内，应把自己的身心健康调整到最佳状态。这样，对于拥有一个健康顺利的孕程，孕育一个健康的宝宝来说，非常重要。

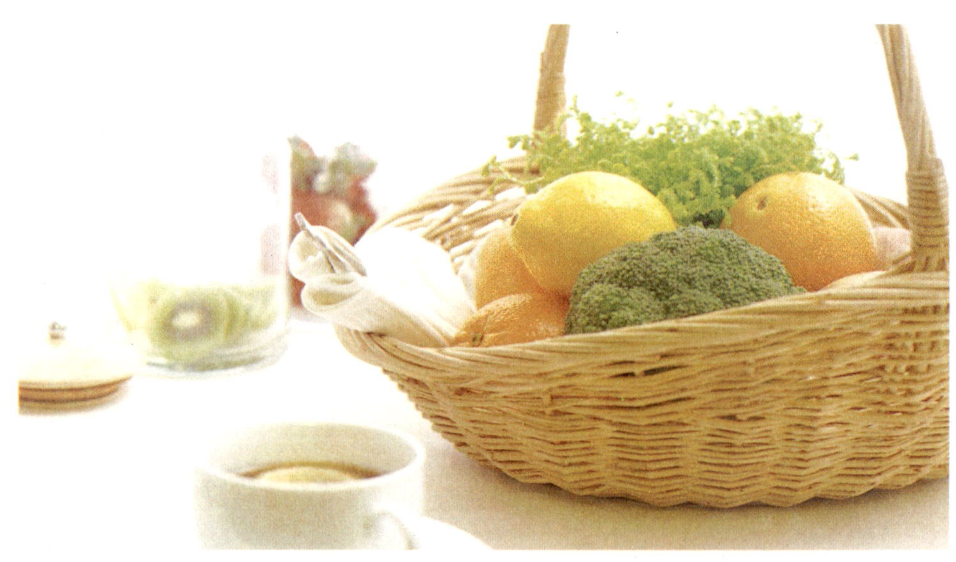

## 02 做一名合格的母亲

作为未来的妈妈，在怀孕前了解一些孕产方面的知识，对增强信心、平安顺利度过整个孕期会有很大帮助。因此，应该弄清楚自己适宜在什么情况下受孕，什么情况下不宜受孕，怎样受孕有利于优生，受孕后怎样才能早发现、早确认，以及如何做好孕期保健，怎样才能保护好自身健康，才有利于胎儿的生长发育，如何配合助产人员顺利分娩等，都是需要了解和掌握的孕育知识。

另外，作为一名合格的母亲，在赋予宝宝生命的同时，还应为他（她）营造一个良好的成长环境。所以，在决定要一个宝宝之前，请先好好审视一番自己和家庭，看看是否有供宝宝健康成长的适合氛围，包括物质生活条件、经济能力和心理上的充分准备。

怀孕之前的6个月，夫妻双方都要慎服药物。由于部分药物会对受孕和胎儿的形成与发育产生影响，并且在体内停留和发生作用的时间较长。因此，孕前6个月需要服用药物时，最好向医生咨询选择适当的药物。

## 03 制订家庭生育计划

要为家庭、为社会培养健康聪明、优秀的下一代，建议妥善地制订一份家庭生育计划。

“计划”这个词本身，就是指利用科学方法做某件事。人们常常会说做一件事情要“计划好”，就是要“科学地安排”这件事。

生育计划，具体到家庭，属于夫妻之间在走向婚姻之后，对于家庭未来的生育大事做好科学的计划，选择最适合的时间、年龄、健康状况和生理环境，科学合理地繁衍后代，延续生命，达到优生优育的目的，完成对于社会所承担的义务。

制订好家庭的生育计划，应当参考的重要因素包括：

| | |
|---|---|
| 年龄 | 较为一致的看法，女性的最佳育龄在25岁左右，一般不要超过30岁。男性的最佳生育年龄在30岁左右。当然，不同的夫妻还受到众多其他因素的影响，诸如环境、伦理观和生理、心理等多方面的因素制约，因此上述的最佳育龄并不绝对。此外，过度晚育并不好，因为35岁以上女性怀孕被列为高龄孕妇，于己、于下一代健康的风险都要高。 |
| 健康 | 男女双方有一方健康状况欠佳时，都要避免妊娠。如急性传染病，肝炎、风疹、流感等，女性有心、肝、肾等慢性病的，要在病情缓解、医生检查允许后，方能妊娠。 |
| 药物 | 如果长期服用一些药物，像抗癌、抗癫痫、抗结核类药物，需要停药后过一段恢复期，经医生同意再生育。采用口服避孕药避孕的，最好改用避孕工具避孕半年后再生育。 |
| 经济 | 生育，是一件既耗体力，又需要大量财力物力来完成的大事，如果双方自认为经济能力尚不足以负担育儿，则以适当推迟生育，为双方制订一个多少年后生育的计划为佳。 |
| 其他 | 戒除烟酒及其他不利于下一代健康的习惯；接触有毒、有害物质或放射性环境中工作的，实施生育计划前，要暂离有害的环境。新装修的家庭环境和以塑料为原料的企业、化工行业等，接触挥发性有害化学物质多，会对母婴健康造成不良影响，孕前应离开这些环境。此外，孕期不宜太多接触电脑、电视机、传真机、复印机、微波炉等电磁场。 |

家庭实施生育计划离不开保健，首要的是做好婚前保健。自从近年来国家立法把婚检改为自愿后，婚检率普遍下降。其实，进行婚前健康检查，也正是家庭生育计划、确保优生优育的一个实施步骤。有生育计划的女性在生育前，应当到正规医院做相关的心肺、肝肾功能检查，看一看有无生殖道感染，咨询受孕最佳时间等；丈夫也要参加检查。

当然，实施生育计划，除了要充分考虑各种因素之外，每一个家庭都还有自己的具体情况，需要充分商量，细致、周到地做好生育安排。

# 04 什么是生物节律优生法

孕育前的夫妻双方，适宜根据科学的生物节律规律，调整好自身的健康，寻找到双方最佳健康状态，依据自然规律，为孕育下一代提供最良好的基础条件。

什么是生物节律？它与优生有什么联系呢？

生物节律是指生物活动的内在节奏性。每种生物的生命活动、生活习性都有一定的周期性变化，生物的内在节奏常与环境周期变化相对应，几乎都在固定的一段时间里循环变化，呈现同种周期性生活节律，调节着生物的行为和生理的变化。

例如，候鸟在春秋季节的迁徙，南北极动物按季节换毛，蝶类大多在白天活动，蛾类多在夜晚活动，雄鸡清晨啼叫，猫头鹰白天在树丛休息，蝙蝠到黄昏后飞出捕捉昆虫，牵牛花清晨盛开，夜来香傍晚花香扑鼻的现象，都有一定节律的变化。

生物节律，是生物在进化的漫长历程中，在体内形成的一种近似于时钟的结构，它能随着时间的变化，调节本身生理活动，使生理运动在一定的时期开始和结束。

生物节律的产生，是一种复杂的生理过程，是生物体内化学变化和物理变化的结果。据分析，帮助生物体校正时间的因素可能很多，温度、光线、生物酶的化学活性、神经系统的调控、激素等都与之有关。

一个人处在生物节律的高潮期时，精力充沛，开朗豁达，心情愉快，并表现出强烈的创造力和丰富的艺术感染力，而且头脑灵活，思维敏捷，记忆力强，比平时更具有逻辑性；而在生物节律的低潮期，人体在体力上容易疲劳，做事马虎、拖拉，情绪烦躁易怒，反复无常，思维反应迟钝，注意力涣散，容易遗忘，判断力降低。在高低潮期交界之间为临界期，是一个极不稳定的时期，机体各方面的协调性差，易患疾病，易出差错，易发生事故。

制约人情绪的生物周期是28天，制约人体力的生物周期是23天，制约人智力的生物周期是33天。人的这3种生物节律，相互影响，密切相关。人的3种生物节律都处于周期线以上时，就会情绪高昂，精力充沛，智力高，是最理想的状态。

如果健康的男女双方在生物节律的高潮期受孕，就能生出一个身体健康、智力超群的孩子来；如果一方在高潮期而另一方在低潮期，出生的孩子先天素质和智力就一般；如果双方生物节律都运行到低潮期时性爱并怀孕，则生出的孩子就可能体力和智力较差。

实行生物节律优生法，选择生物节律运行到最佳时机怀孕生育，是提高下一代人口素质的一项重要的措施。

## 05 做好孕前心理准备

据现代心理学和人体生物周期理论，人体处于良好的精神状态时，精力、体力、智力、性功能都处于高潮，精子和卵子的质量也高，这种时候受精，易于着床受孕，胎儿素质也好，有利优生。

准备受孕时，夫妻双方感情要融洽，工作要顺心，近期内未经受较大的精神创伤，预计在未来一段时间内也不会有太大的烦恼、忧愁和引起家庭生活变故的事件发生，不会产生如职务升降、工作调动、失业下岗、临考等令人精神紧张、产生焦虑情绪的状况。情绪过分紧张会影响到胎盘和子宫的供血，使胎儿发育受到影响。

心理状态影响母体自身的生理功能，影响排卵和卵子的活动力，影响精子的接纳，长期的心理刺激还会影响胚胎和胎儿发育。男性的消极心理状态会影响自身生理生殖功能，使妻子产生思想负担，间接影响胎儿生长与发育。

受孕前，夫妻双方心理状态都必须良好健康，才有利于自己的生命延续——迎接家庭新成员。

育儿的过程，虽说疲劳辛苦加倍，但随之而来的幸福，小生命一天一天成长过程中细微变化的欣喜和愉悦足以回报做父母的劳累。这一份天伦之乐，只有亲身经历者，才能体悟。

## 06 做好孕前生理调整

实际上，优生优育的概念，首要的是“优”身，夫妻的身体状态如果能经过调整，在最优状态下实施生育方案，至少能通过努力不难做到。让双方的生理功能都达到最优良状态，就是优生优育的具体措施。

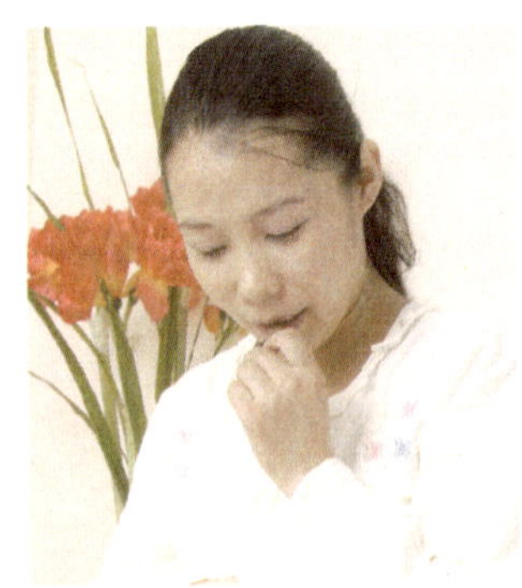

受孕生理准备，主要包括生理功能调适、身体素质调养、饮食的调理、性生活的合谐和性器官的卫生等，可以说是一次身体的全面调整。

## 生理功能全面调适

怀孕生孩子绝非只是两性结合，单纯生殖系统的事，涉及准备养育孩子的男女身体全部。双方都要时刻注意卫生，采取必要可行的保健措施，使身体保持最佳健康状态。准备怀孕前，双方都要进行身体检查，发现有关疾病和不够理想的生理功能问题，就要及时进行治疗、调养和功能锻炼。为保证精液的正常和卵子的成熟质量以及生殖器官的健康状况，都要进行检查和调理，必要时可以主动前往孕产科门诊和接受优生指导，确保双方在生理功能正常的状况下怀孕。

## 身体素质全面调养

男女双方身体无病、生理功能正常，健康状况很重要。准备怀孕前，男女都应当注意身体素质的锻炼，使身体健康，精力充沛，再加上两性协调的性生活和健康，使精子和卵子保持最佳性状，对新生命在形成过程中获得优良遗传基因有利。调养期要保持性生活的正常，在女性排卵期前减少性爱次数，使男性养精蓄锐，以利于排卵期内性爱时，产生足够数量高质量的精液。

## 讲究衣食住行

在准备受孕前一段时间内，男女双方均不宜穿紧身衣裤如形体裤、牛仔裤等，这类衣着透气性差，紧包男女外生殖器，使女性患阴道炎症可能增大，直接影响受孕。男性则会使睾丸压紧到腹部，增加睾丸的局部温度，使生精功能减退，受孕后畸形儿或先天性缺陷儿发生率会由此增高。

## 纠正不良生活习惯

受孕前一段时间，双方戒烟、戒酒是必须的。还应当多摄入一些有利于下一代新生命健康的营养。在运动方面，不宜参加诸如赛车、长跑之类高消耗体能的运动，防止改变生理节律；也不宜远行旅游，以防影响生理功能的平衡。

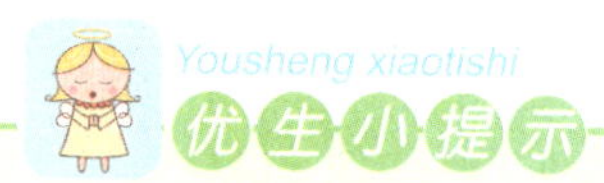


男女双方在孕前长时间熬夜，会使精神委靡、生物钟紊乱，整天处于昏沉状态，甚至出现呼吸困难、四肢乏力。在这种状态下受孕，会影响胎儿的生长发育，严重的会导致流产。所以，在孕前夫妻双方要早睡早起，作息规律，并加强体育锻炼。

## 07 做好孕前健康检查

准备怀孕的夫妻，应该在身心健康的良好状态下受孕。这里要特别提醒的是，身体健康状况不能只凭自我感觉。年轻人体力强，往往在大病初期，或患有某些遗传性疾病及隐匿性疾病时，可能不会出现明显的自觉症状。因此，准备受孕的女性，应去医院进行一次系统的健康检查。

## 08 做好孕前疫苗接种

准备做孕妈妈的女性，希望在孕育宝宝的十个月里平平安安，不受疾病的干扰。除了加强锻炼，增强机体抵抗力这个健体根本之外，针对某些传染性疾病，最直接有效的办法就是接种疫苗。目前，我国还没有专门为准备怀孕阶段的女性设计的免疫计划。但有两种疫苗最好能提前注射：一种是风疹疫苗，另一种是乙肝疫苗。因为如果孕妈妈感染这两种疾病，病毒会垂直传播给胎儿，引起不必要的麻烦。

妊娠期间，最好不要接种任何疫苗。但是在疾病流行期间，为避免感染，一些危险性较小的疫苗可以考虑接种，接种前要告诉医护人员自己怀孕的事实，请对方斟酌减少用量。如果曾经有过接种疫苗后发热、恶寒等强烈反应的，接种疫苗要更加谨慎。最好事先咨询医生，以保障母子平安。

## 09 女性最佳生育期

一般说来，女性怀孕的高峰期在24~25岁。优生学研究认为，最佳的受孕年龄在女性的24~29岁。因为这个年龄段的女性，身体已经发育成熟，体质最为健壮，精力最旺盛，卵巢功能最活跃，排出的卵子质量最高，在这个阶段受孕做母亲，能获得最佳胚胎。而且，妊娠并发症少，胎儿发育好，早产、畸形胎、痴呆儿的发生率最低，分娩也会比较顺利。此外，这个年龄段的夫妻精力充沛，生活经验积累较为丰富成熟，有利于抚养好婴儿。

女性年龄过小怀孕，胎儿会与正在发育中的母亲争夺营养，对母子身体健康都不利。而女性太过晚育，特别是在35岁以后才怀孕，患妊娠高血压综合征、妊娠期糖尿病、巨大儿、难产、手术产的机会都会增加。产后，新生儿发生窒息、损伤和死亡的概率也会加大。而且，由于孕妈妈年龄偏大，卵巢功能开始衰退，卵子出现老化现象，畸形儿、痴呆儿的发生率会增加。

## 10 男性最佳生育期

生殖学研究证明，男性越是年轻，产生的精子质量越差。男性在25~35岁，身体、心理和智慧都趋于完善，性欲也比较旺盛，这个阶段中产生的精子质量最高，拥有最强的生命力，可以遗传给下一代最好的基因，其中包括智力和体格。如果男性生育年龄过大，所生的孩子先天性畸形和遗传病的发病率也相应增高。遗传优生学研究者普遍认为，男性的最佳生育年龄应当比女性晚1~5岁。

## 11 最佳受孕时刻

男女双方在感觉到身体不疲劳状态下，保持情绪愉快时性爱受孕，使得男女双方的体力、智能处于最良好的状态。在这种状态下，夫妻双方的性功能最和谐，非常容易进入性高潮，形成优良的受精卵。反之，男女双方或一方身体疲惫或者心情欠佳，都会影响到精子或卵子的活力，不利于形成优良的受精卵，会影响到受精卵着床和生长，导致流产，影响胎儿发育。

准备受孕的前几天，男女双方都一定要充分注意身体，好好休息，放松心情。准备受孕前，性生活既不要过于频繁，也不要过于疏落，这样都不利于受孕。过频性爱会造成精液稀薄，精子数量减少；过疏性爱则会使精子老化，活力不佳。如果女性在性爱时达不到性高潮，也不利于形成优良的受精卵。

最好避免人体处于生理节律的低潮期，或高潮与低潮期的临界日时受孕。此种状态下人的身体易疲倦，情绪不稳，做事效率低下，注意力难以集中，身体抵抗力下降，容易受到病菌侵扰，发生感染疾病的概率增加。

人体是一个充满电磁场的导体，自然环境的剧烈变化，如太阳磁暴、雷电交加、山崩地裂、日食月食等都会影响人体的生殖细胞正常发育。要避免在每个月农历的14~16日受孕。有研究报告认为，这几天月球对地球的引力最大，容易引起人体周期发生波动，影响精子和卵子的活力和质量，不利于形成最佳的受精卵。

建议选择最佳日期和最佳时刻，因为随着生殖健康概念的推广，优生学的研究深入，能提供相关知识，做到有备而孕，有备而妊。

## 12 最佳受孕环境

受孕环境，不仅包括夫妻双方生活的外部环境，还包括男女双方身体健康状况和心理因素共同构成的内部环境。为了孕育具有优秀素质的下一代，只需要稍加注意，适度调整，就能努力做到更好。

受孕时的良好环境，是优生优育不可缺少的条件。

受孕效果与性爱时间的关系是极其密切的。女性在排卵期，阴道分泌物激增，性感增强，这是排卵的征兆。卵子离开卵巢后，寿命一般为1～2天。精子在阴道酸性环境中，至多能生存 8小时，而进入子宫之后，能生存2～3天。所以，每个月经周期内要在排卵前后两天内性爱，才有可能受孕。如果性爱次数太少，就可能失去受孕机会；而性爱太少，精子在男性生殖道内积存过久，活力衰退而影响受孕机会。

一般认为，精子成熟后存活28天左右，性爱次数较少的夫妻，死精数目往往会增多，影响受孕。反之，性爱过频也会使精子数量减少或精子发育不全而影响生育。

理想的受孕环境，要选择气候变化较小、天气较好的日子，大的自然环境应当是空气清新、令人精神振奋和男女双方精力充沛的日子。中医学认为，性欲亢奋，甚至纵欲无度，精气妄泄，就会导致肾虚，造成疾病。肾虚的人，精气不足，生成的精子数量少，质量差，活动能力弱，不容易受孕。即使孕育，其胎儿也可能智商低下，先天不足。女性性欲亢奋，同样会耗泄阴气，阴血受损，后果也是一样的。因此，要提倡节欲健身，以养精蓄锐，增加精子和卵子的生命活力。

良好的环境，能使怀孕女性有一个较好的心情，在此期间受孕，更有利于优生。环境因素包括气候、周围整洁清爽、空气清新等。好的环境有利于精卵结合着床和胎儿发育成长。选择最佳环境条件，要求夫妻双方感情融洽，思想统一，步调一致，还要注意兼顾工作、学习等，在经济和物质方面能协调一致，缺一不可。

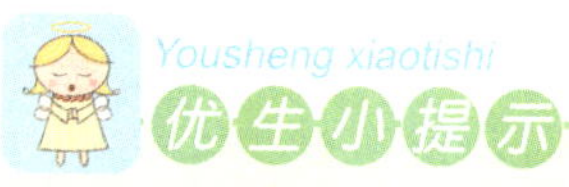


人体智力、情绪、体力均处于高峰期的时候，就能感觉到精力集中，情绪高涨，精神焕发，思维活跃，办事得心应手，细胞的各种功能和代谢活动均处于最佳状态。因此，选择夫妻双方情绪高涨、精力饱满、体力充沛的最佳时机受孕，可以提高胚胎质量，因而生出漂亮、健康、聪慧的宝宝。

## 13 停止避孕后多久宜受孕

停止长期服用口服避孕药后，最好再配合采用避孕套、杀精剂、子宫帽等器具避孕措施，等到月经周期恢复正常几个月后，再试行怀孕。停用口服避孕药以后立即怀孕，就不容易正确估算怀孕的日期，更不利于正确估算预产期，这对怀孕后期相当重要。而取出宫内节育器的最佳时间，是在月经净后3～8天。如果有妇科炎症，一定要先治疗痊愈后再怀孕。皮下植入缓释避孕药物的，取出药物后，要过好几个月才能恢复正常的月经周期。因此，不管是采用哪一种避孕措施，最好都在停止避孕3个月到半年以后再受孕。当然，不包括使用避孕套措施在内。

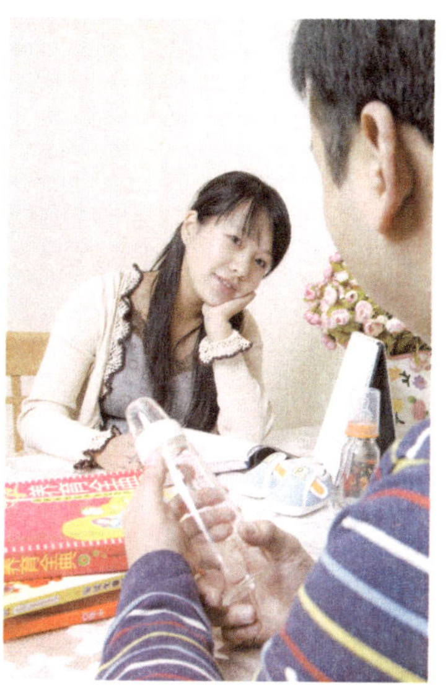

# 14 排卵期内易受孕

排卵期，是育龄女性特有的生理周期，可以通过计算排卵期，来相对准确地测算自己是否怀孕。

正常育龄女性的卵巢，每月排出一枚成熟卵子，卵子被排出后进入输卵管，一般可以存活1~2天，而男性的精子则是连续产生的。精子通过性生活进入女性体内，通常能在女性生殖器内保持2~3天仍有活性。因此，精卵结合的受孕能力在48小时之内。如果女性在排卵前后一定时间内有性生活，就有怀孕的可能。这段可能怀孕的时间称为“排卵期”。

在女性的排卵期，体内雌激素分泌水平增高，子宫黏液会变得很薄很稀，像蛋清一般清澈透明，分泌量也增多，且富含糖类、维生素和有机盐等营养物质，能为进入宫腔的精子提供所需的营养和热量，维持精子继续活动能力，有利于精子继续前进。

实际上，进入女性体内的精子，要进入子宫颈口原本就是一道关口。而精子进入宫颈口后，只有在女性排卵期内，才能得到营养和热量的补充，容易通过子宫颈。非排卵期内，女性子宫黏液会变得少而黏稠，营养物质也极少，而且子宫黏液中有大量的白细胞，精子不仅很难穿透这层黏液的防护层，还会被白细胞杀死。

通过子宫颈后，进入子宫腔的精子，通过宫腔内液体的帮助，得到营养物质和热量的供应和“接济”，才能继续前进。经过子宫达到输卵管后，输卵管内的上皮细胞含有纤毛，并且会不停地摆动以阻止精子前进。然而，精子却具有奇异的逆行能力，能克服阻力逆行而上，最终到达输卵管壶腹部与卵子相遇。最后，只有一个最具活力、上行速度最快的精子战胜上亿万个竞争对手脱颖而出，淘汰掉所有“同伴”，成功地与卵子结合。

掌握排卵期很重要。一方面能使错过女性排卵期过性生活而导致不孕的夫妻有受孕的可能，另一方面也会使暂时不想怀孕的夫妻，在没有采取其他避孕措施的情况下，错过“排卵期”过性生活，以防止受孕。

在女性排卵期内，整个内生殖器的反应都是有利于受孕的，包括子宫内膜的充血和宫颈口分泌的黏液。

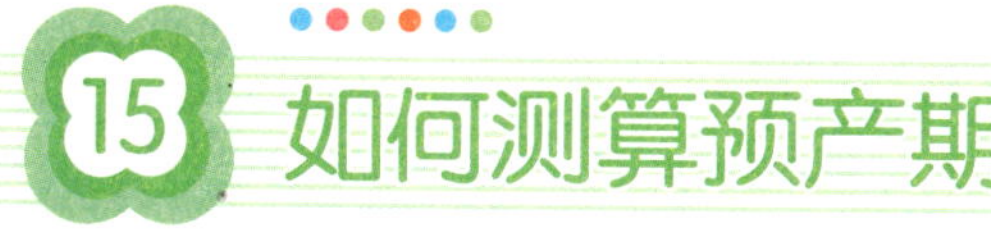

## 15 如何测算预产期

妊娠通常持续9个多月。在这9个多月的时间里，胚胎从一个简单的细胞，变成由数百万个细胞组成的、极复杂的有机体。在整个人生过程中，任何时间都不会像这一小段时间那样生长得如此迅速。

一旦确诊妊娠，便可预计孩子出生的时间，医学上称为“预产期”。

计算预产期，只需在末次月经第1天加上9个月零1周即可。例如，末次月经是1 月1日，加9个月为10月1日，再加1周（7天），为10月8日。10月8日就是预产期。真正分娩可能发生在预产期的前后2周内。

每3周来一次月经的妇女，其妊娠期限应为280天－1周=39周；每4周来一次月经的妇女，其妊娠期限应为280天= 40周；每5周来一次月经的妇女，其妊娠期限应为280天+1周 = 41周。如果自己的月经周期不太规则，或者记不清末次月经的日期，就应在妊娠早期根据妇科检查来推算。

## 16 如何推算排卵期

推算排卵期，一般有下列几种方法：

### 宫颈黏液观察法，需要到医院做

观察宫颈黏液应每天数次，最好是利用起床后，洗澡前或小便前的机会从阴道口取黏液检查，观察手指上的黏液外观、黏稠程度以及用手指做拉丝反应等几方面检查。这样经过三个以上月经周期的观察，就可以掌握自身的宫颈黏液分泌规律和排卵期。一旦发现外阴部有湿润感及黏稠的黏液有变稀的趋势，黏液能拉丝达数厘米时，就应认为处于受孕期。

### 基础体温测定法

即在人体经较长时间睡眠后醒来（一般在清晨），尚未进行任何活动及说话前，所测得的体温，称为基础体温。正常情况下，育龄女性的基础体温于月经前半期较低，排卵期更低，排卵后24小时至几天内可突然或缓慢上升0.3～0.6℃。因此，测量基础体温最好从月经来潮第1天开始，坚持每天测量，并用坐标纸记录，以便观察分析。

### 行经日期推算法

即每次排卵都应在月经来潮前14天左右，通常把排卵前5天至排卵后5天称为“排卵期”。然而这种方法不太可靠，因为大多数女性月经不那么规律和准确。相比之下，前两种方法比较可靠，但有些麻烦。

### 排卵期自我计算

排卵期第1天 = 最短一次月经周期天数减去18天。

排卵期最后1天 = 最长一次月经周期天数减去11天。

采用这个公式，要求本人连续观察8次、记录自己的月经周期，得到本人月经周期的最长天数和最短天数，代入以上公式得出的数字，分别表示该女性排卵期的开始和结束的时间（月经周期的计算，是从本次月经来潮的第1天，到下次月经来潮的第1天）。

例如：某位育龄女性前8个月的月经周期最长为30天，最短为28天，代入公式为：排卵期第1天=28天—18天=10天，排卵期最后一天=30天—11天=19天。即：这位女性排卵期于本次月经来潮的第10天开始，本次月经来潮的第19天结束。

如果通过观察，自己的月经很规律，28天1次，那么可以把月经周期的最长天数和最短天数均定为28天，代入公式，可以计算出自己的排卵期为：本次月经来潮的第10～17天。这种计算方法，是以本次月经来潮第1天为基点，向后顺延天数，而不是以下次月经来潮为基点，倒算天数，因此不容易弄错。

找出自己的排卵期后，如想怀孕，可从排卵期第1天开始，每隔1天性爱1次，连续数个周期，便有可能怀孕。

## 17 为什么要测量基础体温

**观察卵巢功能**

正常育龄女性的基础体温曲线呈双相曲线，即月经周期的前半期低，后半期高，这种情况表示卵巢有正常的排卵功能。如果基础体温呈单相曲线（没有前低后高现象），表示卵巢没有排卵。

诊断早孕

测量基础体温是一种最简单且诊断效果又快的妊娠诊断法。月经周期一向规则的女性，如果突然停经，而基础体温上升后不再下降并持续18天以上，通常就可以诊断为怀孕。因为卵巢排卵后，卵泡形成黄体，分泌孕激素，孕激素会使体温升高。如果卵子受精怀孕，则黄体继续分泌孕激素，体温便会一直维持在较高水平。

指导避孕

测量基础体温，可以知道女性的排卵日期，从而可以采用安全期避孕法。

指导生育

与避孕恰恰相反，如果想生育，就应选择在排卵期性爱。因为测量基础体温可以测定女性的排卵日期，所以能用来指导生育。特别是有些不易怀孕的女性安排在排卵期性爱，能增加受孕的概率。

一般来说，基础体温测量法对判断排卵后安全期十分可靠，但有时也会遇到体温曲线不规则，因此不能确定排卵的准确时间，这种情况就不能采用安全期避孕方法。因为，有一些女性激素的平衡情况没有很明显地呈先低后高体温起伏现象，如果激素的平衡情况不好，即使在月经期间，有性行为也可能会造成怀孕。

## 18 自己动手测量基础体温

自己动手测量基础体温，是一种简便、实用、易学而又比较可靠的自我监测卵巢功能的方法。掌握自己观测基础体温的方法，作为一项能力，特别适合现代职业女性，用来把握对自身孕育关键大事的主动权。

每一位女性的基础体温都具有自身独特的变化规律。掌握了这个变化规律，根据基础体温变化，可以间接地知道女性的卵巢功能，了解有无排卵，预测排卵日期及黄体功能情况。

基础体温，又称为静息体温，是指人体在较长时间的睡眠后醒来，尚未进行任何活动以前，所测量到的体温值。正常育龄女性的基础体温，与月经周期一样，呈现周期性变化。这种体温变化与排卵有关。在正常情况下，女性在排卵前的基础体温较低，排卵后会升高。这是因为，当卵巢排卵后形成的黄体以及分泌较多的孕激素，会刺激下丘脑的体温调节中枢，导致基础体温升高，并一直持续到下次月经来潮前，才开始下降。

把每天测量到的基础体温，记录在一张体温记录单上，并连接成曲线，就可以看出，月经前半期体温较低，月经后半期体温上升，这种前低后高的体温曲线，称为双相型体温曲线，表示卵巢有排卵，而且排卵一般发生在体温上升前或由低向高上升的过程中。

通常，人的体温会受到外界环境和机体内在活动的影响而有所波动。为了排除这些外来的和内在的各种影响，因此通常把早晨6～7时醒来、尚未起床之前的体温，作为基础体温——基础体温是人体一昼夜中的最低体温。

测量基础体温的方法虽然简单，要求却比较严格，还需要长期坚持。测量前，要准备一支体温计和一张记录基础体温的记录单（如没有这种记录单，也可以用一张普通坐标纸甚至小方格纸代替）。从月经期开始，于每天清晨起床前，在不说话和不做任何活动的情况下，把体温计放在口腔里5分钟，然后把测量到的体温度数记录在体温记录单上。

为了提高测量基础体温的正确性，应当在每晚临睡前，把玻璃体温计上的水银柱甩到35℃以下，并放在床头柜上或枕头边，以便使用时随手可取，尽量减少活动。如果起床拿体温计，就会使基础体温升高，使这一天的体温数值失去意义。对上中班或夜班的女性，把测量基础体温的时间放在每次睡觉4～6小时后、初醒的时候。

基础体温一般需要连续测量3个以上月经周期，才能说明问题。如果月经周期比较规则的话，测量了几个月经周期的基础体温后，基本上就能掌握自己的排卵日期。

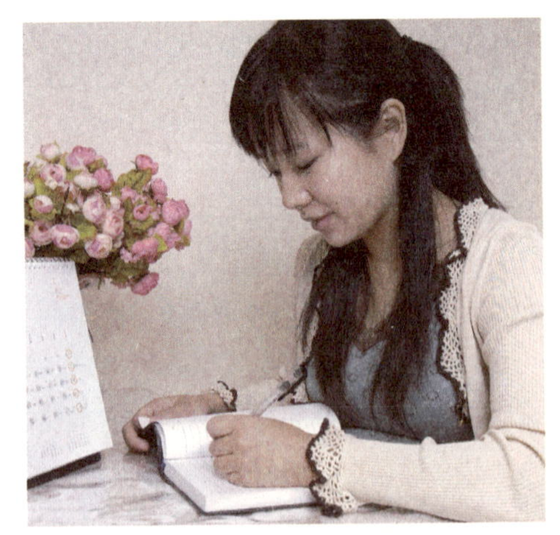

为了减少麻烦，可以选定从排卵日前的3～4天开始测试体温，待体温升高后再继续测试3～4天就行了，也就是说只要测量排卵期内的基础体温，可以用于避孕的需要。

# 19 早孕试纸测试怀孕

早孕试纸，是近年来应用广泛、结果相对可靠的自我测试怀孕与否的简易工具，学会使用它，也是育龄女性掌握自我生育主动权的一项本领。

一般情况下，早孕试纸检测结果有两种：将尿液滴在试纸上的检测孔中，如果在试纸的对照区出现一条有色带（有的试纸显红色，有的试纸显蓝色），提示未受孕；反之，如果在检测区出现明显的色带，则提示阳性，说明发生了妊娠。

使用这种检测具有快速、方便、灵敏、特异性高的优点，可避免与人绒毛膜促性腺激素（hCG）有类似结构的其他糖蛋白激素引起交叉反应。但是，自测早孕的女性必须记住：早孕试纸只能作为一种初筛检查方法。

虽然早孕试纸号称可以达到99%准确率，但千万不可轻信自测结果。据妇科专家统计，早孕试纸的正确测试率差异很大，为50%～98%。

女性在家里做怀孕自我测试，如果没有任何外界的指导，一般测试结果只能达到50%～75%的精确率。如果在化验室中当着医生做这种测试，医生能确保测试结果正常，女性能不折不扣地根据说明正确使用试纸，测试准确率就有可能接近100%。但是，在实际操作过程中，按照说明正确使用试纸却绝非易事。对一位因为害怕怀孕而紧张惊慌的女性来讲，由于不能镇静耐心地照说明书的说明去做，错误也就在所难免。而且，测试结果也容易迷惑人，不论是颜色反应，还是线条反应，都不好准确地解释。

除此以外，虽然许多种早孕试纸上都标明，女性在错过正常经期一天之后，便可以做怀孕自测，但实际情况却会因人而异。所以，最好在月经期迟来 2 周后，再做怀孕自测，这样结果会可信一些。如果在晚间做怀孕自测，准确率也会或多或少地受到影响。

一般来说，用早起第1次排出的尿液，会得到最准确的测试结果。有不少非怀孕因素，也会导致测试结果阳性：如尿中带血，近期有过怀孕（在小产、人工流产或生育8周后等），卵巢肿瘤等。因此，育龄女性出现停经，不要仅仅依靠一次早孕试纸自测来判断自己是否妊娠。为了保险起见，可以在3天后再测试一次。

当然，最可靠的还是及时到医院进行全面检查，尤其是自测结果弱阳性者，最好找医生确诊，以便采取相应措施。

# 20 遗传与后天因素共同决定宝宝的智商

社会环境的影响和自身努力对智商的作用不可低估，后天的教育、训练和营养等因素也会起很大作用。高智商的下一代离不开遗传这个基本要素，后天因素则是智商发展的基础。

生育一个聪明伶俐的孩子，首先要保证孩子的大脑完好，无疾患，脑功能正常，才能在后天教育的作用下，获得较高的智力。

健康男女在正常情况下，生下的孩子大多数是健康的。但也不能排除如基因突变，或双方隐性疾患基因的相遇，可能显示出的特殊情况。也就是说，患有某种遗传病或严重疾病的夫妻，对子女身体健康、体质的影响和作用无疑是终身的。

智力的形成，不是一个简单的问题，它的产生、发展、扩充、完善都离不开大脑的发育。大脑是智力形成的物质基础，而大脑的生长发育又受先天遗传因素的影响。

一般来说，父母的智力高，孩子的智力往往也比较高；父母智力平常，孩子智力也一般；父母智力有缺陷，孩子有可能发生智力发育不全。没有什么疾患的夫妻，生下的孩子一般都不会有什么问题；如果有某种遗传病或其他严重疾病的夫妻，就会影响子女的生长发育。但是，智力的实际表现还受到主观努力和社会环境的很大影响，后天的教育、训练以及营养等因素起到相当大的作用，没有这一条，再好的遗传基础也不行。

遗传提供了智力的基本素质，后天因素则可能影响其发展。因此，要想使后代智力超群，就必须在优生和优育上下一番工夫，使孩子的智能潜力得到最充分的发挥。

要想生一个健康聪明的孩子，首先要保证胎儿大脑的健康发育，这才能在后天教育因素的作用下，培养出高智商的孩子。

那么，智商高的夫妻，子女是不是就一定聪明机智呢？其实并不一定。因为培养一个高智商的孩子，如果不从胎儿期、新生儿期、幼儿期就开始教育，那么先天的一些优势也会消失。既不能夸大遗传的作用而忽视后天因素的作用，也不能强调后天教育的作用而否认先天遗传的影响，只有同时具备这两个条件，孩子才能向高智商方面发展。

# 男性生殖细胞——精子

精子，作为男性生殖细胞，最早被人类发现的时间在17世纪末，荷兰学者雷文虎克发明显微镜之后，其助手哈姆用显微镜在精液中发现精子。

精子诞生在男性的生殖器官——睾丸中的精曲小管中，形如蝌蚪，体积极小，长度约4.6微米，宽2.6微米，厚1.5微米，拖着一条40微米长的尾巴，全长约60微米。依靠尾部有节律的摆动，每秒钟能运动前进50~60微米。精子的头部有一个叫做顶体的结构和核细胞，内含酶类物质，有助于穿透卵子的细胞膜进入卵子内，细胞核内储藏着人类的各种遗传物质，包括遗传基因的核心——染色体。

决定下一代新生命男女性别的关键，取决于精子细胞核中携带的染色体种类。精子在男性性器官睾丸中的形成，须经由原始的精原细胞，经历初级精母细胞、次级精母细胞，精子细胞最终分裂。一个精原细胞会分裂成为4个成熟的精子，性染色体随之分裂。精原细胞含有46条染色体中原本有一条X染色体和一条Y染色体，4个精子中分别有2个仅有X染色体，2个仅有Y染色体。而女性的卵子细胞分裂后，所含的染色体全部是X染色体。于是，决定新生命的细胞核中染色体的组成为：

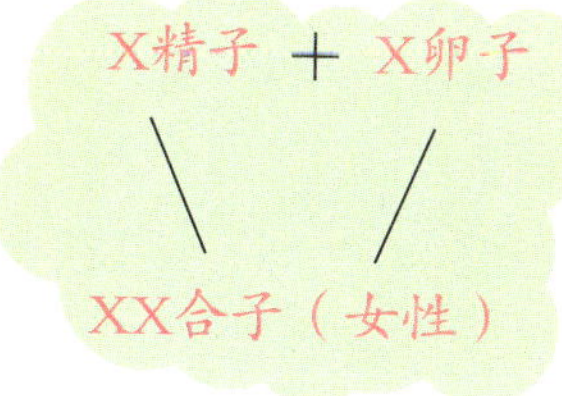


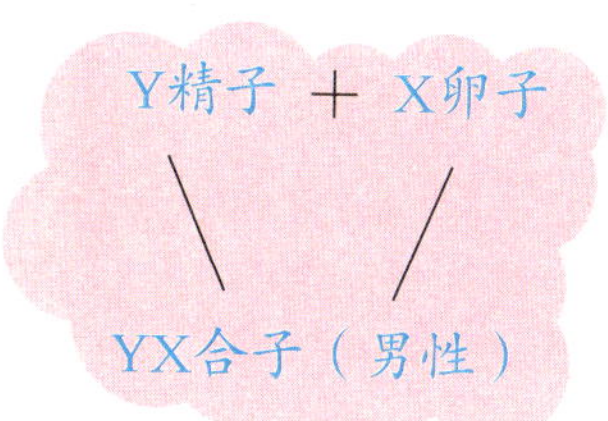


男性的生殖器官中，睾丸总重量20~40克，每1克睾丸组织每天能产生精子1 000万个，成年男性每天能生产出1亿~2亿个精子，数量相当大。睾丸内部有数千条弯弯曲曲的小管子，称为曲细精管，每一条曲细精管就是一个生产精子的组织。曲细精管管壁内有许多精原细胞，在男性性发育成熟之后，精原细胞能通过分裂、发育的复杂过程，生成精子。

精子在睾丸内诞生，大约需要90天的过程，其中74天在睾丸中形成，16天左右进入附睾中成长，而只有经过附睾中生长的精子，才具有生殖能力。

在男性的性器官前列腺和精囊中，会产生精浆，含有营养物质，能为精子提供能量和营养，也是精子活动的必须介质。精浆是男性精液的主要成分，功能在于保证精子的活力和输送作用。

# 22 女性生殖细胞——卵子

人类对于卵子的研究，始于1827年，德国生理学家贝尔首先发现哺乳动物的卵子细胞之后。

卵子是人体内最大的细胞，呈圆球形，直径约有149微米，内有细胞核与细胞质，外层是透明带和放射冠组成的卵外壳，起保护卵核的作用。

卵子诞生在女性的卵巢中。成年女性的两个卵巢中，约有4万个卵泡，每一个卵泡中有一个卵细胞，随着卵泡的不断发育成熟，卵细胞成熟为卵子，最终冲破卵泡排出，称为女性的排卵。

卵子在女性卵巢中，本为原始的卵原细胞，含有44条常染色体和2条性染色体X。卵原细胞由初级卵母细胞、次级卵母细胞阶段变化成熟，成为含22条常染色体和一条X染色体的卵子。在生殖活动中，与X或Y类精子结合，成为XX合子或XY合子，最终发育成为女性或男性。

卵子成熟后，从卵巢中破裂而出的过程，称为女性的排卵过程。排卵持续时间80～90秒，排卵前30秒左右，卵巢上的卵泡会显著向外凸出，然后出现爆发式的破裂，宛如“日出”喷薄而出——它与大自然中宏观世界与微观世界壮观景况竟如此惊人的相似。卵巢排出的卵子，会被输卵管伞部捕获进入输卵管，缓慢地向输卵管较宽大的壶腹部移动，在此停留下来等待精子前来约会。

排出的卵子能存活12~24小时，最长者能达到34~48小时。卵子成熟排出后存活的时间，即为女性的受孕期。

排卵后，成熟的卵泡中因为已经没有了卵子，会变化成为一种能分泌孕激素的黄体组织，随着卵子的死亡，黄体逐渐退化，最后被吸收掉。而如果卵子受精成为合子，孕激素发挥作用，刺激整个机体进入妊娠状态。

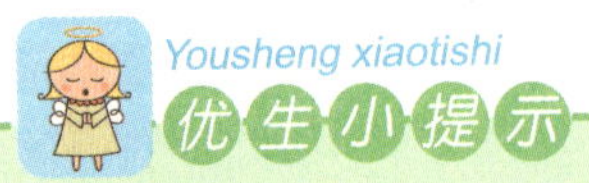


人们知道，人体是由数亿万个细胞组成。担负着繁衍生命功能的细胞被称为细胞，又叫做生殖细胞。男性生殖细胞是精子，女性生殖细胞是卵子。

# 什么是受精卵着床

进入卵子内的精子，会迅速与卵子微妙结合，融为一体，这个过程即是新生命开始，称为受精。受精后卵子，称为受精卵。

女性一生中虽然拥有几万个卵泡，但能成熟并且排出的卵子会因人而异，有400~500个。从12~14岁女性卵巢发育成熟后开始排卵。一般情况下，每月排出一个成熟卵子，如果这个卵子与精子结合，就成为受精卵。受精卵如果在子宫内着床，便发育成胎儿。如果卵子没有受精，则会随月经排出体外。到下一个月经周期，卵巢又会排出一个成熟的卵子。

卵子大小接近0.2毫米，算得上是人体内最大的细胞。卵巢虽然与输卵管很近，但却不直接与输卵管相连接，卵子从卵巢排出后，可能直接落入输卵管，也可能先落入腹腔，再进入输卵管。

女性排出的卵子，在输卵管壶腹部与精子结合，就是受精的过程。受精卵会渐渐向子宫移动，经过4~5天时间到达子宫腔。受精卵会分泌分解蛋白酶，能在内膜表面形成一个缺口，逐渐向内层侵蚀植入，而内膜上的缺口很快就得到修复，并很快地把受精卵包裹在子宫内膜之中，这就是受精卵的着床过程。

这时，大约已经是受精后的 1 周（7~8天），这就是囊胚的形成过程。囊胚植入后，发育迅速，到受精第1个月末，胚胎能长到约5毫米。

受精卵种植入子宫内膜后，形成胚胎，这个过程称为着床。

受精后的卵子，立即开始进行细胞分裂，并由输卵管向子宫腔移动。在受精后的四五天内到达子宫腔。

到达子宫腔后，受精卵分泌出一种能分解蛋白质的酶类物质，侵蚀子宫内膜，并且把自己埋进子宫内膜的功能层中，接着，子宫内膜迅速被修复，这个过程称做受精卵的植入或者着床。

受精卵植入子宫内膜后，就是胚胎。而植入胚胎以后，子宫内膜就不再脱落，女性的月经就相应停止。

受精卵埋入子宫内膜后，开始得到子宫的滋养，不断地得到生长发育所需要的营养，同时也开始不断地生长、发育，成为胚胎，长成胎儿。

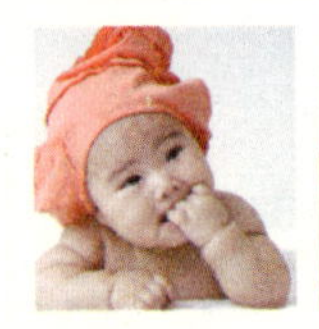
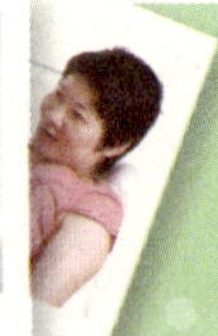

YOU SHENG CONG TAI JIAO KAI SHI

# 优生从胎教开始

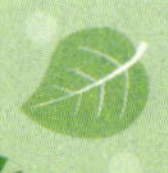

## 01 帮助宝宝构筑聪明的大脑

人的中枢神经系统最高级的部分就是人的大脑，大脑也是脑的主要构成部分。大脑又分为左脑和右脑，这两个半脑是不对称的，并且它们的功能也是完全不同的。从总体上来看，左半脑控制右侧身体，而右半脑则控制左侧身体。

左右脑的运作流程，是由左脑通过语言收集资讯，把看到、听到、摸到、闻到、尝到，也就是视觉、听觉、触觉、味觉这五种感觉器官接收到的信息转换成语言，再传到右脑加以印象化(类推)，接着传回给左脑逻辑处理，再由右脑显现创意或灵感，最后交给左脑进行语言处理。

人的大脑虽然结构很复杂，但是发育十分迅速。卵子受精后1周内，人的大脑就开始发育了。这一时期，受精卵会不断地分裂，其中一部分形成人的大脑，其余的就形成人的神经系统。在妈妈尚未意识到自己已经怀孕的时候，胚胎的大脑就已经分成了3部分。胎儿大概在胚胎的第18天就会出现神经板。妊娠第20天左右，大脑原基就已经存在于胚胎中了。第2个月的时候，大脑里已经有很明显的沟回轮廓了。第3个月的时候，就到了脑细胞发育的第一个高峰时期。

通常情况下，第15周的时候，大脑会明显地分成6个区：2个区在前脑，1个区在中脑，3个区在后脑。这样，大脑的基本框架就形成了，并帮助大脑分化成各种结构：脑膜、神经、细胞核等。妊娠第4~5个月的时候，胎儿的脑细胞仍然处于高峰阶段，并且偶尔会出现记忆痕迹。第6个月的时候，胎儿大脑表面开始出现沟回，大脑皮层的层次结构基本定形。这时，胎儿的大脑已经具有140亿个脑细胞了，已经具备了宝宝一生中所具有的脑细胞数量。第7个月的时候，胎儿大脑中主持知觉和运动的神经就已经变得比较发达了，开始具有思维和记忆的能力。而且在这时期，胎儿的脑电已经很明显，标志着胎儿大脑成熟的开始。第8个月的时候，胎儿的大脑皮层更为发达，表面的主要沟回也已经完全形成。这时期，胎儿不仅有脑电，而且已经能听到并在大脑感觉到母体内外的声音。

如果在胎儿期尤其是妊娠早期营养不良，就会使宝宝的脑细胞数量少于正常婴儿，即便宝宝出生后喂养得再好，智力的恢复依然会很慢或难以恢复。由此可见，妈妈怀孕期间的营养供给充足，在胎儿大脑发育过程中至关重要。

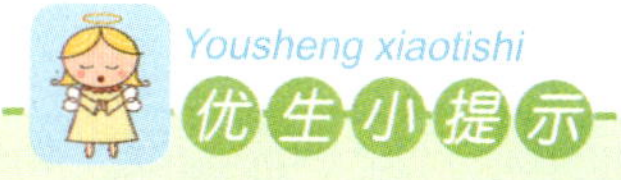


促进胎儿大脑的发育，要“内外兼修”。“内”是补充充足的营养成分，保证胎儿健康的成长。“外”是要科学、全面地对胎儿进行胎教，刺激胎儿大脑的发育。双管齐下，宝宝才有可能智力超群、快人一步，赢在人生的起跑线上。

## 02 什么是胎教

现代生命科学的研究已经证明，婴儿在出生前形成的大脑皮质，是出生以后大脑新皮质层形成的基础。只有这个基础生长发育得好，出生以后大脑皮质的接受、存储知识，形成能力和智慧的功能才有可能更好地发挥作用。胎儿脑皮质发育得好，是婴儿出生以后能形成良好的性格、优秀的个性、心理和生理素质、发达的智慧的决定因素。而胎儿时期形成的大脑基础，必定会受到妊娠期间母亲的生理、心理环境的影响，成为决定胎儿先天性素质的重要因素。

因此，顺应胎儿和母亲身心发展的自然规律，为胎儿的成长发育创造良好的物质环境，是胎教的重要因素。父母在生育孩子前和妊娠胎儿的过程中，具有健康的身心，优美、舒适、宁静、和谐的生活环境，妊娠期间母体保持平和、安定、愉悦的心境，使胎儿在生长过程中得到良性刺激，才能为未来的宝宝有较高智慧、较强能力奠定基础，才能孕育出聪明、健康的孩子。

胎教，从广义上说就是在妊娠期间，孕妈妈除了重视自身健康和营养条件以外，还要重视周围生活环境的影响，努力保持积极的心理状态和情绪体验，从而让胎儿在母体环境中得到良好的生长发育。也就是要在妊娠期间创造优美、良好的环境，通过母亲和胎儿正常的信息交换，使胎儿受到良好的母体影响，促使胎儿的身心基础得到健康的生长发育。狭义的胎教，或者说胎教的具体做法，则是指通过一定的手段、方式，包括对话、抚摸、音乐、适度锻炼等方法，对母腹中的胎儿施加良性影响。

## 03 什么是音乐胎教

音乐胎教是指通过给胎儿不断地传输优良的音乐性声波，促使胎儿脑神经元的轴突、树突及突触的发育，为后天的智力发展和音乐天赋奠定基础。

妊娠期间的孕妈妈欣赏音乐，不但能使母体得到精神上的松弛，思想情绪上的享受和充实，而且还能使胎儿在大脑生成时期，从细胞组织到细胞活动过程中，增进品质，受到音乐影响而生长刺激因素活跃，这就是先天对音乐细胞活跃能力的渗透作用。

在欣赏音乐的过程中，孕妈妈最好能随着音乐的旋律，轻声吟唱或哼唱乐曲的主旋律，直到哼唱几个乐句或者乐段。并且，尽可能地引起欣赏兴趣，随着节奏、旋律微微做出动作，以便于身心更加融入音乐欣赏之中，更好地发挥音乐胎教的作用。

实施音乐胎教，并不一定局限在某一种方式或具体的形式上，最终目标在于，能起到愉悦孕妈妈情绪、陶冶性情，增加乐趣和生活信心。

## 04 音乐胎教的方法

### 方法1 音乐熏陶法

适宜于爱好音乐，并且善于欣赏音乐者采用。具有一定音乐修养的人，一旦听到优美的音乐，就能很快地进入音乐世界，情绪和情感都会变得愉快、宁静和轻松。孕妈妈每天欣赏几段音乐名曲，听几段轻音乐，在欣赏与倾听音乐的感受过程中，借助乐曲勾勒的意境和形象浮想联翩，让思绪飞往青山绿水之间，舞动在蓝天白云之下，春水秋雨、花红柳绿，能放任遐想，悠然神往，让自己徜徉在美好的境界里，沉浸在美妙的音乐世界中，天长日久坚持下去，当然能收到很好的胎教效果。

## 方法2 吟唱谐振法

怀孕母亲经常用柔和的声调，吟唱、哼唱轻松的歌曲和音乐，唱的同时，想象着胎儿正在体内静静地聆听，以期达到母爱与胎儿心音的谐振，这种方法称为吟唱谐振法。

吟唱谐振法适合日常生活随时随地进行，不必拘泥于时间、地点、场所、环境的限制。只要有时间、心情好，随时吟唱几句自己喜欢的曲子或者熟悉的旋律，让腹中的胎儿不断地感受到母亲温柔的声音。无论是做家务、打扫房间、做饭、晾洗衣服的时候，心情所在，随时随地都可以吟唱或哼唱起来，既调整了自我的情绪，又向胎儿传递了母爱的信息，还能对胎儿产生艺术的潜在影响。当然，无论吟唱还是哼唱，声音都不宜太大太高，以自己悄然细语的音量为宜。

## 方法3 朗诵抒情法

在音乐伴奏和歌曲伴唱的同时，适当朗读诗词予以抒情，也是一种很好的音乐胎教形式。现代胎教音乐，也正在朝着器乐、歌曲、朗读三位一体的方向，不断推出新的产品，市面上出售的胎教音乐商品中，往往都有器乐演奏欣赏、歌曲吟唱和朗读、朗诵相结合的考虑，它在调整和激发孕妈妈感情的同时，使孕妈妈和胎儿共同得到美的熏陶。

## 方法4 器物法

器物法是指利用一套微型扩音器，用扬声器置放在孕妈妈腹部，让优美的乐曲旋律的振动，通过母亲腹部，源源不断地灌输给胎儿，以达到谐振的目标。这种音乐胎教的实施方法源起于英国的心理学家奥尔基的实验和论证结果。

但是，使用器物法需要特别注意，扬声器在母体的腹部移动时，播放的乐曲声一定要轻柔和缓，播放时间一般以5~10分钟为宜，不能过长、过久，更不可过猛、过响，以免使母腹中的胎儿感到疲乏，不但起不到音乐胎教的效果，反倒会引起胎儿的烦躁。

## 05 什么是环境胎教

环境胎教，是指充分利用可以调整的物质环境，为胎儿的生长发育提供更好的生存空间。胎儿赖以生存发展的环境，可以分为内环境和外环境。

内环境一般是指母体内的生理、特殊化环境，包括子宫内的温度、压力和羊水代谢状况，以及母体的营养、健康情况等。

外环境是指存在于母体外部的，能对母体和胎儿形成一定影响的所有因素，包括怀孕时的季节、气候，孕妈妈居住的生态环境和习惯的家庭生活方式，夫妻关系，甚至包括本人的工作条件和社会交往情况等。

## 06 环境胎教的方法

胎儿在母体中，既要受到母亲体内环境的影响，同时也要受到母亲体外环境的作用。因此，运用环境胎教的方法，需要注意：

保证营养。保证孕期摄取充足、合理的营养，以保持母体内部生理、生化环境的稳定。尤其是在妊娠中期以后，一定要保证摄入足够的蛋白质，以保证胎儿的脑细胞和整个神经系统的正常发育。

谨慎用药，预防疾病。谨慎用药，也是保证母体良好环境的重要方面。一切疾病和大部分药物，都有可能通过胎盘传递给胎儿，造成不良影响和严重的后果。为胎儿寻求良好自然条件，选择适宜的受孕时机。尽可能为妊娠期间的孕妈妈提供安静、卫生、环保的起居条件和工作环境，远离噪声、震动、高温、粉尘、放射线等有害因素，远离各种有毒、有害物品。

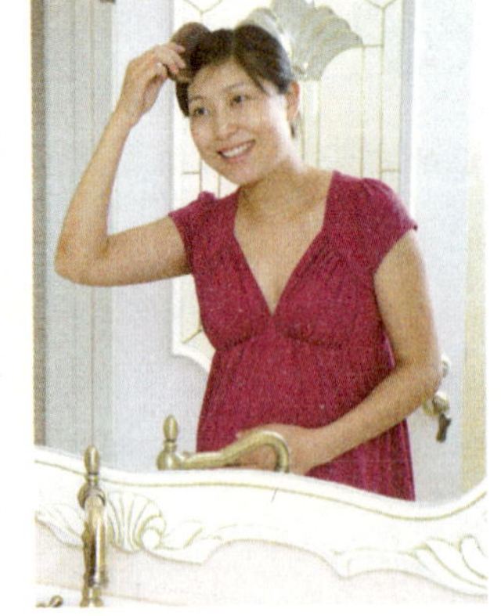

夫妻和家庭成员要通力合作，安排好家庭日常生活和人际关系。孕妈妈本人需要正确对待和善于调整好社会关系，包括夫妻关系、婆媳关系、邻里关系、同事关系和其他人际关系，使自己能和他人有较多的心理相融，创造一个良好、和谐、有利于胎教的社会关系环境。

## 07 什么是抚摸胎教

抚摸胎教，是指孕妈妈本人或者由丈夫用手在孕妈妈的腹壁上轻轻地抚摸胎儿，对胎儿形成触觉上的刺激，以促进胎儿的感觉神经及大脑感受区的发育。

现代医学科学研究和实验证明，到妊娠中期以后，胎儿的体表绝大部分表层细胞已经具有接受信息的初步能力，并且能通过触觉神经来感受母体外的刺激，反应渐渐灵敏。

## 08 抚摸胎教的方法

妊娠20周以后，就可以安排和进行抚摸胎教。每晚临睡前施行，最好定时，并且注意胎儿的反应类型和反应速度。如果胎儿对抚摸的刺激不喜欢，就会用力挣扎或者用蹬腿来表示自己的不满，有了类似反应，应当停止抚摸。

如果胎儿接受到抚摸以后，过一会儿后，再以轻轻的蠕动来作出反应，就可以继续进行抚摸。抚摸一般应当从胎头部位开始，然后，沿着胎儿背部到臀部至肢体，动作要轻柔有序。抚摸时间不宜过长，一般以5~10分钟为宜。抚摸可以和计数胎动结合进行，并且注意记录胎儿反应情况，以利下一次再次按照胎儿的反应继续实施。

抚摸胎教法，是通过对胎儿进行皮肤触觉刺激，来激发胎儿运动的积极性和获得来自母体外的爱抚。基本做法是孕妈妈卧床，把双手放在腹部，先顺时针方向用手指轻压抚摸胎儿，胎儿受到抚摸后，会出现轻微的胎动，对母亲的抚摸作出反应，之后再做逆时针方向抚摸。每天母亲临睡前进行抚摸，每次5分钟，稍事休息后再做一次。

这种方法最适合孕晚期。经过抚摸训练以后出生的婴儿，一般会比没有经过训练而出生的婴儿的反应要灵敏，在以后成长过程中的翻身、爬行、站立、行走等动作的发展都要早一些。

抚摸法也可以配合音乐进行，随着缓慢、轻柔的音乐节奏实施抚摸，效果会更好。

## 09 什么是游戏胎教

游戏胎教，是指通过触摸的方式来实施的一种母胎互动式交流活动。

一般地说，做游戏是宝宝们出生以后最喜爱的活动和学习方式。近些年来的医学科学发展和研究的结果证明，通过超声波监测，人们发现，胎儿在母亲体内就具有很强的感知能力，利用胎儿的这种感知能力，对胎儿进行游戏胎教训练，有利于增进胎儿活动的积极性，进一步有利于胎儿智能的发育。

## 10 游戏胎教的方法

游戏胎教，是在胎儿生长发育到一定阶段，具备了一定的动作和感受能力以后，通过外界对于母体腹部触摸的方式来进行的。一般来说，游戏胎教适合妊娠5个月以上的孕妈妈，每天早晚各进行一次，可以伴随抚摸胎教的方法进行，每次3~5分钟。在胎动频繁时期，胎儿会在母体内伸手、蹬腿，踢母亲的肚子。在胎儿踢妈妈肚子的时候，母亲轻轻地拍打被胎儿踢的部位，然后，等待胎儿再踢。

一般在过2~3分钟以后，胎儿会再踢，这时候再轻轻地拍几下，接着再停下来，胎儿则会过一会儿再踢。如果拍打的部位改变一下，胎儿也会再改变方向再踢，回应刚才母亲的轻拍动作。渐渐地，胎儿会形成反射，只要在觉醒状态下，母亲的拍打信号只要传递到胎儿感觉器官，作为回应，胎儿会很乐意地用动作来回应妈妈的拍打信号。拍打腹部改变方向时候，要注意，改变方向的位置，离胎儿回应的位置不要太远，让胎儿下一次回应能力所能及。渐渐地改变方向、位置，外界的拍打和胎儿在母体内的回应范围越来越大、越来越宽，胎儿的动作幅度、力度和频率也会越来越强。

这样做，就能逐渐锻炼胎儿在母体中的动作反应、运动能力，促进动作发展，进而达到促进大脑相关能力的发展。天长日久地坚持做，母胎之间的这种游戏方式，会形成一种良性的交流联系。

孕妈妈不仅能通过抚摸胎儿和宝宝沟通信息联系，交流感情，还能进一步把胎教的方式从起初的抚摸，升级到游戏，进而升级到帮助胎儿在母体内做“体操”。

通过运动、互动式交流，有助加强母胎感情联系，增强胎儿的活力和能力。

相关研究和实验报告证明，在母体中经过由浅入深、由简到难、由少到多的母胎“体操”训练的胎儿，出生以后有很好的动作发展能力，他们的翻身、抓握、移动身体、活动肢体，进而学习爬、滚、坐的大动作和精细动作能力，都要比没有进行过相关训练的婴儿要早，要做得好一些。

特别是经过训练的婴儿，小肌肉群的发育更为明显。业已证明，提高运动能力，能促使大脑相关区域的发展。正如俗语说的“心灵手巧”，手巧与心灵有密切的关联，动作能力的发展，能间接刺激大脑的发育。

### 胎教小提示

实施游戏胎教方法时需要注意的是，孕早期的3个月内、临近预产期的阶段，以及有早期宫缩征兆者，不宜实施胎儿抚摸胎教。此外，还需要注意，实施游戏胎教时，手法要轻柔、温和，要循序渐进，不能急于求成。每次实施时间不能超过10分钟，否则，只会起到相反作用。

## 11 什么是美育胎教

人们通过视、听、感受、体会，享受着世界上各种形式的美，而胎儿在母体内是无法看到、听到、感受到这些的。所以，母亲要通过自身的感受，把美感通过神经传导、输送给胎儿。从这个意义上来说，美育胎教的主要内容是妊娠期间的母亲要多多欣赏美的东西，包括对音乐、美术、文学艺术、自然景色和自身的形体的审美。通过审美的愉悦感，在自身享受美的陶冶的同时，把良好的审美愉悦和情绪作为信息，传导给腹中的胎儿，让胎儿得到宁静、安详、和谐、愉悦的情绪熏陶。

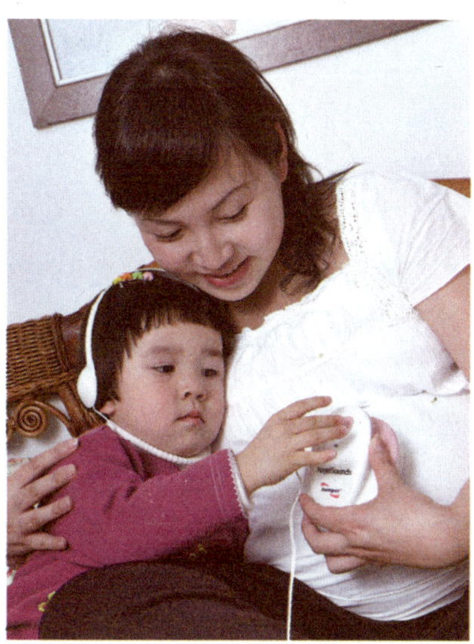

# 12 美育胎教的方法

美育胎教的方法，是根据胎儿意识的存在，通过母亲对美的感受，把美的意识信息传递给胎儿的胎教方法。美育胎教，主要包括音乐、形体、艺术欣赏、自然美等方面。

## 音乐美育

对胎儿进行音乐美育，可以通过心理方面和生理方面两种途径来实施音乐美育的培养和熏陶。

从心理上看，音乐能使孕妈妈心旷神怡，浮想联翩。通过欣赏音乐让情绪达到最佳状态，并通过自己的神经中枢，把这些美好的良性信息传递给腹中的胎儿，让胎儿也受到感染和影响。同时，安静、悠扬的音乐节奏可以为胎儿创设宁静的环境，能使躁动不安的胎儿安静下来，通过音乐节奏、旋律的谐振，感受到外部世界的和谐和美好。

从生理上看，悦耳怡情的音乐效果，能激起母亲自主神经系统的活动。由于自主神经系统控制内分泌腺，使内分泌系统分泌出激素，这些激素经过血液循环，进入胎盘，使胎盘血液成分发生变化，有利于胎儿健康的良性化学成分增多，从而激发胎儿大脑及各个系统的功能活动，感受到母亲的美育刺激。

## 艺术欣赏

艺术创作，是人类源于自然、社会资源的感觉，又加上各自审美解读的不同感受，用个体的灵性加以归纳、概括、表达、表现、再现出来的高度浓缩的审美成果。

艺术欣赏，是通过调动欣赏者身心、个人体验、感悟能力等多方面审美因素来进行的情感活动。无论是文学艺术、表演艺术，无论是绘画、书法、雕塑还是戏剧、舞蹈、影视文艺作品，无不始终贯穿着创作者们竭尽全力的才华和努力。

艺术欣赏的过程，对于孕妈妈来说，毫无疑问是极好的享受审美愉悦的过程，对于自身和胎儿来说，都属于良性的审美和美育活动。因为，在胎教过程当中，美育是通过母亲对于美的感受、审美愉悦的享受来实现的。而欣赏艺术的过程，就是对于声音、形体、色彩、语言乃至于想象力的综合调动，来完成审美信号的输入。

## 形体美育

形体美育，主要是通过孕妈妈本人在整个妊娠期间，保持自身完美的气质、风采，来完成对腹中胎儿的美育熏陶。

妊娠期间，是一个特殊时期，怀孕的母亲将要完成角色的转变，由为人之女转变成为人之母。在妊娠期间，会逐渐显露出越来越强烈的母性，使自身形成一种独特的美感，并不会因为以前婀娜苗条的身姿因为怀孕而变得臃肿、走形，并不会因为早先水嫩、细腻的肌肤因为怀孕而干涩、粗糙，甚至出现讨厌的妊娠斑而影响到女性的魅力。

与之相反，随着怀孕日期的推移，逐渐显现出来的母性之美，会让怀孕后的女性显露出独特的一种魅力，显得沉静、安详、大方。举手投足之间，无不体现出人类最高尚、最伟大的情感——母爱的美。而这种美，正是千百年以来，艺术大师们竞相追求和表现的一种永恒的美的境界。

当然，形体美育，也包括孕妈妈自身在整个妊娠期间对于自身举止和行为的表现。

首先，需要让自己保持良好的道德修养和高雅的情趣，争取做到知识广博、举止文雅，充分展现自己的内涵美。

其次，为自己配置色调淡雅、明快，合适得体的装束，舒适合体的服装，能让自己心情愉快；或素面朝天，或淡妆恰到好处，都能使自己精神焕发，充分保持良好的心情，给他人以特殊审美阶段的美的形象。在自身充分享受审美感染的同时，让腹中的胎儿也能受到影响，获得愉悦的美育情趣。

## 自然美育

大自然之美，是世间美的最高境界。妊娠期间，孕妈妈多到大自然中去，欣赏美丽的自然景色，能促进胎儿大脑神经细胞的发育。

无论是野天苍茫的辽阔草原，还是浩瀚无际的大海；无论是挺拔峻峭的山岭，还是幽静宜人的谷地；无论是春花秋月，还是鸟啼莺鸣，大自然毫无疑问是人类生存最和谐的环境，是人类审美意识的根源。自然中的一切美景，能开阔人们的眼界，启迪人们的审美意识，给人带来审美享受，让人们得到精神上的升华。

在大自然中感受的审美情趣，通过自身的感受传递给胎儿，使胎儿也间接地得到自然美的陶冶。同时，在欣赏大自然景色的同时，怀孕母亲呼吸到新鲜空气，感受到良性刺激，也有利于胎儿大脑的发育。

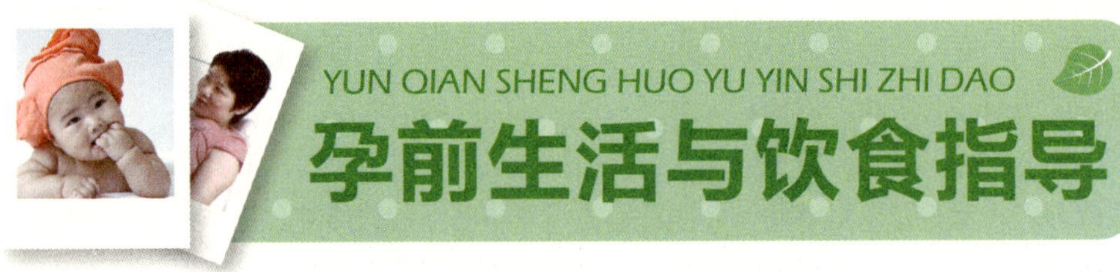

# YUN QIAN SHENG HUO YU YIN SHI ZHI DAO 孕前生活与饮食指导

## 01 为什么要调整作息规律

怀孕前的健康准备，很重要的一项就是调整作息规律，因为孕前生活节律的调适，有利于夫妻双方精神饱满，身体功能活跃，让健康状况达到良好的状态，为优生打下坚实的基础。

当夫妻双方机体处于极度疲劳或患病时，由于营养和免疫功能不良，会使精子和卵子的质量受到影响，同时也干扰了子宫的内环境而不利于受精卵着床和生长，导致胎萎、流产或影响胎儿脑神经发育。

另外，一旦怀孕，胎儿会通过母体来区分白昼和黑夜。这样，孕妈妈本身正常的作息就十分重要了。早睡早起、睡眠规律充足的孕妈妈生下的孩子会比其他的孩子活泼健康。

人除了睡觉外，大部分时间都在坐着，长期久坐者容易造成血液循环不顺畅，同时也会引发妇科疾病，甚至可能导致不孕症。

由于长期久坐，月经前及月经期常有剧烈疼痛，这是因久坐加上缺乏正常运动，以致血液循环障碍；有些可因久坐导致经血逆流入输卵管、卵巢，引起下腹痛、腰痛，尤其是严重的经痛，即所谓巧克力囊肿，也是不孕原因之一。

此外，气滞血淤也易导致淋巴或血行性栓塞，使输卵管不通；更有因久坐及体质上的关系，使子宫内膜组织因气滞血瘀而增生至子宫外，形成子宫内膜异位症，这些都是比较明显的不孕原因之一。

如果自己的工作几乎离不开“坐”，那么最好接受医生建议，每40分钟后休息10分钟，做一做伸展动作，或下班以后量力而行地适当散步、游泳、跳韵律舞等，都能有效改善因久坐造成的循环障碍。

# 孕前经期应注意什么

生理周期，是女性一生中相伴甚久的“好朋友”，它代表着女性的性特征、生育能力和魅力。但是，注意例行生理周期的卫生，并非是每一个人都能做到，做好。注重生理周期运行时段的卫生与保健，与优生优育、有备而孕关系密切。

例行的月经期间注意卫生，有利于女性身体健康，更有利于受孕。不注意经期卫生，会引发疾病，除身体受损外，也会妨碍受孕，甚至失去生育能力。

## 注意会阴卫生防感染

女性生殖道的外口距肛门较近，一般大便中又含有很多致病菌，所以容易引起生殖器感染。特别是月经期如果生殖道下部不清洁，很容易造成上行性感染而引起盆腔炎，影响生育。所以，平时要经常清洗外阴、会阴处，内裤要消毒勤换。月经期应禁止性爱，以免带入细菌引起炎症。

## 避免过度疲劳

因为女性月经期容易疲劳，抵抗力降低，如过度劳累会导致身体恢复慢。适当休息和轻微劳动可促进盆腔血液循环，使月经血流通畅，还可减轻或消除腹胀、腰酸等不适，对身体有利。

## 避免湿冷

月经期间，由于全身抵抗力减弱，容易感冒，所以要注意保暖，避免寒冷刺激，特别要防止下半身受凉，如淋雨、用冷水洗脚、洗冷水澡、坐凉地、光脚等。这些细节容易引起盆腔脏器的血管收缩，使经血过少甚至出现月经不调，从而影响生育。

## 忌口，远离刺激性食物

月经期间，要吃新鲜、易消化的食物，禁止食用生、冷、酸、辣等刺激性食物；要多饮水，保持大便通畅。

## 避免情绪波动

月经期女性情绪容易波动。如果情绪波动大，中枢神经系统功能紊乱，会引起月经失调，甚至发生闭经而影响生育。如果曾经被经期综合征所困扰，那么在怀孕前的健康调整期的3个月之内，就应注意保持经期卫生和心理健康，以利于妊娠。

## 03 饮食管理应注意什么

怀孕前，体重过重或过轻都会导致不孕。体重低应适当增加饮食，储备足够营养，为胎儿打下良好基础；超重的要适度减肥，接近标准体重后再怀孕。

**饮食管理**

减少人工甜味佐料，选用新鲜天然食品，避免食用含食品添加剂、色素、防腐剂的食品。远离含咖啡因饮品，叫停汽水、可乐、乙醇（酒精）类饮品。停止服用各种兴奋剂及镇静剂，吸烟嗜好要戒除。

**积储营养**

曾有贫血史，有过节食减肥经历，或有过体内脂肪过多等营养失调现象者，于优生不利，最好请医生帮助诊断，有目的地调整饮食，积储营养。

**补充营养**

怀孕3个月前，停止服用所有营养补充剂，摄取营养均衡的天然食物。如果机体缺铁，可以进食牛肉、绿色蔬菜、葡萄干等，缺钙可进食虾皮、乳制品和豆制品等，用天然食物补充身体需要的营养素。

**补充叶酸**

准备怀孕和孕早期，摄取富含叶酸的食物：红苋菜、菠菜、生菜、芦笋、龙须菜、豆类、酵母、动物肝及苹果、橘柑、橙汁等。

生活起居习惯的健康、“绿色化”，其实并不难做到，只要从以前不太被注意的细节开始做起，并且养成良好的习惯，受益的不仅是孕育阶段这个特殊时期，而且会有益终身健康。

## 04 营养素可在体内储存多久

营养储备研究成果告诉人们，于胎儿有利的因素是：许多营养素可以提前摄取，能在人体内储存相当长的时间。例如，脂肪在人体内储存时间能达20～40天，维生素A能储存90～365天，维生素C能储存60～120天，铁能储存125天，碘能储存1 000天，钙能储存2 500天。

这种储存能力，给女性在孕前提前摄取营养，为孕期营养准备创造了有利条件。出自这种生理特点，怀孕前的女性提前3个月内注意补充营养，对于体内营养素储存，满足孕早期需要，对优生优育极为重要，极其关键。

## 05 养成良好的膳食习惯

不同食物中所含的营养成分不同，含量也不等。应当吃得杂一些，不偏食，不忌嘴，什么都吃，养成良好的膳食习惯。

特别是要多补充蛋白质、矿物质和维生素类营养素。各种豆类、蛋、瘦肉、鱼类等含有丰富的蛋白质；海带、紫菜、海蜇等食品含碘较多；动物性食物含锌、铜等元素较多；芝麻酱、猪肝、黄豆、豆腐乳中含有较多的铁；瓜果、蔬菜中含有丰富的维生素。孕前夫妇可以根据各自家庭、地区、季节等情况，科学安排一日三餐，在保证营养的同时，注意不要营养过剩，注意多吃水果。经过一段时间健体养神的缓冲期，双方体内存储了充分的营养，身体健康，精力充沛，为优生打下坚实的基础。

强调营养，并不代表吃得越多越好，多吃会造成妊娠期母体体重过重、胎儿生长过大，给分娩带来困难。有不少人因为妊娠期饮食失调造成肥胖，产后数年仍不能恢复，而影响健康。而营养过剩，与糖尿病、慢性高血压、血栓性疾病的发病都有密切联系。

应当科学、合理地安排妊娠期的饮食，既满足孕产期的特殊需要，又不过量，以保证母婴健康。如不能掌握适量的营养物质的准确摄入和补充，最好咨询专业医生。

### 健康小提示

不良的饮食习惯会使女性营养缺乏，身体素质下降，所以孕前要饮食搭配合理，不挑食、偏食，多吃水果、蔬菜，增加维生素摄入量，并注意尽量不饮咖啡、浓茶。

## 男性的饮食营养

人类的生殖活动，要达到怀孕繁殖下一代的境地，需要男女双方通过性爱，由男方精液射入女性阴道，使精子通过输卵管、子宫去完成与卵子的相会，完成生育使命。怀孕过程的成功与否，与男女双方都密切相关。

在男性生殖系统中，精液腺、前列腺和尿道球腺等各自会分泌出不同量的液体，联合组成精液浆，担负输送数以亿万计的精子前往女性阴道，完成生殖过程的使命。精液浆的90%以上主要成分是水，使精液浆呈液态并能流动，便于输送精子；还负责供给精子生存的营养物质，是精子的“粮仓”，为精子的活力提供足够能量。精液浆里含有果糖、山梨醇、白蛋白、胆固醇、多种维生素、多种酶类物质和钠、钙、锌、钾等微量元素，既为精子提供营养和能量，又激发精子活力以完成生殖过程。

因此，在决定要怀孕生育下一代的家庭中，男性也要注意食物的营养成分，多吃含有微量元素和营养物质的食品，以利于提高精液浆的质量，保障生殖过程的顺利完成。

## 戒烟

烟草中含有多种有毒物质，其中以尼古丁、氰化物和一氧化碳等对胎儿影响较大。尼古丁能导致血管收缩、心率增快，孕早期会使孕妇体内黄体酮分泌减少，子宫内膜发育受影响，造成流产或胚胎夭折。同时，孕妇血中一氧化碳增加，血液中氧含量减少，一氧化碳很容易通过胎盘，使胎儿得不到充足的氧气，致胎儿生长发育受阻，易发生流产、早产及胎儿宫内窒息和胎儿死亡。怀孕前，如果准爸爸经常吸烟，会影响精子质量，甚至导致精子异常。怀孕后，体内的胎儿极易出现宫内发育畸形，生长缓慢。宝宝出生后，出现记忆力差或记忆障碍，影响宝宝的正常发育和将来的智力。由此可见，吸烟对母子健康均有影响。所以在准备妊娠前，夫妻双方均应戒烟，也要避免在烟雾弥漫的环境中生活，才能做到优生。

## 08 戒酒

正常人经常或大量饮酒，会影响身体的健康。而结婚后的丈夫经常酗酒，不仅影响精子的发育，造成精子的畸形，还会影响受精卵的顺利着床和胚胎发育，发生流产。同时，乙醇（酒精）还可能通过胎盘进入胎儿血液，造成胎儿宫内发育不良、中枢神经系统发育异常、智力低下等，称为酒精中毒综合征。女性饮酒可使生殖细胞受到损害，受精卵质量不健全，所生婴儿无论体力、智力都比正常婴儿差，常有小头、小眼眦等颜面畸形，面容丑陋、四肢关节异常、心脏或其他内脏畸形。因此，夫妻双方在计划怀孕前6个月甚至1年就应该停止大量饮酒。

## 09 避免食品污染

食物从原料生产、加工、包装、运输、储存、销售直至食用前的整个过程中，都有可能不同程度地受到农药、金属、真菌毒素和放射性核素等有害物质的污染，对人的健康产生严重危害。因此，在日常生活中尤其应当重视饮食卫生，防止食物污染。应当尽量选用新鲜的天然食品，避免含有食品添加剂、色素、防腐剂物质的食物；蔬菜要充分清洗干净，必要时可以浸泡一下；水果宜去皮后再食用，避免农药污染；尽量饮用白开水，避免饮用各种咖啡、饮料、果汁饮品。家庭炊具尽量使用铁锅或不锈钢炊具，避免使用铝制品及彩色搪瓷制品，防止铝元素、铅元素对人体的伤害。

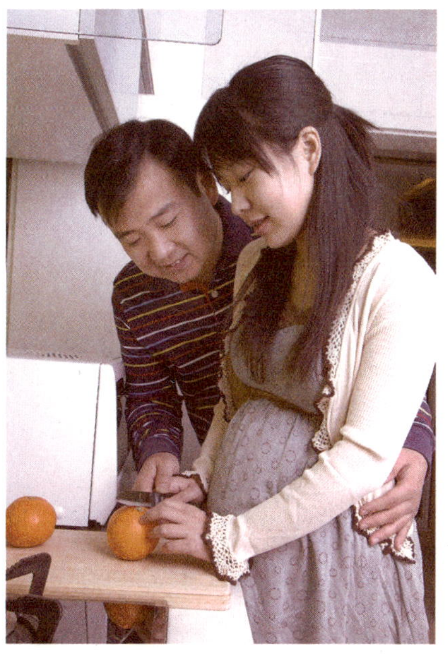

## 10 蛋白质

“蛋白质”这个名称最早是由荷兰化学家马尔德1938年开始使用的。因为它对有生命的物质结构、功能和大脑发育起着很重要的作用，所以把它的希腊名字翻译成中文为“头等质量”。顾名思义，我们就可以知道蛋白质对人体的重要性。

胎儿的大脑发育需要蛋白质，以维持和发展大脑功能，增强大脑的分析理解及思维能力。蛋白质的补充要在热量及碳水化合物（糖类）供给充分的前提下进行。一般情况下，机体对蛋白质的需求是随着妊娠期的延长而增加的，在怀孕的早、中、晚期，准妈妈每天应分别额外增加优质蛋白质的摄入量，即多食鱼、蛋、奶及豆类制品。准妈妈还要尽可能保证动物食物的摄入，因为无论是氨基酸构成，还是生物利用率，动物蛋白都远远高于植物蛋白，是胎儿大脑健康发育的重要保障。动物性食物如瘦肉类，像猪肉、牛肉、羊肉、肝、腰子及鸡、鸭、鱼、虾、蟹等，像鸡蛋、鸭蛋等，像牛奶、羊奶等；植物性食物如豆类，像黄豆、青豆、黑豆、豆腐、豆浆等，像米、面、玉米等，像花生、核桃、榛子、瓜子等，都富含蛋白质。

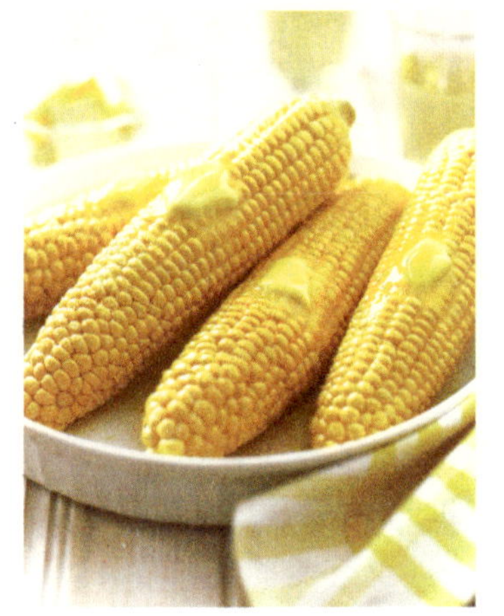

## 11 脂肪酸

脂肪是构成脑组织的极其重要的营养物质，在大脑活动中起着不可替代的作用。优质足量的脂肪，特别是卵磷脂和多不饱和脂肪酸，能够保证宝宝成长过程中大脑的发育，尤其要注意3岁以下儿童脂肪酸的补充，因为这是大脑发育的关键时期。单、多不饱和脂肪酸的良好来源，是帮助宝宝聪慧过人的秘密武器。山茶油、玉米油、橄榄油、大豆油、亚麻籽油、芝麻油、大豆、坚果（如核桃、杏仁）等，以及深海鱼虾等都是优质脂肪。

## 12 DHA和胆碱

DHA，二十二碳六烯酸，俗称“脑黄金”，是对人体非常重要的一种多不饱和脂肪酸。DHA是神经系统细胞生长及维持的一种主要元素，是大脑和视网膜的重要构成成分，对胎儿的智力和视力发育至关重要。海鱼虾特别是深海鱼类脂肪中DHA的含量是最高的。不吃鱼虾的准妈妈，可以使用正规品牌的含DHA的营养品来帮助胎儿大脑的发育，并且应在吃牛奶、豆浆、蛋、鱼、豆腐等富含蛋白质的食物时服用，以帮助其吸收。

胆碱也是人体必需的营养素，具有增强记忆力的功能，体内合成的量是难以满足准妈妈的需求。因此，适量增加动物肝脏、鸡蛋、红肉、奶制品、大豆、花生、柑橘、土豆等食物的摄入量，可以帮助准妈妈提高体内的胆碱储备水平，进而促进宝宝的脑细胞快速发育。

## 13 维生素、钙、糖、碘

| | |
|---|---|
| 维生素C | 维生素C在胎儿脑发育期起到提高脑功能敏锐的作用。富含维生素C的食物包括樱桃、番石榴、猕猴桃、西兰花、草莓、柿子、柠檬、西红柿、苦瓜等。 |
| B族维生素 | 维生素B族对大脑的功能有着间接的作用。维生素B族包括维生素$B_1$、维生素$B_2$、维生素$B_6$、烟酸、维生素$B_{12}$等物质。它们对人体有着非常广泛的作用，而对脑的作用则是通过帮助蛋白质代谢而促进脑的活动，也就是说维生素B族对脑的作用是它和蛋白质共同作用的结果。富含维生素B族的食物有芦笋、杏仁、瘦肉、蛋、鸡肉、花生、牛奶、啤酒、动物肝脏等。麦片、燕麦、玉米等五谷杂粮，绿叶蔬菜如菠菜等均含有丰富的维生素B族。其他如洋葱、大蒜等不但含有丰富B族维生素，也含有矿物质，又有良好的降脂作用，也可多吃。 |

|  |  |
| --- | --- |
| 维生素A | 维生素A能够促进脑的发育。维生素A缺乏就会导致智力低下，所以维生素A是促进脑组织发育的重要物质。富含维生素A的食物主要有动物的肝脏、鱼类、海产品、奶油和鸡蛋等动物性食物。另外，咸带鱼、鲫鱼、白鲢、鳝鱼、鱿鱼、蛤蜊、奶油、人奶、牛奶等也都含有维生素A。 |
| 维生素E | 维生素E不仅具有保护细胞膜的作用，还可以防止不饱和脂肪酸的过氧化。富含维生素E的食物主要包括坚果类食品、植物油、麦芽、大豆油、果仁、谷物、新鲜绿叶蔬菜、动物脏器、豆类、蛋黄、瓜果、瘦肉、花生等。 |
| 钙 | 钙能够保证大脑顽强工作以及对脑产生异常兴奋起到抑制，可以使脑细胞避免有害刺激，因此准妈妈怀孕期间对钙的摄取也是很重要的。其实在许多食物当中，都含有丰富的钙质，像牛奶、乳酪、绿色蔬菜、大豆、小鱼干、发菜、芝麻等。 |
| 糖 | 大脑是消耗能量的一个器官，即便脑重只占体重的2%左右，但是脑的耗能量却占全身总热量的20%。大脑活动的能量来源于糖，糖能够刺激大脑的活动能力，这是因为大量的糖能够刺激胰岛素分泌的增加，从而使血液中色氨酸的含量提高。而色氨酸又能够刺激5-羟色胺的产生进而增强大脑神经元的活动，从而提高智力。富含糖的食物有白糖、红糖、蜂蜜、甘蔗、萝卜、大米、面粉、红薯、大枣、甜菜及水果等。 |
| 碘 | 人体生成甲状腺素的主要原料是碘，碘也是胎儿神经系统发育的必要原料，胎儿脑的发育离不开碘。海产品的含碘量最高，尤其是海带、海蜇、紫菜、苔条和淡菜中碘的含量最高。 |

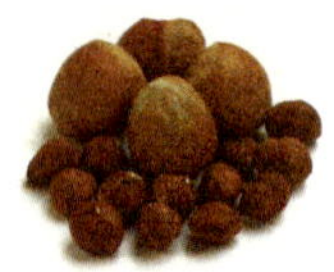
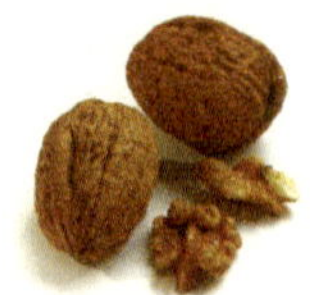
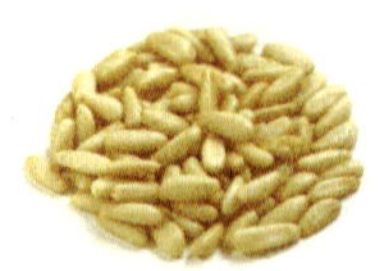
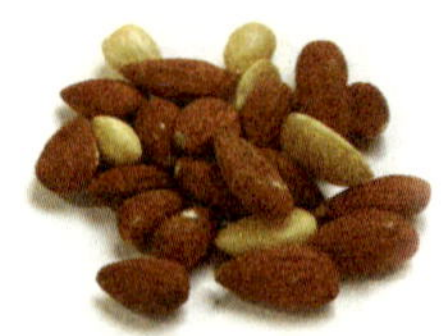

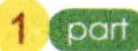

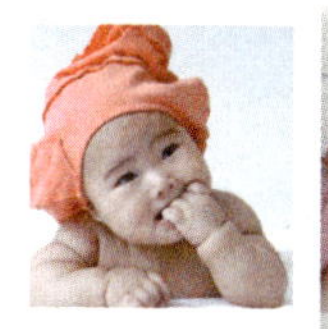
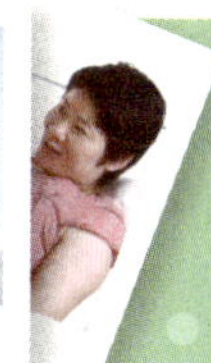

YUN QIAN JING XUAN CAI PU

# 孕前精选菜谱

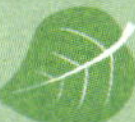

## 莲藕干贝排骨

**原料：**体重每1 000克用10克莲藕，排骨肉为莲藕量的2倍，干燥的干贝为莲藕和排骨总量的1／10；盐少量，总重量8倍量的水（或冬瓜汁、萝卜汁）。

**做法：**1.莲藕尽量选粗大的，不削皮。于两端有节处切下，大块地放入锅内。

2.干贝用铁槌敲开，弄细。泡于10倍量的水中一晚，所用泡汤倒入锅内。

3.锅内放入莲藕和排骨肉，加入其总重量8倍量的水，放少量的盐煮沸后，用文火加盖煮约8小时（煮到用手抓排骨肉时，肉会掉下来的程度）。若排骨肉还是硬的，再继续煮2～3小时。用萝卜汁或冬瓜汁代替8倍量的水也可。

**吃法：**1.把汤滤出后，将玉米放入，与胡萝卜和绿色蔬菜一起吃或当做奶油玉米汤食用也可。

2.莲藕切成适当的厚度吃。

3.骨头充分地咀嚼、品味。把鸡脯、猪舌、五花肉及鸡翅放入前面用过的卤汁，煮软后取出，用盐调味吃也可。

### 营养功效

鲜藕中含有高达20％的碳水化合物（糖类），蛋白质、各种维生素及矿物质含量也很丰富。

## 素炒三鲜

**原料：**竹笋肉250克，雪菜100克，水发香菇50克，麻油、猪肉、精盐、味精各适量。

**做法：**1.将竹笋肉切成丝，放入沸水锅里烫一烫，入凉水洗净，沥干水分，备用。

2.把水发香菇切去老蒂，清水洗净，切成丝，备用。

3.将雪菜择去杂质，清水洗净，切成末，备用。

4.把炒锅洗净，置于武火上，起油锅，下入笋、香菇丝，煸炒数十下，加少许清水，武火煮沸后，转用文火焖煮3~5分钟，下入雪菜末，炒15分钟，调味，勾芡，淋上麻油即可食用。

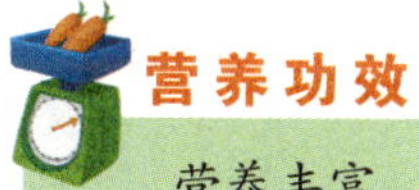

### 营养功效

营养丰富，增强食欲。

## 烧腐竹

**原料：** 干腐竹150克，玉兰片、口蘑少许，料酒、酱油、味精、香油、葱、姜末各适量，盐、白糖、高汤各少许。

**做法：** 1.将干腐竹用水发透，挤去水分，切成斜刀寸段。

2.锅内放油烧至六七成热时，先以葱、姜末炝锅，随即烹上料酒，放酱油、盐、味精、白糖，加少许高汤，将腐竹段、玉兰片、口蘑片下锅同烧。

3.中火烧一会，待汤汁吃渗进腐竹后，稍勾薄芡，淋上香油即可。

**营养功效**

富含蛋白质及多种矿物质。

## 虾皮炒菠菜

**原料：** 干虾皮10克，菠菜400克，植物油25毫升，葱、姜各适量。

**做法：** 1.将菠菜择洗干净，切成3厘米长的段。

2.干虾皮用温水稍泡，洗净。

3.将炒锅置于火上，放入油，待油热后，放入葱花及虾皮略煸炒。

4.将菠菜放入，一同煸炒几下，再放入食盐等炒匀即可。

**营养功效**

富含维生素A、蛋白质。

## 花生仁肉丁

**原料：** 油炸花生仁100克，瘦肉丁200克，胡萝卜25克，红柿椒25克，山药25克，料酒、精盐、味精、葱花、姜丝、白糖、熟猪油各适量。

**做法：** 1.将胡萝卜去顶，红柿椒去蒂、籽，山药去皮，分别洗净，切成小丁块。

2.锅上火，放猪油烧热，下葱、姜煸香，投入肉丁煸炒，烹入料酒，加入精盐、白糖和少量水，炒至肉丁入味时，投入胡萝卜、红柿椒、山药共同煸炒，再加入花生米、精盐、味精，炒几下即可出锅装盘。

**营养功效**

滋阴润燥，健脾开胃。

## 葱爆羊肉丁

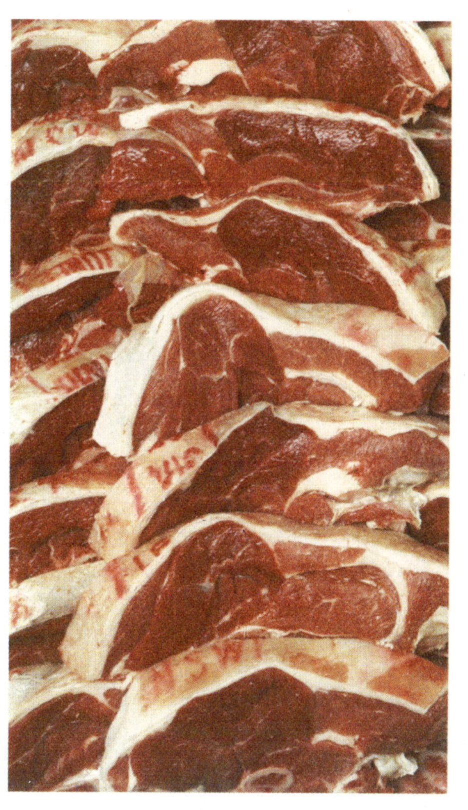

**原料：** 瘦羊肉300克，葱30克，花生油50毫升，鸡蛋清1个，料酒20毫升，酱油5毫升，白糖3克，淀粉25克，芝麻油5毫升，胡椒粉、食盐各适量。

**做法：** 1.将羊肉洗净，切成小丁，放碗内，加鸡蛋清、少量淀粉、食盐，用手抓拌均匀。

2.把葱切成斜形段；将锅置于武火上，倒入花生油烧热，放入肉丁，拨散，放葱段，然后迅速捞出淋油。

3.将炒锅放火上，放入料酒、酱油、白糖和少许水，用淀粉勾芡。

4.倒入肉丁和葱段，淋上芝麻油，翻炒均匀，撒胡椒粉，出锅装盘即成。

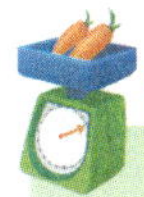

### 营养功效

益气补中，温暖脾胃。

## 鸡翅卤栗子

**原料：** 嫩鸡翅12只，去壳栗子12个，料酒2大匙，酱油3大匙。

**做法：** 1.鸡翅放入充分沸腾过的热水，泡1分钟后取出，在毛孔处，把剩下的毛拔掉，从关节部分切成两半。

2.将鸡翅放入盛有足量水的锅内，煮沸后去掉浮沫，改成中火煮20分钟左右。

3.鸡翅变软后，加入去壳的栗子、料酒、酱油，用比中火稍弱的火煮至栗子熟为止。

### 营养功效

清甜适口，栗味浓郁。栗子有很高的营养价值，含有丰富的蛋白质、脂肪、碳水化合物（糖类），还含有胡萝卜素及维生素$B_1$、维生素$B_2$、维生素C等多种维生素；鸡肉含有丰富的蛋白质、碳水化合物（糖类）、钙、磷、铁、维生素B族等多种营养素。

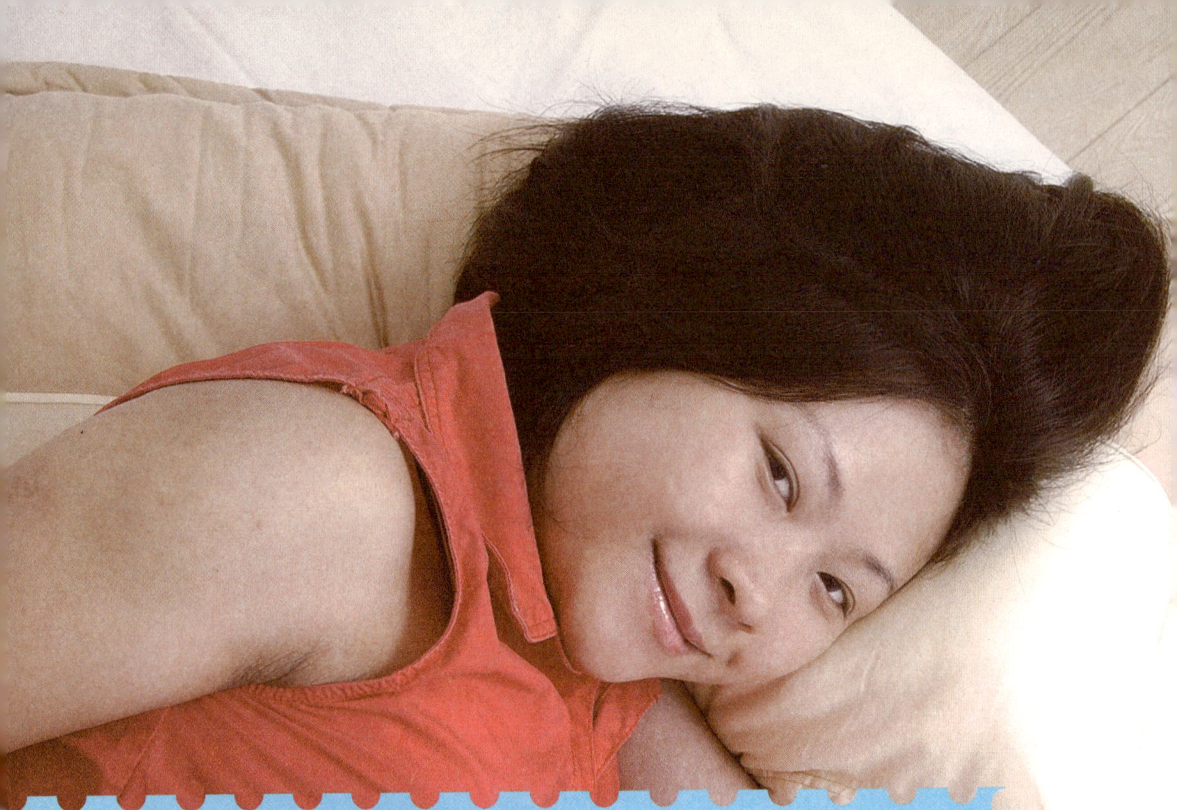

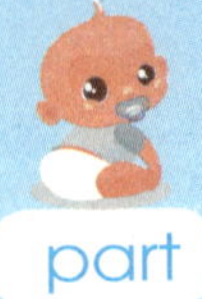

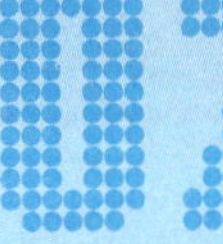

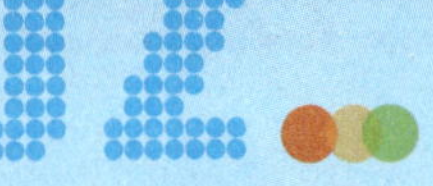

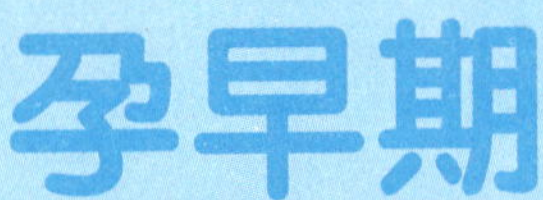

# part 02 孕早期

从怀孕那一天起，小生命就开始在母亲的子宫——这块“肥沃的土壤”上生根发芽。母亲的欢乐忧愁，胎宝宝感同身受，孕妈妈已在不知不觉中开始了胎教。因此，在孕早期，妈妈一定要调整好自我的情绪，让每一天都快乐，并逐渐实施胎教。

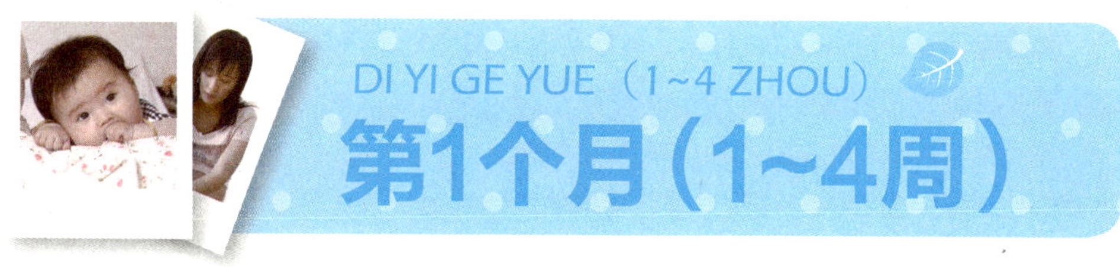


## 01 胎儿和母体的变化

### 胚胎情况

卵子在输卵管壶腹部受精后，由于输卵管中纤毛及肌肉的运动，令受精卵渐渐向子宫方向移动，使它在受精后4~5天到达子宫腔，然后在子宫内停留3~4天。这时，受精卵分泌出分解蛋白质的酶在子宫内膜表面造成一个缺口，并逐渐向里层侵蚀。受精卵进入子宫内膜以后，子宫内膜上的缺口会迅速修复，把受精卵包围在子宫内膜之中，然后，受精卵便完成着床。着床发生在受精后的第7~8天，这时的胚胎称为囊胚。囊胚植入子宫内膜后，会迅速发育。到第1个月末时，胚胎长度约5毫米，是一个腹部隆起的椭圆形，其中便是心脏原基。它虽然没有心脏的形状，却已经具有活力，会在胚胎中轻轻跳动。

妊娠3～4周，称为胎芽期。胎芽长0.5～1厘米，形状如小海马。

### 母体情况

受孕2周之内，一般女性没什么明显变化。也就是说，在妊娠第1个月，母体不会出现任何反应。

确定是否已经妊娠，现在就应当对怀孕的表现有所了解，妊娠一般有4个早期征兆：

**月经过期：**如果月经一直很规律，近期有过性生活，在应当来潮的日期没有来月经，应该想到是怀孕了。

**小便频繁：** 妊娠后，生殖器充血压迫膀胱，会引起小便次数增多。

**乳房变化：** 在妊娠第1个月末，乳房会有胀感和轻微疼痛。

**早孕反应：** 常见有恶心、呕吐、食欲不振、疲乏、嗜睡等症状。

怀孕第1个月结束以后，在妊娠第4~5周，早期供给胎儿营养的胎盘、绒毛和脐带开始工作。多数人还没有出现孕早期的妊娠反应，有个别人会出现全身乏力、发冷、发热等类似感冒的症状。

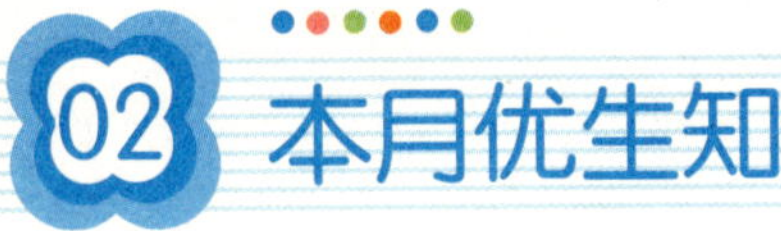

# 02 本月优生知识

## 孕早期的心理变化

孕早期，早孕反应折磨着孕妈妈，一系列生理变化需要适应，给生活、工作、学习带来种种不便。加上有很多人事前并没有作好怀孕的心理准备，诸多的不适感和不利因素会使怀孕女性心理上产生不平衡感。

孕期女性的心态、眼光会变得明显与孕前不同，影响到情绪，更会影响到健康。不仅自身，家人也都应当共同重视不良情绪对胎儿的影响。

正常人在急剧变化的情绪下，除了面部表情、身体和声音等外部表现会发生变化外，明显的功能变化出现在自主神经系统，心跳加速、加强，血压升高，血糖增加，血液含氧量增加，中枢神经系统控制下的内分泌腺体也会发生变化。

孕妈妈如果发生强烈的情绪变化，会刺激到胎儿。长期持续的不良刺激，会影响到胎儿的身心发育。

因此，孕妈妈应当在注意营养和休息之外，一定要控制过激的情绪，制怒节哀，排忧少虑，适度丰富生活内容，要尽可能使自己的情绪变得更加“外向”一些，及时排掉不良情绪，更加积极、乐观地对待孕期生活。

## 如何写妊娠日记

家用照相机、摄像机已经普遍进入了人们生活，珍藏和保存一份精彩的生活记录，为众多家庭增添了生活乐趣。在孕育过程的起点——妊娠期间配合影像资料，记一份文字版的妊娠日记来补充家庭生活档案，也能给未来的宝宝建立完整的纪念册。

妊娠期怀胎十月的历程中，孕妈妈和腹中的宝宝会不断变化，也难免会出现这样和那样的不适感。莫不如自己建立一份妊娠日记，认真记录妊娠期发生的情况，加强与医生的合作，为医生提供准确的诊断依据，同时也为自己、为家庭和孩子留下一份珍贵的档案资料。

妊娠日记除了记述自己的情感和感受外，还可以记录以下内容：

**末次月经日期。**记录这个日期可以帮助医生计算预产期，并且据此判断胎儿生长发育情况。

**早孕反应。**记录早孕反应开始的时间及发生的程度，饮食调理的方法、进食数量以及医生治疗的情况等。

**第1次胎动日期。**胎动大多数发生于妊娠18～20周，胎动的日期也可以帮助计算预产期和判断胎儿发育情况。还该记录每天胎动次数，监测胎儿发育。

**阴道流血。**妊娠期出现阴道流血，大多属先兆流产，也可能出现了异位妊娠。应当准确记录血色、血量及有没有其他组织排出。

**妊娠期患病及用药情况。**日记要记录孕期不舒适的感觉、患病的症状、医生的诊断、服用药物的名称、剂量和服用时间的长短。

**接受放射线等有毒有害物质情况。**各种放射线均对胎儿不利，如果在孕期做过X线检查，或暴露过其他放射性物质，应当记录照射部位、剂量和时间。如果孕期曾经接触过农药，或在化学制剂污染严重的环境中工作，也应当记录下来。

**胎动计数。**在出现胎动现象后，应当记录每天胎动次数。

**性爱情况。**一般说来，在妊娠早期和晚期是禁止性爱的。孕中期的性生活频率也不宜过多，而且每次性爱都要记录下来。

**体重变化。**妊娠女性要注意自己的体重变化，一方面供医生参考，另一方面可以根据体重变化情况，调节饮食。

**检查情况。**每次产前检查后，都要记录检查情况和日期，记录血压、尿蛋白、血红蛋白检查结果，还要记录有无水肿及宫底高度。

**其他情况。**妊娠日记还应当记录妊娠期生活、工作、精神心理上的重大变化。

## 如何选择保健医院

根据自己的健康情况、需要、经济条件、居住区地点及医院所能提供的医疗服务水平，为自己选择一家做孕期检查、保健和分娩的医院。注意一定要去规模型大医院或正规专科医院，还要注意了解医院妇产科的医疗和服务水平，是否能为自己提供人性化的孕产期和围生期医疗保健服务及相关指导。

一般规模较大的医院和正规妇幼保健机构不光能提供生殖健康咨询服务、妇幼保健信息，还会不定期地举办孕、产、育知识培训班或胎教学校，对妊娠期的男女进行相关知识的全面科普教育。为自己找好定点医院以后，可以做相关咨询，报名参加孕产、围生知识学习，对自己和准爸爸来说，都会受益匪浅。

## 03 本月胎教方案

### 胎教的基本原则

**每一个孕妈妈和胎儿宝宝的生理状况都不同，胎教方法只能作为一种辅助手段。**

每一位个体的孕妈妈和胎儿，都有各自的具体情况，有各自的生理特点、生活环境以及习惯。在选择胎教的方式、方法上，也因为各自的经历、喜好、学识不同，各自会有所偏重，没有统一的标准。家庭对于胎教的理解和要求，也有各自的侧重和需求。因此，在选择自己需要、适合自己家庭胎教的方式和方法上，只需要把握基本原则。

建议选择胎教方式、方法把握的原则，应当考虑到：保证充足的营养、良好的生活环境以及健康的生活习惯，这是每一位孕妈妈在胎教时期都应当重视的。

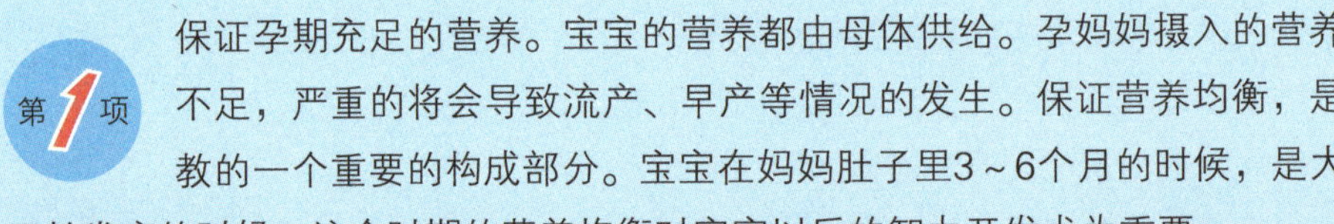

第1项 保证孕期充足的营养。宝宝的营养都由母体供给。孕妈妈摄入的营养素不足，严重的将会导致流产、早产等情况的发生。保证营养均衡，是胎教的一个重要的构成部分。宝宝在妈妈肚子里3～6个月的时候，是大脑开始发育的时候，这个时期的营养均衡对宝宝以后的智力开发尤为重要。

第2项 保持好的工作、生活环境。孕期生活的环境整洁、空气清新有助于宝宝的智力和人格的发展。孕妈妈们要适当控制看电视和使用电脑的时间，尽量少用微波炉。环境的污染也不利于宝宝的成长，孕妈妈要注意远离那些容易使宝宝受到伤害的污染源。

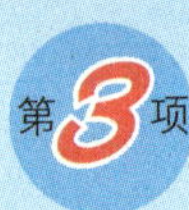

第3项 养成健康生活习惯。孕期生活中要养成健康的生活习惯，形成良好的生物钟。在饮食方面，不用去吃补品和补药，应禁止喝酒、抽烟，也需要准爸爸们的配合，因为被动吸烟同样不利于孕妈妈和胎儿的健康。

## 对待胎教的正确态度

天下所有的父母都会对自己的孩子怀有充分期望，但也要明白，胎教的目的只是要使未来出世的宝宝具有良好的遗传和先天素质，为出生后的发展提供良好的条件。因此，需要从自身和家庭环境的具体情况出发，实事求是地对待胎教，从给宝宝创造良好的先天条件出发去实施胎教，而不是想通过胎教创造出“神童”、“天才”。

胎教的实施和效果受到众多因素的影响和控制，每一个人的身体都有各自的差异，自身修养水平不同，环境因素影响不同，胎教实施的程度不同，这些构成胎教的基本元素都会导致胎教的不同结果。尽管现代医学和技术的发展为胎教实施提供了可行的依据，也有很多实验和实例证明了胎教的可能和效果，但作为实施者，对于胎教应当采取科学的态度，相信科学的胎教，绝不能神化胎教：肯定胎教的成果，绝不夸大胎教的作用；保留对于胎教的认识，绝不拒绝对于实施胎教的尝试。这样，才是实事求是对待胎教的正确态度。

### 胎教小提示

作为实践的胎教，任何人都能做到，而且在有意无意中自然地做着。从这个意义上说，胎教不玄，也不神秘，关键在于孕妈妈是否拥有高度的责任感和美好的愿望，是否能有意识地注意身心修养，在妊娠期保持良好的情绪，用极大的爱心对待生活，能从生活的细枝末节当中寻找到美的感受，静静地等待宝宝的来临……实话说，这些要求并不难做到，每一位母亲都应当能够完成。

## 胎教应循序渐进

胎教，是一门科学，实施胎教需要遵循科学性的原则，以科学的教育、心理、生理、优生学等理论为指导，根据胎儿生长发育过程中的规律，因地制宜、因人而异、因势利导地选择正确合理的胎教方法，引导胎儿在母体内顺利、健康地生长。

胎教是一个循序渐进的过程，需要作为准父母的实施者具有充分的耐心和恒心，既不能操之过急、揠苗助长，更不能三天打鱼、两天晒网。需要坚持每天都怀着轻松愉快的心情，定时和胎儿宝宝进行交流，给胎儿以良性刺激。

要明白，胎教不能创造奇迹，却可能激发胎儿的内部潜能，让宝宝在生命之初接受到良好有益的良性刺激。

## 胎教的基础是爱

人们通常说，家庭中的孩子是父母爱情的结晶。从这个意义上说，胎教的基础源于爱。

父母在实施胎教的时候，必须充满爱心，孕妈妈只有用充满爱的心灵来孕育胎儿，才能做到时时刻刻关注胎儿的成长，积极付诸实施，与胎儿充分进行积极的交流和沟通。在这样一个充满爱心的孕育过程中，母亲才能用细腻的情感体验，深切感受到胎儿的点滴变化和成长，体验到从无到有、日渐强烈的母爱，情感逐步在妊娠期间得到充分的升华，从而缓解和转移自己的烦躁不安的情绪。通过自己日渐生长的母爱和母子亲情，对胎儿产生正在萌芽中的意识给予良性的刺激、传递爱的信息，于胎儿健康成长有利，也会为日后宝宝形成热爱生活、积极向上的良好性格打下基础。

父母的关爱，能否充分与胎儿沟通和交流，是胎教最终是否能够成功的关键所在。因此，从这个意义上看，父母在实施胎教的过程中，爱心越加强烈，胎教的效果也就会越好。

## 抓住胎儿大脑发育最快的时机

国内外医学、心理学的研究共识认为，人的知觉是在出生后建立的，哪怕是最初的知觉，也要在出生后半个月产生。

人对于客观事物的认识，哪怕是最简单的认识，要通过感觉和知觉综合才能完成。感觉是知觉的基础，没有对事物的各种感觉，就不会引发进一步的知觉。没有知觉仅仅有感觉时，只能通过某个感觉器官感受到事物的某种属性，不能在大脑中建立事物的整体印象。

但是，从妊娠第5个月开始，给胎儿适当的声、光、触摸刺激，就是希望用适度的良性刺激，诱导和刺激相关的神经通路和大脑皮质中枢，使这些部位的锥体细胞增加更多的树突，以促进和周围锥体细胞建立传递信息的突触联系；使大脑与感觉、运动、思维、记忆等密切相关的网络更加丰富，有利于胎儿出生以后智力开发。这就是人们所说的“直接胎教”的内容。实质上，是在产前对胎儿大脑发育的一种环境促进作用，它和在胎儿大脑剧增期所给予的营养促进组合起来，就形成了“产前环境促进”的内容。

现代医学科学研究发现，在人的大脑皮质锥体细胞树突和树突棘发生、发展，及锥体细胞之间突触建立的多少，与人一生中的行为、学习、记忆和能力有直接关系。

如果在胎儿大脑细胞分裂增殖的第1个高峰期，即妊娠12~18周，大脑皮质的多层结构将要全部形成时，给母体充分供给热量、蛋白质、微量元素、维生素等必需营养素，就能促进大脑锥体细胞生长得更多。

抓住胎儿大脑生长发育的最快时机，补充胎儿所需要的多种氨基酸、多种维生素、微量元素，特别是锌、铜、碘，还有脂肪酸，特别是二十二碳六烯酸（DHA），能使锥体细胞的核蛋白保证合成需求，使细胞核迅速增长并分裂，细胞质增多并分裂，总体上使胎儿的大脑锥体细胞迅速增长。因此，强调在孕期合理充分地饮食营养供给，就是产前环境促进的主要内容，也是胎教的重要因素之一。

## 胎儿的听觉感知

卵子与精子相会在母体内受精的时候，只是一个单细胞。在受精以后短短的266天中，会在母体中分裂并且迅速增殖形成身体各个器官。仅脑细胞制造就要多达1 000亿个，尤其是在孕早期，胚胎细胞分裂的速度相当惊人。

从受孕后第4周起，胎儿的听觉系统开始发育。当然，耳部形成要到第8周，听觉中枢神经系统发育完善，则要到第25~28周。在胎儿的几种感觉器官中，最为发达的是听觉。即使在母体混沌世界中，胎儿也能聆听。

人们发现，刚出生后的婴儿哭闹时，如果母亲把婴儿抱到自己的左胸前，婴儿很快会安静下来，并安静入睡。原来胎儿在母体内时，就已经习惯了听取母体血液流动的声音和血管中传来母亲心脏的律动声。

出生后的婴儿，如果把耳朵贴近母亲心脏部位，来自母体熟悉的声音和律动，立刻能把婴儿带回早期在母体内安静和安全的环境中。母腹中熟悉的声音和律动带来的安全感体验，是世界上任何再优美的催眠曲都难以达到的。

有人发现，孕期母亲打一次大喷嚏，会让体内的胎儿为之一惊。虽说胎儿感觉系统的功能建立和发展，要到妊娠中后期才能形成，但是眼、耳、鼻、皮肤等感觉器官，却是在孕早期形成的。如果胎儿患有先天性耳聋症，在母体子宫内就能得到诊断，并在胎儿出生后施行早期听觉训练。这样，为避免少数宝宝失去听力提供了可能。

## 母体和胎儿之间的情感相通

母体和胎儿之间，不仅仅是血脉相通的关系，还具备心灵、情感相通的联系。母体和胎儿能够分别通过不同的途径，彼此之间传递生理、行为、情感信息，这也正是进行胎教的先决条件，也是进行胎教的基本依据。

一方面，胎儿开始在母体内生存，促进母体分泌维持妊娠所需的激素，使母体发生孕育胎儿必需的生理变化，如子宫变大、变软，乳腺增生、乳房增大，基础代谢加快、激素活动增加，全身各器官的生理功能增强等，来自胎盘分泌的一系列激素不断输送给母体，刺激母体作出相应反应，维持妊娠的进行。自从胚胎在母体子宫中着床“安营扎寨”后，就会积极地发动分泌物质功能，协助和促使母亲来维持自己的小生命——别看小东西小得微不足道，却已经能对自己的生存施加一定影响。

另一方面，母体也在积极地向胎儿传递各种生理信息。母亲如果情绪不安，所分泌出来的激素会使血液中的化学成分发生变化。如果母亲有嗜烟、酗酒、滥用药物、暴饮暴食甚至遭受外界伤害等情况，会使胎儿生长环境发生有害变化，使胎儿产生反应，表现出胎动异常、胎儿心动过速等。母亲的情感，如怜爱胎儿、喜欢胎儿，还有恐惧不安等信息，也会通过相关途径传递给胎儿，产生潜移默化的影响。

研究证明，母亲在绿叶成荫的环境中散步，心情舒畅愉悦的时候，信息很快传递给胎儿，体察到母亲恬静心情的胎儿会随之安静下来。而母亲如果愤怒，胎儿在体内也会迅速捕捉到来自母体情感信息，变得躁动不安。统计表明，有不少毫无医学理由的自然流产发生，正是由于母亲的心理因素造成的。

迄今，人类科学研究还不能完全破译母亲与胎儿之间是如何进行情感沟通的方式之谜。然而，无数事实已经证明，但凡生活幸福美满的母亲，所生的宝宝大都聪明伶俐，而孕期遭受不幸的母亲所生的宝宝，容易出现反应迟钝，发生自卑、怯懦等心理和人格缺陷。

## 母亲是宝宝的“第一任教师”

怀孕母亲，毫无疑问是胎教的主角。但是，家庭所有成员都应当齐心合力，为胎儿宝宝的生长发育创造一个温馨、和谐的外部环境。

### 母亲是主角

胎儿是由母亲孕育的，母体既是胎儿赖以生存的物质基础，又是胎教的主体。

母体要为胎儿的生长发育提供一切必要的条件，母亲的身体素质和营养状况直接影响到胎儿的体质健康。同时，母亲自身的文化修养、精神健康情况，又不可避免地会对胎儿形成中的生命基本素质产生深刻影响，对于孩子的精神世界产生不可低估的作用。

因此，孩子生命中的“第1任教师”的重要角色，责无旁贷地由母亲承担。即将做妈妈的女性，都应当充分认识到自己的责任，主动增强体质，加强个人修养，才能很好地承担好自己的责任。

当然，并不是说文化水平不高，就承担不了对孩子胎教的任务。在胎教过程中，最关键的因素是作为母亲的爱心，把培养孩子作为生活的中心内容，付出一切可能的精力和时间，倾注自己全部的爱意，孩子一定不会令人失望的。

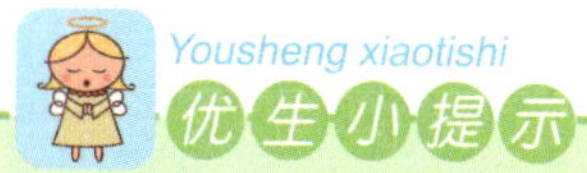


孕妈妈应当主动、有意识地调整自己，始终保持平和、愉悦的心态，用自己的良好状态，来影响胎儿的健康成长和持续胎教。

## 准爸爸参与胎教

当然，在胎教的实施过程中，父亲的作用也很重要。

首先，确定妻子怀孕以后，作为胎教最主要辅助者的准爸爸，要和妻子一起制定胎教计划，掌握胎教知识，安排胎教活动。毕竟，胎教是需要准父母的密切配合，通力协作。从受孕前的健康检查、孕前健康准备和营养储备做起，调整好生活作息，商定和选择最佳受孕的时机，以各自的最佳状态参与造就新生命的全部过程，奠定胎教的优生优育基础。

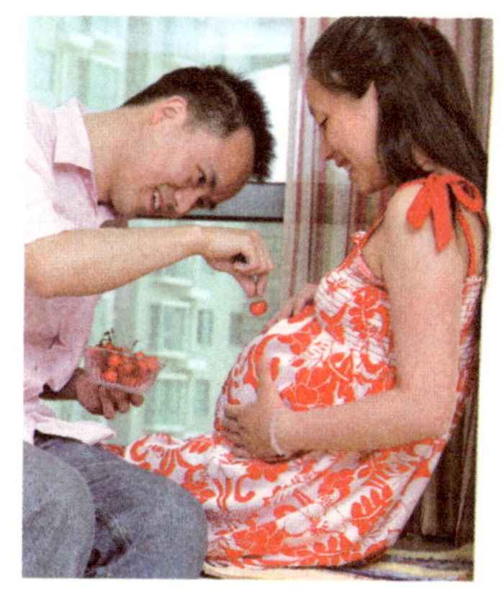

其次，还需要参与者制造有益的胎教氛围，创造良好的胎教环境，帮助怀孕妻子调整妊娠中的情绪。

第三，准爸爸在胎教手段和方法实施过程中，要积极主动参与，充分发挥父亲无可替代的作用，施加良好的影响。

# 04 本月生活与饮食指导

## 孕早期运动——散步

散步，是比较适合孕早期的运动项目。散步有利于呼吸新鲜空气，能提高神经系统和心、肺等器官功能，促进全身血液循环，增强新陈代谢，加强肌肉活动力和功能。

在整个妊娠期间，养成每天散步的习惯，对于自己和腹中的胎儿的好处是不言而喻的。

如果距离很近的外出，可以轻松地步行前往，当做一次散步。步行不仅可以调节心情，更有益于身体健康。

### 正确的走路方法

好的走路姿势，就是用全身哪儿都不用力的自然体态走路。基本要点是，伸直后背，两手和谐摆动，头和上身尽量不要上下摆动，用全身走路。此外，后脚蹬地面，向前伸出的脚，要脚跟先着地。

### 步行的好处

可以缓解焦躁不安的情绪；调整身体状况，减轻恶心、呕吐；培养体力，以利分娩；妊娠期间努力积攒体力，会增强分娩的信心；防止妊娠肥胖症发生；适度疲劳感有益睡眠；预防腰痛；加速产后恢复等。

### 每天宜走距离

以每天6 000~7 000步为标准，步行时间为40分钟左右，距离约有4千米。按这样的程度，孕妈妈体力应当能达到，每天可以步行往返到2千米远处。

### 需中止步行的情况

有出血、手脚肿胀、腹部发胀及其他不宜出行的情况。

不要沿着公路边散步！公路上车辆流动量大，排放的尾气中所含的废气严重影响到人的健康。此外，公路边高分贝的噪声，对母体和胎儿都不利。散步地点最好选择空气清新的公园、郊区、林阴绿地和清净的水面或湖泊边为佳。

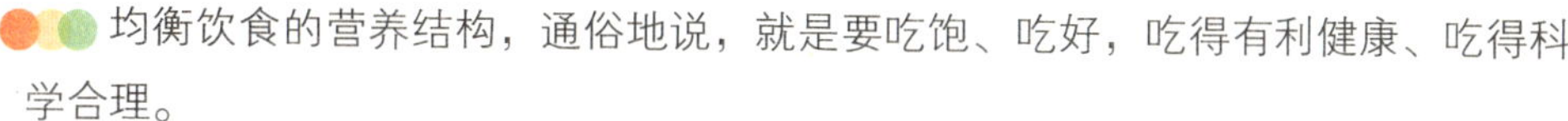

## 怎样均衡饮食结构

均衡饮食的营养结构，通俗地说，就是要吃饱、吃好，吃得有利健康、吃得科学合理。

吃饱、吃好，是怀孕期间饮食营养的需要。那么，究竟每一天、每一餐要吃多少？怎么样才能做到吃好呢？

其实，吃好的正确含义，就是要均衡饮食中的营养成分，补充母体自身和胎儿生长发育所需要的营养素。

孕期做到饮食均衡，正确补充营养素，应当考虑到：

不需要增加更多的主食，而是应当增加副食品的种类和数量，尤其是要注意摄入足够的蛋白质和钙质。

饮食结构搭配要多样化，避免偏食，以求全面摄入营养素。

要做到因人、因时、因地安排膳食。

常吃大米、白面者，应当多补充维生素B族，添加杂粮和粗粮。

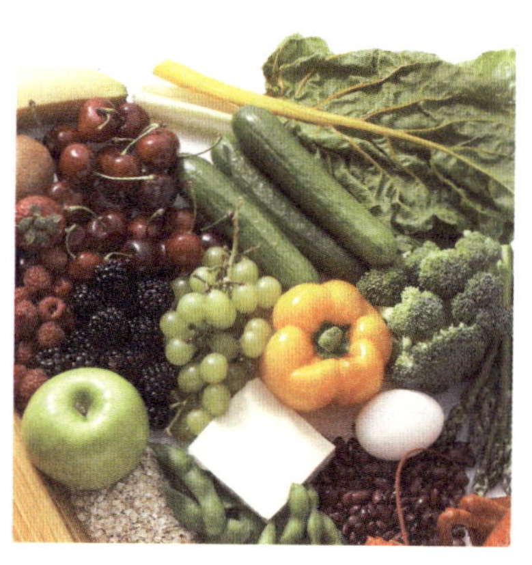

夏天蔬菜多时，多吃一些新鲜蔬菜；秋季水果多时，多吃一些新鲜水果。

平时不习惯吃肉、蛋、乳类高蛋白质食物的女性，可多吃些豆类和豆制品，以补充蛋白质的不足。

身材高大、劳动量和活动量大的女性和平时饮食量过少的女性，应当适当多吃，补充足够营养。

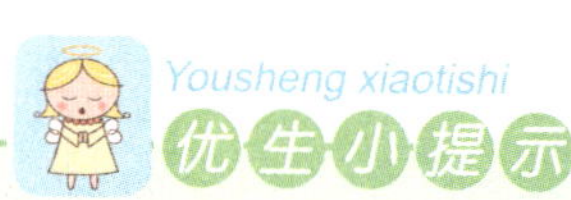

### Yousheng xiaotishi 优生小提示

妊娠早期3个月内，胎儿生长发育缓慢，每天体重增加1克左右，各种营养的需要量，和未怀孕时基本相同。但到了孕中期和孕晚期，由于胎儿生长发育很快，体重平均每天要增加10克，因此要多补充营养，而且要合理搭配食物，平衡各种营养素的摄入，以利胎儿生长发育和母体自身日益增长的消耗所需。

## 孕早期需要哪些营养素

孕早期，胚胎的各器官形成发育需要各种营养，包括蛋白质、脂肪、碳水化合物（糖类）、无机盐、维生素和水，同时还应当考虑到早孕反应的特征，饮食要清淡，适合口味，以利于正常进食。不求多而要保证质量，可口宜食，忌偏食。

孕早期胚胎发育，每天蛋白质摄入量不少于40克，以维持母体和胎儿需求，应食用易消化吸收的禽畜肉类、蛋乳类、鱼类及豆制品；每天至少摄入150克以上碳水化合物（糖类），约折合米、面、薯类粮食200克左右；同时注意补充含钙、磷、铁、锌、铜等元素的食品，如禽畜肉、核桃、芝麻、豆类、奶类和海产品等。

孕早期，会因为妊娠反应而呕吐、食欲不振，要多吃新鲜蔬菜、水果来补充足量的维生素，也有利于调整胃口，增加食欲。

孕早期还必须注意，不能食用动物的肝脏，因为动物肝脏尤其是鸡、牛、猪肝，每100毫克含维生素A平均值是正常饮食量所含维生素A的4~12倍。妊娠早期过量摄入维生素A，会影响到胎儿正常发育，导致畸形发生。

妊娠前的女性一般每天需要消耗9 196千焦（2 200千卡）的热量，妊娠后，由于胎盘、乳腺等额外需要，每天热量需要增加到10 450~12 540千焦（2 500~3 000千卡）。把整个孕期每天额外增加的热量累积起来，每个孕妈妈妊娠期间大约要增加284 240千焦（68 000千卡）的热量，这些热量要依靠饮食提供。

蔬菜中的糖分含量约2%，而水果中糖分约10%，水果中的糖分不仅高于蔬菜，而且还含有能直接被吸收到消化道的单糖，使体内糖吸收增加。孕期活动量减少，进食过多的水果，会使过多的糖储蓄于体内，出现肥胖，多余的糖也可通过胎盘进入胎儿体内储存，使胎儿也偏胖。

水果中的无机盐含量比蔬菜低，因此不能代替蔬菜。营养学家提倡，孕期每天吃500克的绿色蔬菜，再根据主食量的多少进食水果，但不要以水果代替主食和蔬菜，选择水果要选含糖分较少的水果为好。

对于孕妈妈来说，鸡蛋是一种很好的营养品。在100克鸡蛋中，含有蛋白质14.7克，脂肪11.6克，热量711千焦（170千卡）；含钙55毫克，磷210毫克，铁2.7毫克，胡萝卜素1 440毫克等，营养丰富，又易消化吸收。

## 孕妇为什么喜欢吃酸味食物

“酸儿辣女”的俗话，已经被现代科学证明并没有道理。但是，妊娠期间味觉普遍变化，喜欢吃酸口味食物，则是自然现象。

嗜酸，是怀孕以后女性典型的口味变化和征兆。

怀孕以后，母体内胎盘会分泌出一种物质，称为人绒毛膜促性腺激素(hCG)，有抑制胃酸分泌的作用，使孕妈妈胃酸分泌量显著减少，各种消化酶的活性也大为降低，从而影响到正常消化功能，伴随产生恶心、呕吐和食欲不振。此时，吃一些酸味食品，这些症状会得到明显的改善。因为酸味能刺激胃的分泌腺，使胃液分泌增加，还能提高消化酶的活力，促进胃肠蠕动，增加食欲，有利于食物的消化吸收。因此，怀孕后适当吃一些酸味的鲜水果，如柑橘、杨梅等，对身体颇有好处。

实际上，在妊娠期喜欢吃酸味食物，是孕妈妈机体自我调节的一种方式。酸味能刺激胃液分泌，提高消化酶的活性，促进胃蠕动，有利于食物的消化和各种营养素的吸收。怀孕后爱吃酸味食物，有利于胎儿和母体健康。

很多新鲜的瓜果含酸味，这类食物含有丰富的维生素C。维生素C可以增强母体的抵抗力，促进胎儿正常生长发育。因此，喜吃酸味食物的孕妈妈最好选用一些带酸味的新鲜瓜果，如番茄、青苹果、橘子、草莓、葡萄、酸枣等，也可以在食物中放少量的醋或者番茄酱，增加一些酸味。

孕早期，针对早孕反应引起的恶心、呕吐症状，可以多餐少食，饮食宜清淡，不宜吃腌菜之类。

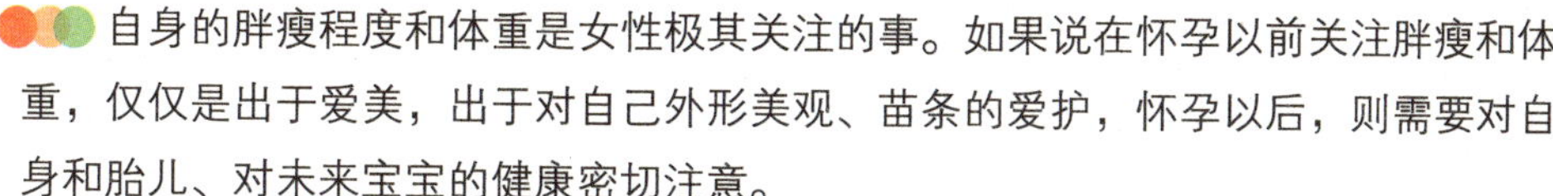

## 体重增加多少合适

自身的胖瘦程度和体重是女性极其关注的事。如果说在怀孕以前关注胖瘦和体重，仅仅是出于爱美，出于对自己外形美观、苗条的爱护，怀孕以后，则需要对自身和胎儿、对未来宝宝的健康密切注意。

怀孕以后，“胖”与“瘦”的程度如何界定？体重增加多少合适呢？

怀孕期间，增加总体重的范围需要控制在11～14千克。因此，要摄取充足营养又不囤积多余脂肪，真是很不容易做到的事。

孕期营养指标可以参考体重增加情况，自己来掌握。

胎儿长大、羊水增多、胎盘增大、乳房增重、血液和组织液增多、母体脂肪增加，是孕期体重增加的原因。

孕期母体体重的正常增加，是营养良好的重要考量指标。一般认为，怀孕期间总体重增加以10~15千克较为理想。孕前体重偏低的孕妈妈，在孕期体重可以增加得多一点；反之，孕前体重偏高者则应当适度节制。

怀孕期间体重的增加，应当是渐进式的，孕早期的3个月平均增加1~2千克比较合理，妊娠中后期大约每周增加0.5千克。

**体重指数（BMI）数值计算法：**

BMI数值=怀孕前体重（千克）÷［身高（米）×身高（米）］

**理想体重计算公式：**

理想体重（千克）=22（BMI）×身高（米）×身高（米）

体重偏低：低于理想体重的90%；

体重偏高：高于理想体重的110%。

例如：身高160厘米，体重60千克的女性，理想体重为56.3千克，怀孕期间体重在66~70千克范围内是可以接受的。

建议体重较肥胖的女性，在妊娠期不宜减重，只要每天摄取的热量不少于2 508千焦（600千卡），并不会伤害到胎儿的正常发育。需要控制体重的孕妈妈，每天热量摄取不低于4 180千焦（1 000千卡），是较为恰当且安全的。建议以均衡营养的方式进行，并且要密切配合医生定期做产前检查，随时注意胎儿生长情况。

原则上，母体的体重不要增加得太多，胎儿能正常生长发育。怀孕期间体重增加很少的孕妈妈，也不宜于在妊娠晚期急速增加体重。可以把自己的情况通过妊娠日记做详细记录，及时找医生、营养师请教，拟定出最适合自己的体重管理方案。

## 职业女性的饮食营养

作为现代职业女性，对于形体胖瘦程度的关注，普遍要高于自身饮食习惯和营养状态。而进入妊娠期以后，对于胖瘦程度、体重多少的关注，应当让位于对于饮食习惯和营养状态的重视程度。

城市上班族职业女性生活节奏比较快，通常按早8晚5，每周5天作息，1日3餐普遍是：早餐边走边吃，午饭以快餐为主，晚餐买一点外卖食品回家吃。这样的饮食结构，肯定会影响到怀孕后营养状态，影响到未来胎儿健康。

人体所必需的6大营养素包括：蛋白质、脂肪、碳水化合物（糖类）、矿物质、维生素和水，在炸鸡、汉堡包和比萨饼等快餐食物中包含足量的这些营养素。

职业女性在怀孕后，应当好好调整一下饮食习惯。不论怀孕前饮食习惯有多随便，多能凑合，为了腹中胎儿的健康，一定要注意摄入营养比例和搭配的合理，到快餐店吃饭，不要忘记吃一点生菜色拉，吃全麦片面包，营养就会比汉堡强一点，再夹上一点番茄等。工作之余，还可以为自己准备一些水果、新鲜蔬菜、坚果、酸乳酪等。每天保证有一定的鲜奶摄入量也很重要。

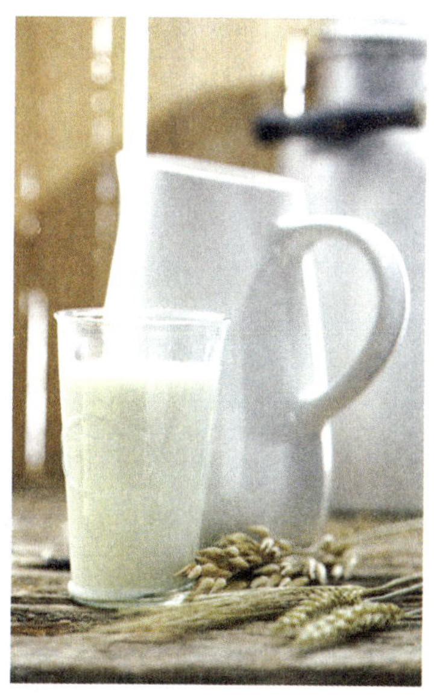

还应当注意，一些有食品添加剂和色素的加工食品，虽说经食品检验通过，“基本不会”危害人体，但并不是“绝对不会”危害健康。

进入妊娠期是进入了特殊时期，腹中胎儿的体内解毒系统发育不完善，肝脏的排毒功能尚不足，有毒的物质可能会囤积在体内，等到储存到一定量时，便会导致发病，危害健康。因此，但凡快餐食品，有添加剂、色素的食物还是少吃为佳。

饮食习惯是否科学、营养状态是否健康，一旦进入孕育阶段，必须引起职业女性的充分重视。

## 补充叶酸

人体必需的营养很多，怀孕特殊阶段，与平时有所不同，需要特别注意补充叶酸来保证母胎的需求。

叶酸，是一种水溶性维生素，是人体必需的三大造血原料之一，人体内不能合成，所需要的全部须从食物中获取。绿叶蔬菜中含有叶酸。叶酸进入人体后，转变成四氢叶酸参与人体代谢功能，发挥生理作用。

如果孕期缺乏叶酸，会使红细胞生成障碍，引起巨细红细胞性贫血。如果怀孕早期缺乏叶酸，会影响胎儿的神经系统正常发育，导致脊柱裂或无脑儿等神经管畸形发生。

叶酸是蛋白质合成的基础，也是血液细胞和新生细胞形成的基础。胎儿生长发育离不开叶酸。妊娠期出现贫血和疲劳症，则是叶酸缺乏的症状。妊娠期如发生贫血，必须每天从摄入的食物中补充，因为叶酸不能在人体内储存。

如果属于服用过避孕药后怀孕的情况，更加应当注意补充叶酸和维生素$B_6$和维生素$B_{12}$，因为体内的这些营养物质完全可能已经消耗尽。如果在计划怀孕阶段，孕前补充足量的叶酸，可以减少胎儿出现脊柱裂的发生率。

如果体内叶酸缺乏，需要纠正1～2个月。所以，服用叶酸最好是在怀孕前3个月直到孕后3个月，剂量每天0.4毫克，最大剂量每天不能超过1毫克。服用和补充叶酸，要遵医嘱。

## 补充二十二碳六烯酸（DHA）

二十二碳六烯酸的英文缩写是DHA，是一种大脑营养必不可少的多价不饱和脂肪酸。它除了能阻止胆固醇在血管壁上的沉积，预防或减轻动脉粥样硬化和冠心病的发生外，更重要的是DHA对大脑细胞有着极其重要的作用。它占到人脑脂肪的10%，对脑神经传导和突触的生长发育极为有利，是人的大脑发育、成长的重要物质之一。

人体维持各种组织的正常功能，必须保证有充足的各种脂肪酸，如果缺乏它们可引发一系列症状，包括生长发育迟缓、皮肤异常鳞屑、智力障碍等。DHA作为一种必需脂肪酸，其增强记忆与思维能力、提高智力等作用更为显著。流行病学研究发现，体内DHA含量高的人的心理承受力较强，智力发育指数也高。

人的记忆、思维能力取决于控制信息传递的脑细胞、突触等神经组织的功能，即信息在神经系统内的传递范围、方向和作用。DHA在神经组织中约占其脂肪含量的25%。突触是控制信息传递的关键部位，是由突触膜和间隙组成。DHA有助于突触和间隙的结构完整、功能发挥。当人的膳食中长期缺乏DHA时，突触膜结构会遭到破坏，进而对信息传递、思维能力产生不良影响。

DHA与胆碱、磷脂都是构成大脑皮质层的重要物质，是储存及处理信息的重要结构。DHA有维持脑细胞膜完整性及促进脑发育、提高记忆力的作用，是大脑营养的必需物质。DHA还可以促进视网膜内视杆细胞发育。

营养学家主张，自怀孕4个月起，孕妈妈应当适当补充DHA。除了专门的DHA制剂外，能帮助孕妈妈摄入DHA的食物有：核桃仁、榛子仁等。多种坚果内含有丰富的天然亚麻油和亚麻酸，人体摄入后，经肝脏处理能合成机体所需要的DHA。

海鱼、深海鱼肝油、甲鱼等也富含DHA，孕期可以有意识地适当加大摄入量。

# 05 本月精选菜谱

## 姜拌脆藕

**原料：** 鲜藕250克，精盐、酱油、食醋、味精、香油和生姜各适量。

**做法：** 1.将鲜藕冲净去皮切成薄片，再用清水把藕眼中的泥冲干净；把生姜洗净去皮切成细末。

2.锅中放水，武火烧沸，投入藕片氽一下，捞出后放入凉开水中片刻，再捞出控水后撒上姜末。

3.将精盐、酱油、食醋、味精、香油调成汁，浇在藕片上，拌匀放在盘中即可食用。

### 营养功效

此菜味道清淡，脆嫩爽口，含有丰富的碳水化合物（糖类）、维生素C、蛋白质及钾等矿物质。此食谱具有强身止血等功效。

## 蜜汁鲜桃

**原料：** 鲜桃750克，白糖100克，蜂蜜50克。

**做法：** 1.将鲜桃一切两半取出桃核，将桃肉放入盘中，入笼蒸熟，去掉外衣后切成小块，放在盘中晾凉。

2.锅置火上加入少量水，放入白糖和蜂蜜后烧沸，再用文火慢慢熬制，待水大部分蒸发而变黏稠时浇在桃块上晾凉，放入冰箱冷冻后即可食用。

### 营养功效

此食谱鲜嫩凉甜，清心爽口，含丰富的糖、纤维素、蛋白质和矿物质，为孕妇提供热能，润肠通便。

## 香椿拌豆腐

**原料：** 北豆腐300克，香椿50克，盐、鸡精各1小匙。

**做法：** 1.将豆腐洗净，切成小丁，焯水后装盘。

2.将香椿洗净，切碎后放入大碗，冲入刚沸的水，盖盖焖2分钟，捞出，沥水后放在豆腐丁上。

3.放入盐、鸡精拌匀即可。

### 营养功效

香椿中含维生素E和性激素物质；豆腐则可提供丰富的蛋白质。

## 萝卜炖羊肉

**原料：** 羊肉500克，萝卜300克，生姜少许，香菜、食盐、胡椒、醋各适量。

**做法：** 1.将羊肉洗净，切成2厘米见方的小块；萝卜洗净，切成3厘米见方的小块；香菜洗净，切断。

2.将羊肉、生姜、食盐放入锅内，加入适量的水，置武火烧沸后，改用文火煎熬1小时，再放入萝卜块煮熟。

3.放入香菜、胡椒。

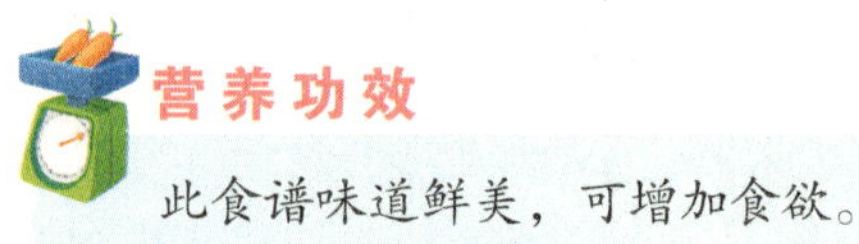

**营养功效**

此食谱味道鲜美，可增加食欲。

## 清炖鲫鱼

**原料：** 鲜鲫鱼2条（约400克），香菇50克，玉兰片50克，葱20克，姜25克，精盐适量，胡椒粉、味精各少许，熟猪油50克。

**做法：** 1.将鲫鱼去鳞、去内脏、去鳃后洗净；香菇用水发开去蒂、洗净，切丝；玉兰片切丝。

2.炒勺放熟猪油上火烧热，将鱼两面煎一下。

3.勺内放清水烧沸，放入鱼、香菇、玉兰片、葱、姜，用武火煮沸后改文火，炖至汤白时，加精盐、味精、胡椒粉调味即成。

**营养功效**

鲫鱼含丰富的优质蛋白质，味道鲜美，多食对胎儿的发育很有利。

## 鸡汤豆腐小白菜

**原料：** 豆腐100克，鸡肉100克，小白菜50克，鸡汤1碗，姜丝适量，盐、鸡精各少许。

**做法：** 1.豆腐洗净，切成3厘米见方、1厘米厚的块，用沸水汆烫后捞起备用。

2.将鸡肉洗净切块，用沸水汆烫，捞出沥干水备用；小白菜洗净切段备用。

3.锅置火上，加入鸡汤，放入鸡肉，加适量盐、清水同煮。

4.待鸡肉熟后，放入豆腐、小白菜、姜丝，煮沸后加入鸡精调味即可。

**营养功效**

这道菜既可以帮助孕妇补充所需的叶酸，还可以增强消化功能、增进食欲，并且对胎儿神经、血管、大脑的发育都有很大的好处。

## 肝黄粥

原料：猪肝100克，鸡蛋2个，粳米150克，精盐、味精、料酒各适量。

做法：1.将猪肝洗净，用刀刮成茸，放碗内，加入精盐、料酒腌渍。

2.粳米去杂洗净；鸡蛋煮熟，取蛋黄压成泥。

3.锅内加水适量烧沸，放入粳米、肝泥、蛋黄共煮成粥，用精盐、味精调好味，出锅即成。

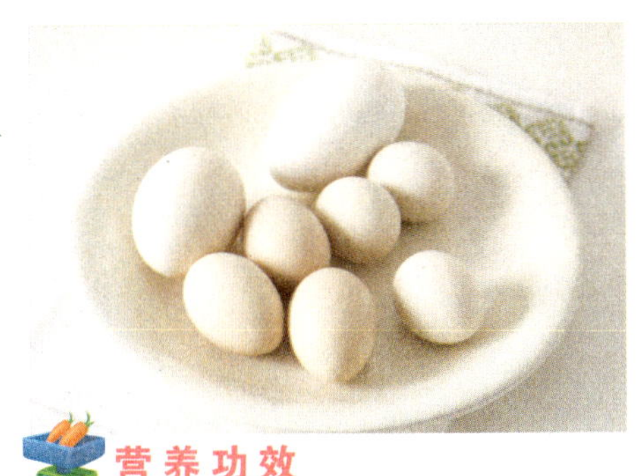

**营养功效**

此粥能健脾胃、益气血、生津止渴。

## 糯米莲藕

原料：莲藕1节，糯米150克，蜂蜜1大匙。

做法：1.将糯米洗净，用水浸泡6小时以上；莲藕洗净。

2.选莲藕大头的一端切开一小段，冲净藕孔，把糯米灌满藕孔，盖严大头的一端，用牙签扎牢。

3.放入蒸锅，武火蒸40分钟，取出晾凉，切片后装盘，淋匀蜂蜜即成。

**营养功效**

莲藕性温，能补血润肺，而且富含淀粉，容易被消化吸收。这道小点心适合孕前改善体质，调养气血。

## 番茄鸡蛋汤

原料：番茄150克，鸡蛋2个，海米10克，香菜3克，花生油、精盐、味精、香油、水适量。

做法：1.将番茄洗净，用沸水烫一下，剥皮，切成橘子瓣形。

2.将鸡蛋打入碗内，用筷子搅匀。

3.将海米用温水泡好。

4.将香菜洗净，切成末。

5.锅烧热后，倒入底油，放入精盐，待油热冒烟时，投入番茄炒几下，加沸水，放入海米。开锅后，将鸡蛋缓缓淋入锅内，汤沸蛋花浮起，撒入香菜末，放味精、香油，盛入大碗中即可。

**营养功效**

此汤色泽鲜艳，汤味鲜美，微带酸味，能增进食欲；并且营养丰富，含有优质蛋白质、矿物质、多种维生素和有机酸。适于孕妇食用。

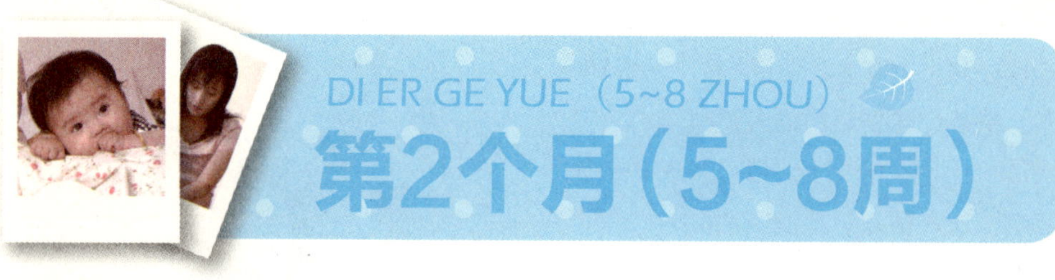


# 第2个月（5~8周）

## 01 胎儿和母体的变化

### 胚胎情况

到妊娠第2个月末时，胚胎已经与胚外组织分开，胚胎已初具人形，出现两条腿。头长大，脸轮廓出现，可分辨出眼、耳、口、鼻。骨组织开始骨化。胚胎重2克，身长2～3厘米，头体各占一半。6周时，胚胎的脊柱和脑部开始形成，心脏开始跳动，用B超能测出胚胎和心脏的活动。7周后，四肢开始形成。8周后，胚胎开始有了眼睛，还没有脸和外耳道。胚胎开始蠕动，但母体还感觉不到。胚胎在最初几周发育最为迅速，仅在前8周，就能由一个单细胞发育成为一个拥有2亿个细胞的成形人体，称作胚胎。度过这个月以后，您腹中的宝宝就会被称为胎儿。

受孕后30天左右时，胚胎对各种致畸因素最敏感。到55～60天以后，敏感性下降，这个时期要特别警惕避免接触致畸因素。

### 母体情况

停经已2个月，此时除妊娠反应明显外，应当确诊妊娠。进行妇科检查时，会发现子宫颈发蓝、变软，子宫体增大柔软。尿妊娠试验阳性，人绒毛膜促性腺激素（hCG）升高。超声波扫描能显示囊胚影像。妊娠期第8周时，子宫如拳头大小，柔软。因为子宫迅速地成长扩张，母体会有阵发性腹部疼痛感。

孕早期，会出现严重的晨昏、乏力，身体不适、恶心呕吐、食欲不振等早孕反应症状。因为恶心呕吐的原因不愿意吃东西，但也必须吃一些有营养的食物，以保证母子需要。

早孕反应是从妊娠4～7周开始的，反应的时间、症状、程度因人而异。少数人反应严重，80%的人有反应，也有少部分人无任何反应。

这段时间里，子宫扩张压迫膀胱，导致尿频。性激素分泌增多，会导致情绪波动极大，容易烦躁，而这个阶段正是胚胎发育的关键时刻，过分的烦躁不安会影响到胚胎发育。

由于怀孕而产生异常的疲倦感，会令人变得慵懒，大白天也经常疲惫不堪，嗜睡而且特别容易睡着。这种情况一般在停经40天左右出现，会持续到3个月（12周）孕早期结束。

怀孕女性身体逐渐习惯于怀孕后，反应症状自然消退，恢复正常精力。此期间严禁夫妻性爱，最好不要外出旅行，更不要过量运动，以防引发流产。

妊娠反应一般表现为恶心、食欲减退，空腹时要吐，头晕乏力，不能闻油烟或异味。这些反应在怀孕3个月后会自然消失。

怀孕第5周以后，胚胎进入器官分化期，易感性最大，避开病毒、有毒化学物质、有放射线的场所至关重要。

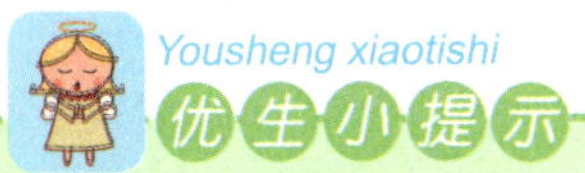


孕早期的第2~3个月，是最容易流产的时期，必须特别留意。基础体温上升，会一直保持到第3个月末，进入孕中期以后，逐渐恢复正常。

# 02 本月优生知识

## 妊娠反应

在妊娠早期，胎儿对于母体来说是一种异物，母体会对它产生应答反应，这种生理反应就是妊娠反应。

多数女性在怀孕第6周左右开始出现妊娠反应，表现为恶心、呕吐，特别容易在清早和晚上出现。但妊娠反应一般是因人而异的，有的人一点反应也没有；有的人可能一直持续到20周以后甚至持续到分娩；还有一些人会在怀孕第8个月的孕晚期出现类似的症状，称为“第2次妊娠反应”。

因此，早孕反应的一系列症状叫做妊娠反应比较更合理一些。而这种现象的产生，主要是由于增多的雌激素对胃肠道平滑肌的刺激作用所致。轻度恶心、呕吐可以不必治疗，更不要禁食或少吃，相反应当多吃少餐，否则会因为进食少发生营养不良，对母子均不利。

## 孕早期易嗜睡

嗜睡、睡不够和总觉得慵懒、疲倦，是孕早期的生理反应之一。

在孕早期，总是会觉得精神不济，总想睡觉，而且总会有睡不够的感觉。出现这种情况不必担心，因为嗜睡是孕早期的正常生理现象。

在孕早期，基础新陈代谢量增加，身体内分泌系统发生较大变化，造成热量消耗快，血糖不足，导致困倦、乏力、嗜睡状态出现，这不是病态。加上因为刚刚怀孕，多少会产生一些焦虑、期待的心理，还会担心胎儿是否健康，担心自己是否能够胜任承担孕育、养护孩子的重任，担心自己将来身材是否能够恢复，担心自己家庭未来等，精神负担会较大，感觉会很疲倦。

因此，安静而轻松、舒适而高质量的睡眠，对于孕妈妈来说十分重要。特别是在夏季的中午，最好能舒舒服服地睡一个午觉，克服漫长白昼给自己带来的困倦、疲乏感。当然，午睡不宜睡得过久，以防止晚上失眠，影响到整体睡眠质量。午睡时，要尽量放松全身，可以把双脚垫得高一点。

在孕早期的3个月，胎儿在母体子宫内的盆腔中，外力直接压迫或自身压迫的重量都不会很大。因此，选择睡觉的姿势可以很随意，怎样舒服就怎样睡，仰卧位、侧卧位皆无不可。但是，需要特别提醒的是，如果有趴着睡觉、抱搂着抱枕等物件睡觉的习惯，最好从现在起就开始改掉，及早纠正不良的睡姿，是为了未来几个月腹部变大后，保护好腹中胎儿和确保自己的良好睡眠质量，有益于母子身心健康。

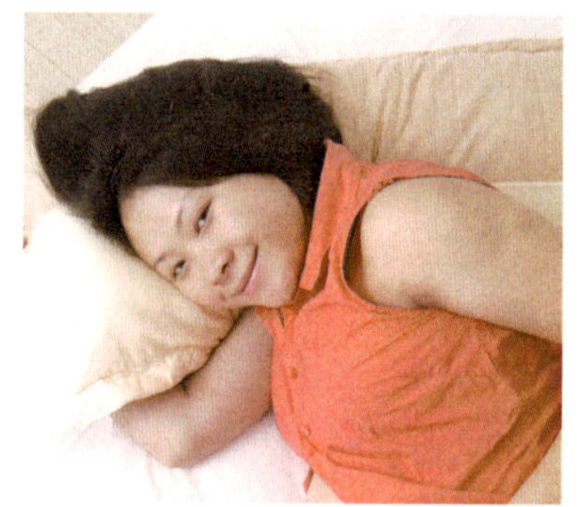

这个月，要尽量保证充足的睡眠。想要休息的时候就尽量休息，不要勉强自己。

## 孕早期尿频

刚怀孕的时候，老是想上厕所，总觉得尿不净，许多孕妈妈会出现尿频现象。这是因为怀孕前3个月，子宫在骨盆腔中渐渐长大，压迫到膀胱，从而使孕妈妈会一直产生尿意。到了怀孕中期，子宫会往上抬到腹腔，尿频的现象就会得到改善。但到了怀孕末期，尿频现象会再度出现。感觉到尿频时，不妨多上几次厕所，尽量不要憋尿。如果在小便时出现疼痛或烧灼感等异常现象时，要立即到医院寻求帮助。此外，临睡前1～2小时内不要喝水，可以减少起夜次数。尽量不要憋尿。

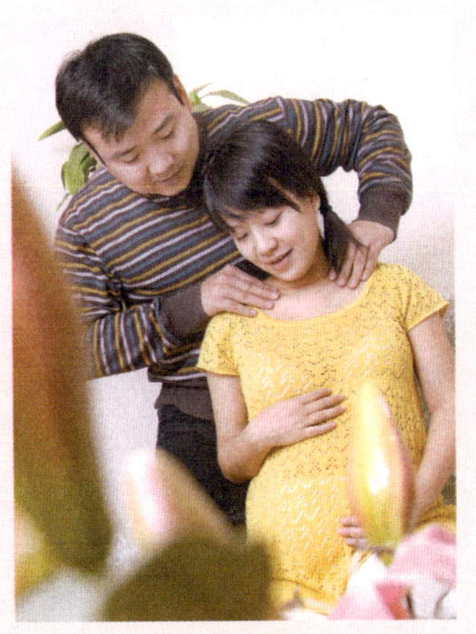

## 孕早期乳房不适

刚刚怀孕后，乳房可能会出现刺痛、膨胀和瘙痒感，偶尔压挤乳头还会有黏稠淡黄的初乳挤出，这是孕早期的正常生理现象，并且随着乳腺的肥大，乳房会长出类似肿块的东西。也是做母亲的必然经历。自从受精卵着床后，伴随着体内激素的改变，乳房会作出相应反应，为以后的哺乳做好准备。这时，可以采用热敷、按摩等方式来缓解乳房的不适感；每天用手轻柔地按摩乳房，促进乳腺发育，还要经常清洗乳头。

## 孕早期阴道分泌物增多

有些女性在孕早期发现自己的阴道分泌物较往常增多。孕早期，受激素急剧增加的影响，阴道分泌物增多是正常的现象。如果外阴不发痒，白带也无臭味，就不用担心。但如果出现外阴瘙痒、疼痛；白带呈黄色，有怪味、臭味等症状时，就需要去医院就诊，这可能是因为外阴或阴道疾病所致。如果听之任之，会影响胎儿的生长发育。出现类似问题，应当注意清洁卫生，勤换内裤，保持内裤及会阴部清洁。出现妊娠反应以后，会令人疲惫、慵懒和很不舒服，在这个特殊阶段更加应当注意。

## 孕早期禁忌性爱

怀孕后，尤其是怀孕早期这3个月内，为防止意外，夫妻之间的例行性爱活动需要中止。

孕早期，孕激素的分泌还不够充分，胚胎在母体子宫里的状态还没有稳定下来，如果做爱则容易引起流产。而且这个阶段孕妈妈一般都会有早孕反应，严重的生理反应会让身体很难受，并且性欲可能不强，所以最好不要性爱。

孕早期，特别要注意防止发生流产，有这些情况的女性一定要禁忌性生活：有腹痛或阴道出血等情况，或医生认为有流产或早产可能的情况，有多次流产史或早产史的情况，应当特别注意减少再次发生流产或早产的可能；有前置胎盘等产科原因不宜有性活动者；有严重妊娠并发症者。

当然，夫妻间的情感交流方式最好能暂时改换非性爱式的其他方式，包括拥吻，爱抚等。做丈夫的尤其要特别克制自己的情欲，体贴孕妻，度过这孕早期危险的3个月，再言夫妻性爱之事。

## 远离辐射源

电脑显示屏所发出的X线不会对胎儿造成不良影响。

但人们发现，除了X线外，电脑显示屏周围还会产生超低磁场。在体外实验中，这种磁场可以在细胞膜水平上干扰细胞的代谢和增殖，从而影响胚胎的正常发育。在一些动物实验中也发现，这种磁场会干扰和破坏胚胎的正常发育过程，对胚胎产生不良的生物学作用。

当然，长期使用电脑对胚胎和妊娠过程造成的不良影响不仅仅是超低频磁场，还有微波、射频、低频电场、紫外线等。妊娠期间，使用电脑时间要有所控制，更不宜久坐在电脑前。每隔1小时，最好能站起来活动活动，到窗口或室外呼吸一次新鲜空气。

微波炉、电磁灶及其他辐射源最好能远离。手机辐射一般测定对人体无大妨碍，但为了自身和腹中胎儿的健康，也应当减少使用量，更不要把手机挂在胸前，也不要放得离腹部很近、很久。

电离辐射（包括各种射线）、非电离辐射（包括红外线、紫外线、微波、无线电波、视屏显示终端等）、噪声、振动、化学物质（包括铅、汞、锡、锰、砷、有机溶剂、高分子化合物等）均有害于孕妈妈和胎儿。因此，应当特别注意环境条件，以利母子健康。

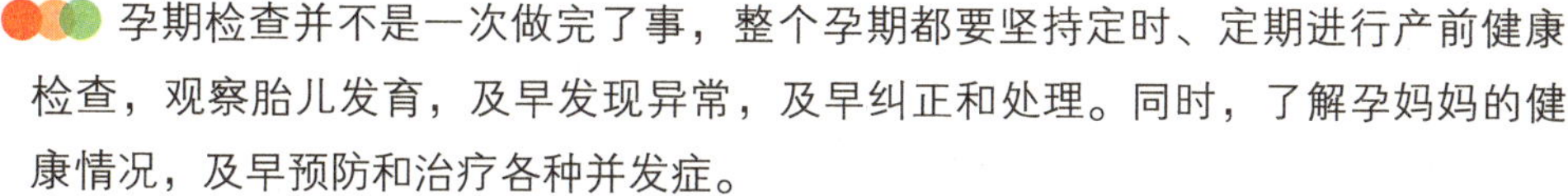

# 坚持做产前健康检查

孕期检查并不是一次做完了事，整个孕期都要坚持定时、定期进行产前健康检查，观察胎儿发育，及早发现异常，及早纠正和处理。同时，了解孕妈妈的健康情况，及早预防和治疗各种并发症。

一般说来，整个孕期的产前检查应当做9~13次。

在怀孕第6个月以前，每个月检查1次；妊娠28周后每2周检查一次；妊娠36周后每周检查一次。如果感觉到有异常，则应当随时就诊。

首次产前检查，应当从月经停止及发生早孕反应时开始。在怀孕第3个月左右，一定要做一次较全面的检查并详细记录。

孕中期检查内容有：

每次体格检查测量血压、体重、宫高、腹围、胎心率，并注意有无下肢水肿。

复查血常规，及时发现妊娠合并贫血；复查尿常规，及时筛查妊娠高血压综合征。

怀孕15~20周，建议做先天愚型（唐氏综合征）和神经管缺陷的血清学筛查。

怀孕20~24周，建议做B超筛查胎儿体表畸形。

怀孕24~28周，建议做妊娠合并糖尿病筛查（50克葡萄糖筛查试验）。

孕晚期检查内容有：

继续孕中期体格检查，注意检查胎位，如发现异常及时纠正。

记数胎动并记录；建议定期做胎心监护。

产前复查B超，观察胎儿生长发育情况、胎盘位置及成熟度、羊水情况等。

要注意，每一次产前检查的记录都要妥善保存，作为分娩时医生诊断和了解妊娠史和健康状况的依据，更是有利于母子围生期保健、产后康复和婴儿保健的需要。

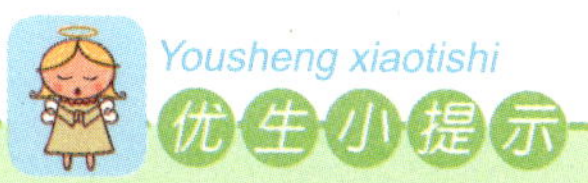


- 禁止抽烟和喝酒。
- 咖啡及浓茶要尽量避免。
- 避免脂肪及热量高的食物，如油炸食物及甜点等。
- 避免刺激性的食物，如咖喱、辣椒等。
- 避免含钠太高的食物及调味品，如太咸的食物、味精、卤制食品、罐头、快餐等。
- 充分休息和睡眠。

## 如何疏导情绪

要注意疏导情绪。情绪犹如流水，若要围堵控制，必定造成泛滥。相反，则顺势而导入正轨。情绪是先理智而发，如果任其自由发展，不以理智立即导入正轨，则情绪必定胜过理智，终而使理智盲目而被役使。

应当重视不良情绪对胎儿的影响。对正常人来说，人在情绪急剧变化的情况下，除了面部表情、身体和声音等外部表现有所变化外，还会引起身体内部的变化。特别是自主神经系统，通常会发生明显的功能变化，如呼吸加快、加深、心跳加速、加强，血压升高，血糖增加，血液含氧量也随之增加。同时，中枢神经系统控制下的内分泌腺也发生变化。刚刚怀孕后的女性如发生强烈情绪变化，会刺激胎儿。长时期的持续不良刺激，会影响胎儿身心发育。

女性在怀孕后性情往往会发生变化，原本属于温柔娴静的性格，此时会焦躁不安、喜怒无常；原来性格开朗好动的，此时会变得忧郁懒散。因为怀孕后，大脑皮质功能出现暂时的失调，兴奋和抑制不平衡，自制力减弱。所以，或趋向抑制状态，表现为怠倦、嗜睡，对外界事物缺乏兴趣；或趋向于兴奋状态，表现为易怒、激动、烦躁。总之，妊娠期的女性在家事方面常常会表现得特别挑剔，精神上会显得脆弱。

此时，做丈夫的要理解妻子心理上的这种变化，不仅要避免与妻子发生冲突，而且要尽量宽慰，化解孕妈妈心中的不快，对家庭琐事要尽量迁就一些；在妻子与家庭其他成员之间发生矛盾时，要帮助处理得好一些，使孕妈妈能够心情舒畅；在妻子感到身体不适时多加照顾，使孕妈妈感到体贴与爱；在妻子懒散时，要动员、陪着一起出去散一散心。

孕妈妈要保持乐观情绪，克服和避免不良情绪及精神状态。在家庭和工作环境中，要尽可能地营造一种和谐舒适、愉快松弛的生活环境。

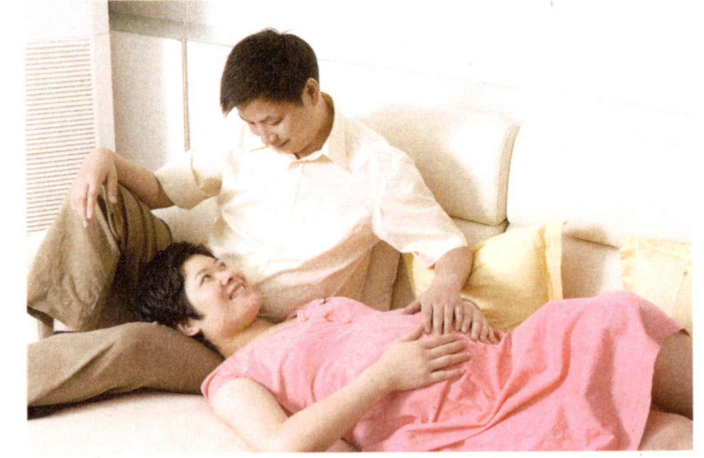

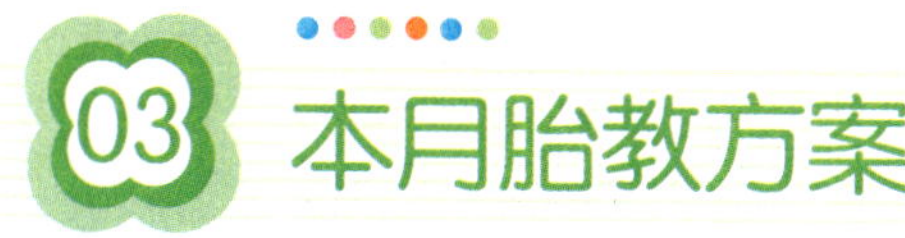

# 03 本月胎教方案

## 本月的音乐胎教

优美的音乐作品，使人愉快，还能表达强烈的情感，显示出惊人的震撼力。因此，音乐是胎教过程中最为普及和常用的方式之一。

音乐胎教一般分作两类：一类是让胎儿直接欣赏音乐；另一类是孕妈妈自己欣赏。实际上，给母亲听的音乐同样会作用于胎儿。

由于在妊娠第2个月的时候，胎儿的感觉系统还没有完成发育。因此，这段时间的音乐胎教主要以母体欣赏为主。

欣赏到优美的旋律时，母亲会沉浸于其中，如醉如痴，腹中的胎儿也会变得安静，母子之间达到心灵共鸣。胎儿易于接受的，普遍是较为低沉委婉的音乐，不愿意接受尖、细、高、快的声响。当然，孕妈妈自身素质高低，对音乐理解程度不同，以及周围环境卫生的变化和母体心情好坏等，都会对胎儿产生不同的影响。

对胎儿经常给予声波刺激，音乐作用于胎儿的听觉器官，能刺激大脑和细胞增长，有利于开发智能潜力，有利健康。选择胎教音乐，在频率、节奏、强度方面要注意保护胎儿的听觉器官。频率过高的音乐会影响胎儿的内耳，影响到出生后对于高频声的接受。如果音乐节奏过高、强度过大，则会使胎儿中耳性听力受损下降，所造成的危害是潜在的，甚至要到未来孩子从事专业时，才能发现听力方面的缺憾。

孕妈妈欣赏音乐，主要通过欣赏美好的音乐来调节情绪，平衡心理，养心怡情，从而产生美好的心情。通过愉悦的神经体验，把这种良性感受传递给胎儿，用自己美好的情绪信息，给胎儿以良好的胎教。

欣赏音乐对于母体和胎儿来说都是一种享受，具体方法不限，可以戴着耳机听，也可以不戴耳机，还可以边听边唱。每一个人都可以根据自己的喜好和环境随意安排，每天安排一两次。

音乐的曲调、节奏、旋律、强度各自不同，对于人体所产生的情感和引起的共鸣程度也不同。选择胎教音乐时，要根据自己的实际情况，有针对性地选择曲目，从而达到有利于胎教的目的。

由于妊娠第2个月时，大多数孕妈妈会由于孕吐的不适感造成食欲不振、情绪不佳，建议最好选择一些旋律欢快流畅，充满生机、活力，氛围喜庆活泼的乐曲，使自己受到热情舒畅的音乐感染，振奋因为早孕反应引起的消沉情绪。

### 推荐音乐

**民乐**《喜洋洋》、《百鸟朝凤》、《花好月圆》。

**管弦乐**《欢乐舞曲》、《拉德斯基进行曲》、《微笑波尔卡》、《天使小夜曲》、《天鹅湖序曲》。

优美的音乐，通过听觉器官作用于人体，能使人的身心处于一种和谐状态。当然，如果孕妈妈才艺高超，能够自己动手亲自抚琴、演奏一曲，或者跟随着自己喜爱的旋律浅吟低唱，直抒胸臆，则更能胸畅气舒，心情豁然开朗，奏得、唱得痛快淋漓。

## 胎教之本是家庭环境

教育工作者认为，父母是孩子的第1任老师，从这个角度出发，家庭是最早的教育基本环境。实施胎教，家庭环境更加重要。

在妊娠以后，还不能适应角色变化的孕妈妈，性情往往会发生较大变化。原本温柔娴静的，到了孕期会变得焦躁不安，喜怒无常；原来开朗好动活泼的，有可能变得抑郁寡欢、怠倦懒散；甚至有些人会变得爱哭、好激动、小气，这些都是正常现象。

怀孕以后，大脑皮层功能会出现暂时的失调，兴奋和抑制功能不平衡，自制力会减弱。由此而引起孕妈妈或趋向于抑制状态，表现出怠倦、嗜睡、懒散，对外界事物缺乏兴趣；或是趋向于兴奋状态，表现得易怒、易激动、易烦躁。

总之，进入这个阶段的孕妈妈，在家庭琐碎事物上往往会表现得特别挑剔，精神上会变得特别脆弱。家庭成员，尤其是做准爸爸的，要理解这种由于生理原因导致的心理和情绪变化特征，尽量多迁就她一些，在身体不适的时候，多多给予关怀照顾，多关心体贴入微一些，在慵懒厌倦的时候，多陪着她外出散一散心。

轻松、体谅、关怀的家庭人文环境，能减轻孕妈妈的心理和精神负担，是正在成长过程中的胎儿宝宝的胎教人文环境。

## 联想胎教——设计胎儿宝宝的形象

自从确诊怀孕以后，孕妈妈就时时刻刻地开始为未来的宝宝设计形象了：是男还是女？是像爸爸还是像妈妈？

联想胎教法的核心，在于孕妈妈放开联想的思路，通过对于美好事物的意境的联想，把对于美好体验的信息传递给腹中的胎儿。

怀孕第2个月，正是胎儿宝宝各器官进行分化的关键时期，孕妈妈采用联想胎教的方法，调整自我情绪，享受美的体能。母体的联想内容很重要，美好愉悦的联想，毫无疑问会对胎儿产生良性影响。

设计胎儿宝宝的形象，欣赏天真、可爱、漂亮的婴幼儿照片，可以作为本月联想胎教的重点内容。

有不少人，在孕期给家中的墙壁上挂满自己喜欢的、各式各样的婴幼儿照片，时时刻刻都看得到，据说，是为了让自己的宝宝出生后漂亮。无论这种做法有没有科学依据，但对于孕妈妈保持心情舒畅，进而使胎儿受到良好刺激，是有一定作用的。因而，值得去做。

一般来说，孕妈妈可以把自己的想象，通过语言、动作等方式，传达给腹中的宝宝，并且要持之以恒；还可以经常和准爸爸一起来猜想、描绘自己所希望的宝宝的模样。这样，能保持孕妈妈愉快心情，通过体内良性分泌和化学变化来影响到胎儿——只要对腹中胎儿有益的，就是良性胎教。

具体地说，从受孕之初起，就应该积极地设计孩子的形象，把美好的愿望具体化、形象化，想象着孩子会具有什么样的面貌、什么样的性格、什么样的气质等。经常看一看自己喜欢的儿童画片或照片，仔细观察自己和准爸爸双方，以及双方家人的相貌特征，取其长处进行综合，在头脑中形成一个清晰的印象，并且反复进行描绘。对于全面综合起来的具体形象，成为一种信念“就是这样的一个孩子”，在整个妊娠期默默地呼唤，使它与腹中的胎儿同化。久而久之，这种信念从希望潜移默化被腹中胎儿所接受，成为胎教的内容。所以，有不少孕妈妈在宝宝出生后，往往会对新生儿毫无陌生感：“孩子就是我想象的样子！”

还可以预先设计制作一些胎儿出生以后的用品，先买一些玩具、卡通、玩偶等，在一针一线的缝制过程中，在日常生活的细节当中，培养跟腹中宝宝的感情。

家庭成员在一起为未来宝宝准备日常用品的过程中，精神生活得到充实和慰藉，时间也会觉得过得快。

设计宝宝的形象，有利于孕妈妈不断树立和增强信心，调整心态，有力地帮助孕妈妈度过孕早期反应严重的阶段。

## 情绪胎教——保持愉悦的心情

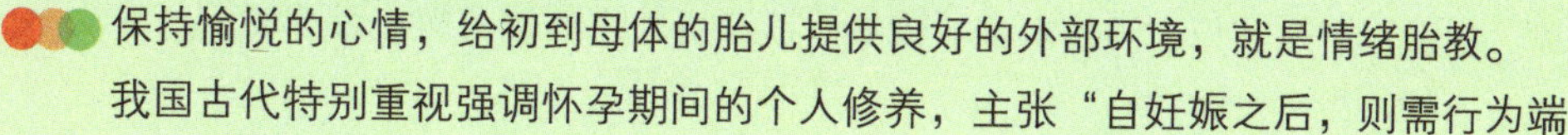

保持愉悦的心情，给初到母体的胎儿提供良好的外部环境，就是情绪胎教。

我国古代特别重视强调怀孕期间的个人修养，主张“自妊娠之后，则需行为端严，性情和悦”，“常处静室，多听美言，令人诵读诗书，陈说礼乐，耳不闻非言，目不观严事”。要注意自己的行为修养，如果开口脏话连篇，动辄与人口角，动小心眼，斤斤计较，这些表现不会给胎儿带来好的影响。

孕妈妈的心理状态对胎儿的发育也有直接影响。胎儿和成人一样，除了需要充足丰富的营养供身体发育需要之外，还需要有丰富多彩的精神生活，而这种精神需求是由孕妈妈直接传递给胎儿。孕期保持愉快的心情和轻松的心境，就是胎儿最开始沐浴到的、最好的精神胎教。

每一天，孕妈妈都可以通过各种方式，如散步、听音乐、养花，与准爸爸一起讨论对宝宝的期待谈话，来愉悦自己的心情，消除妊娠焦虑症，让胎儿宝宝在和谐轻松的氛围中健康成长。

# 04 本月生活与饮食指导

## 孕妈妈应进行适度运动

怀孕以后，生理上会发生很大变化，内脏器官负担加重，活动不便，容易疲劳，出现喜静厌动的慵懒现象，往往坐下就不愿起身。站着想坐，坐着想靠着，靠着想躺下，躺下不愿起来。结果，喜静厌动、娇慵懒惰会导致身体新陈代谢功能减弱，抵抗力下降，体质会一天天变差。

妊娠期间，坚持适当的体育锻炼，能调节神经系统功能，增强内脏功能，帮助消化，促使血液循环，有利于减轻腰酸腿痛、下肢水肿等压迫性症状。孕妈妈宜多到户外活动，既能呼吸新鲜空气，又受到阳光紫外线照射，使皮肤中的7-脱氧胆固醇变成维生素D，促进身体对钙、磷的吸收利用，有助于胎儿骨骼发育，防止发生骨质软化症。体育锻炼还能增加腹肌的收缩力量，防止腹壁松弛而引起胎位不正和难产，届时能缩短产程，减少出血。

孕早期，胚胎在子宫内扎根不牢，锻炼时要防止流产。妊娠晚期，需防止早产。所以，在怀孕的早、晚两个时期，不能做跳跃、旋转和突然转动等激烈的大运动量锻炼，可以散步、打太极拳、做健身操等。妊娠第4～7月时，可以打乒乓球、托排球、投篮球，进行散步、慢跑、跳节奏较慢的健身舞。锻炼时间，每次不宜超过半小时。锻炼的运动量，以活动时心跳每分钟不超过130次为宜，在运动后10分钟内，能恢复到锻炼前的心率为限。

孕期不但能锻炼，而且应该多多锻炼，这样才有利于母婴健康和优生。但有习惯性流产史的孕妈妈，不属应锻炼者，应当遵医嘱。

## 孕期着装应宽松舒适

怀孕了，从现在起，穿着和服饰问题不仅仅关系到个人形象，更是母胎健康平安的大事。穿得宽松、舒适，是整个妊娠期间的衣着服饰基本原则。

孕期衣着包括外衣、内衣、鞋子等，应当注意:

款式要适合孕期形体。由于腹部日渐膨大，无论内衣和外衣都要适合变化的体形，使行动方便，感到舒适，有利胎儿生长发育。

宽松为佳，是孕期衣着的基本原则。柔软、舒适、不宜贴身是选择衣服的要求，冬天要注意保暖、厚实、宽松并重。腹部不能有紧扎的带子。选择布料以竖纹为主。衣裙和衣裤设计以上小下大的A字形为主，看上去会顺眼很多。

如果衣着过于紧身，在外力压迫下可致胎儿骨骼变形，组织发育不良，或影响到胎位不正。如果衣服不合体，会使体形变得看上去更加臃肿笨重。

衣服用料要讲究，贴身内衣必须使用有利健康的材料，以防疾病。现在，衣服用料品种极多，如果选择不当，会伤害孕期健康和影响到胎儿成长。

鞋子选择以好穿和舒适为原则。应当随着孕期不同时期脚的变化更换，使鞋子适合变化了的脚。妊娠期身体重心改变，宜选择后跟较宽大、穿着稳定的鞋子，运动休闲鞋也较适合孕期，安全又舒适。夏天穿凉鞋时，一定要穿系有鞋带的鞋子才安全，不宜穿拖鞋型凉鞋以防摔绊。冬天穿靴子虽然有利于脚部保暖，但穿脱却不方便，尤其不宜穿长筒靴子。在整个妊娠期，一定要远离高跟鞋，以确保安全。

## 保持口腔卫生

随着体内胎儿越来越大，孕妈妈的身材越来越“显山露水”。妊娠，这个特殊时期，孕妈妈的新陈代谢加快，个人身体卫生保洁需要特别关注。

口腔卫生是孕期个人卫生的重要内容。孕期唾液黏性增加，食物残渣易附着在牙齿上滋生细菌，造成感染。为减轻孕吐的痛苦，有些人采取用零食来应对，如果不注意口腔清洁，易形成蛀牙。孕期还会造成牙龈肿胀，引起炎症，一旦口腔有炎症，对母子都不利。因此，孕妈妈要在饭后立即刷牙，吃完东西后，要勤漱口，特别是在临睡前一定要刷牙，保持口腔卫生，是预防牙病的唯一方法。

## 日常洗澡注意的问题

妊娠期由于汗腺和皮脂腺分泌旺盛，头部的油性分泌物增多，阴道分泌物也会增多。因此，妊娠期间应当经常洗头、洗澡和更换衣服——要特别注意和重视这些事关个人卫生的细节。

洗澡的方式，最好采用淋浴，不宜用盆浴。因为妊娠期内，尤其是中晚期，洗盆浴会把细菌带入阴道，容易在产后引起产褥感染。如果在公共澡盆洗浴，则更容易发生传染病。洗淋浴不要弯腰，尤其适合腹部膨大起来的孕妈妈。如果淋浴条件不好，可以改为擦澡，或者用脸盆、水桶盛水冲浴。

洗澡时要注意扶着墙边站稳，防止滑跌。水温要适中，过热或者过冷均有可能造成胎儿受损害和流产。洗澡时，如果水温过高，体表血管扩张，血液大量集中在体表，内脏供血不足，容易造成胎儿缺血、缺氧而导致先兆流产。如果水温过低，易引起腹部受凉、腹泻，诱发子宫收缩而导致流产。因此，孕期洗澡的水温是一件极其重要的大事，要把握好。

孕期中，孕妈妈新陈代谢加快，易出汗，尤其是在夏季更要勤换衣、勤洗澡，保持身体清洁卫生。每天洗澡2~3次来降温，不失为一种好方法。内衣裤要天天换，最好穿着较宽大、透气性强的棉织类衣物，保持身体凉爽。避免中午或天气太热、太冷时外出，以防中暑或着凉。注意室内通风换气，不要直接对着空调吹身体。

### 洗澡要注意3适当

#### 01 次数适当

夏季酷热，每天洗澡不可多于2次；春秋气候宜人，每周1～2次即可；冬天每2周一次就足够了。

#### 02 方式恰当

淋浴比盆浴更适合孕妈妈，因为淋浴可防止污水进入阴道，避免产前感染。再者，孕妈妈身体笨重，进出澡盆、浴缸不便，容易滑倒，使腹部受到撞击。

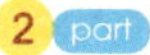


### 03 时间适当

饥饿时、饱食后1小时以内不宜洗澡。水温适当。无论春夏秋冬，浴水温度最好与体温接近，以27～35℃为宜。太凉或太热的水对皮肤造成刺激，会影响孕妈妈周身血液分布，不利于母体健康及胎儿发育。

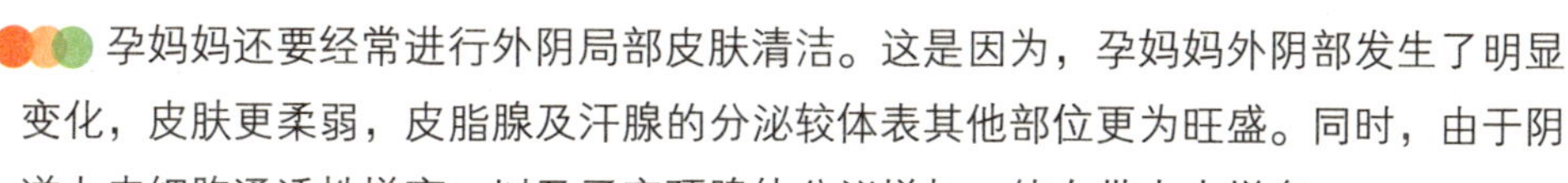

## 外阴清洁注意的问题

孕妈妈还要经常进行外阴局部皮肤清洁。这是因为，孕妈妈外阴部发生了明显变化，皮肤更柔弱，皮脂腺及汗腺的分泌较体表其他部位更为旺盛。同时，由于阴道上皮细胞通透性增高，以及子宫颈腺体分泌增加，使白带大大增多。

**阴部清洁时务必注意：**

- 不可用热水烫洗。
- 不可用碱性肥皂水洗。
- 不可用高锰酸钾溶液洗。

## 喝水注意的问题

不宜喝久沸或反复煮沸的开水，如大锅炉里的水。水在反复煮沸后，水中的亚硝盐类、亚硝酸根离子以及砷等有害物质的浓度相对增加。喝了久沸的开水后，会导致血液中低铁血红蛋白结合成不能携带氧的高铁血蛋白，从而造成血液中毒。

不宜喝没有烧沸的自来水：自来水中的氯与水中的残留有机物会相互作用，产生一种名叫三羟基的有害物质。孕期也不要喝在热水瓶中储存超过24小时的开水，因为随着瓶内水温的逐渐下降，水中含氯的有机物质会不断被分解成为有害的亚硝酸盐，对孕妈妈的体内环境不利。

不宜喝保温杯沏的茶水：茶水中含有大量的茶碱、芳香油和多种维生素等。茶叶浸泡在保温杯中，维生素被大量破坏，茶水苦涩，有害物质增多，饮用后，易引起消化系统和神经系统功能紊乱。

起床后喝一杯新鲜白开水，水能很快被胃肠吸收进入血液，使血液稀释，血管扩张，从而加快血液循环，对人体有内洗涤作用。早饭前30分钟喝200毫升25~30℃的新鲜白开水，可以温润肠胃，使消化液得到足够的分泌，以促进食欲，刺激胃肠蠕动，有利于定时排便，防止发生妊娠期痔疮和便秘。

孕期不要口渴才喝水：口渴，是大脑中枢发出要求补水的救援信号。感到口渴时，说明体内水分已经失衡，脑细胞脱水已经到了一定的程度。怀孕期间，饮水应当每隔2小时一次，每天8次，每次不少于200毫升，全天不少于1 600毫升左右。

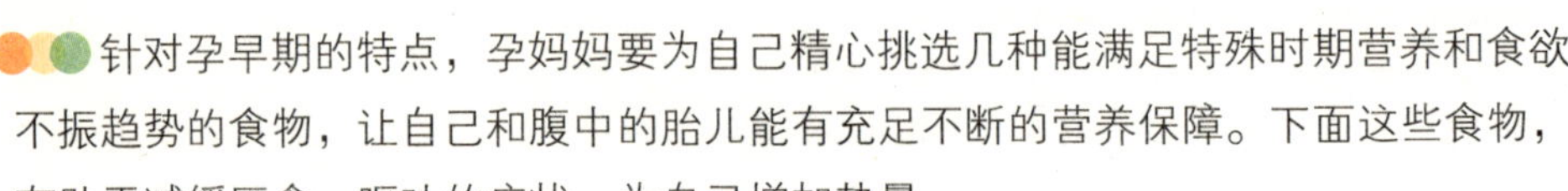

## 日常营养食物有哪些

针对孕早期的特点，孕妈妈要为自己精心挑选几种能满足特殊时期营养和食欲不振趋势的食物，让自己和腹中的胎儿能有充足不断的营养保障。下面这些食物，有助于减缓厌食、呕吐的症状，为自己增加热量。

**麦片** 为了让自己有一个充满活力的早晨，把早餐的烧饼、油条换成麦片粥。麦片不仅能让人保持一上午都精力充沛，还能降低体内胆固醇的水平。不要选择口味香甜、精加工过的麦片，最好是天然、没有任何糖类或添加成分的麦片。按自己的口味在煮好的麦片粥里加一些果仁、葡萄干或蜂蜜。

**瘦肉** 铁元素在人体血液输送氧气和在红细胞合成的过程中作用不可替代。孕期血液总量增加，为保证能够通过血液供给胎儿足够的营养，对于铁的需要成倍地增加。体内储存的铁不足，会感到极易疲劳。瘦肉中的铁是这项需求的主要来源之一，也是最易于被吸收。

**柑橘** 尽管柑橘类的水果里含水量达90%，却富含维生素C、叶酸和大量的纤维，能帮助人保持体力，防止因缺水造成的疲劳。

**干果** 干果是方便、美味的零食，随身携带，随时满足想吃甜食的欲望。可以选择像杏脯、干樱桃、酸角类干果，但不要吃香蕉干，经过加工的香蕉干脂肪含量高。

**坚果** 怀孕前，如果因为坚果脂肪含量高而敬而远之，现在应该重新认识到，脂肪对于胎儿脑部的发育很重要。吃坚果，可以让人饿得不那么快，但坚果的热量和脂肪含量较高，每天摄入量控制在28克左右。但如果平时有过敏，要避免食用容易引起过敏的食物，如花生。

**鸡蛋** 有不少人在近阶段中，一看见肉就觉得恶心，鸡蛋就成为孕期摄取蛋白质的最佳来源。鸡蛋中还含有人体所需的各种氨基酸。煎鸡蛋再配上新鲜蔬菜，既简单又丰盛。如果受不了煎鸡蛋的味道，就煮上或蒸两个鸡蛋吃。

**香蕉** 能快速提供能量，抗击疲劳。受到呕吐困扰的时候，香蕉容易被胃接受。把香蕉切成片放进麦片粥里，也可以和牛奶、全麦面包一起做早餐。

**花椰菜** 营养丰富，美味，富含钙和叶酸，还有大量的纤维和抵抗疾病的抗氧化剂维生素C，可以帮助吸收其他绿色蔬菜中的铁。

**豆制品** 对于素食者，豆制品是最好的健康食品，能提供很多孕期所需的营养，如蛋白质。

**脱脂牛奶** 妊娠期每天需要从食物中吸取的钙大约比平时多1倍。多数食物的含钙量有限，孕期喝更多的脱脂牛奶是聪明的选择。孕妈妈每天须摄取1 000毫克左右的钙，只要200毫升脱脂牛奶就能满足需求。

**全麦饼干** 小零食，多用途。能在床上细细地咀嚼，还能有效地缓解孕吐反应。上班路上，在车里吃几块，可打发时间；在办公室里突然有想吃东西的欲望时，吃几块也不会引人注意。全麦饼干能保证血糖平稳，精力充沛。

**全麦面包** 把全麦面包替代精粉白面包换成，就可以保证每天20～35克纤维的摄入量，全麦面包还能提供丰富的铁和锌。

**绿叶蔬菜** 菠菜含有丰富的叶酸和锌；甘蓝是很好的钙的来源。把沙拉的原料改革一下，加入莴苣，一定会提高这道菜的营养价值，因为颜色越深的蔬菜维生素含量越高。

**低脂酸奶** 酸奶富含钙和蛋白质，即便有些患有乳糖不耐症的孕妈妈，酸奶也易于吸收；还有助于胃肠保持健康的状态，防止便秘。

试一试这些富含营养、又能减轻孕吐的食物，会发现，妊娠反应也并非那么难忍难熬了！另外还有一个建议：即使连续地吐了，也要再接着吃，胃里总会留下一些食物的。这种方法，对于自己的耐力，也是一个较好的考验。

## 不利安胎的食物

从孕早期开始，就要了解饮食禁忌，不要吃不利安胎的食物：

**杏仁：** 含有氢氰酸，能通过胎盘影响到胎儿，孕期禁食。

**黑木耳：** 具有滋养肠胃的作用，却又有活血化淤的功效，不利于胎盘稳固和生长，孕期禁食。

**薏苡仁：**本为药食兼用的植物种子，但药理性质滑利，对子宫肌肉有兴奋作用，有促进子宫收缩而诱发流产可能，孕期禁食。

**山楂：**有活血化淤作用，亦有收缩子宫功效，孕早期最好不要食用。

**螃蟹：**有活血化淤作用，有堕胎之嫌，孕期禁食。

## 宜少吃和慎吃的食物

过敏性食物：包括海产品、动物内脏等，如果吃了过敏则尽可能少吃或不吃。

油炸食品和香辣调料：油炸食物有较多的铝及含苯环物质，炸烤类食品多为加有芳香族调料类食物，不仅易催人衰老，还会影响到胎儿发育，可诱发癌肿、畸形等。

生鱼、生肉、生鸡蛋及未煮熟透的鱼肉蛋类食品：不仅营养不易吸收，而且含菌，对母子皆不利。

腌制食品：不宜吃，如香肠、腌肉、熏鱼、熏肉、烤羊肉串等，所含亚硝胺能致胎儿畸形。

可疑的食物：不新鲜的肉、鱼、贝类、发芽马铃薯、霉变的花生、不能确认的野生蘑菇，以及变质或久放的水果、蔬菜等都不可食用。

高糖类食品、热量过高食品，以及过咸、过辣的食品都不宜食用，如奶油、肥肉、糖果、糕点、巧克力等。这些食物含热量高，孕妈妈多吃会导致体重剧增、脂肪蓄积，可能引发中毒症、糖尿病、肥胖症等并发症。

刺激性食物：葱、姜、蒜、辣椒、芥末、咖喱粉、调味料和菜蔬，不宜多吃。

不可吃霉变食品；不可只吃精米细面；不要吃全素食。

尽可能少吃方便食品和罐头食品。

尽可能少吃补品或无医生指导而乱服用补药。

尽可能少吃过咸和高盐含量食品。

少饮用碳酸饮料和浓茶，不能喝酒，不能饮用咖啡和含咖啡因饮料。

甜食和冷饮虽说好吃，不要贪吃、多吃。

## 减轻呕吐的食疗法

妊娠第2～3个月，是妊娠呕吐最严重的阶段，孕妈妈被晨吐、闻到异味后的恶心感和吃下东西就吐的生理反应困扰得欲罢不能。然而，因为属于怀孕后的正常生理反应，又不能服用药物来止吐。因此，推荐几种能缓和妊娠呕吐的食疗法：

### 1 生姜橘皮饮

生姜10克，橘皮10克，加红糖调味，煮成糖水当茶饮，能缓解妊娠呕吐。

### 2 扁豆粉

用生扁豆75克晒成干，研成细末，每次10克，用米汤送服，对妊娠反应有一定疗效。

### 3 梅干菜瘦猪肉

梅干菜15克，榨菜15克，瘦猪肉丝100克，食盐、味精适量，共煮汤服，常食用能辅助治疗妊娠呕吐。

### 4 鲜蔗汁

用新鲜甘蔗绞汁，加生姜汁少许当做茶饮，有治疗孕期口干、心烦、呕吐、恶心等效果。

### 5 鲜柠檬汁

鲜柠檬500克去皮、核后切小块，放入锅中加250克白糖浸渍24小时，再用文火煨熬至汁尽，待冷却再拌入少许白糖即可食用。每日1剂，日服2次。

### 6 姜韭生菜汁

韭菜50克、生菜50克、生姜20克。将生姜、韭菜、生菜放入锅中捣烂取汁即可。准妈妈可以7天为一个周期，每个周期食用7～8次，可有效缓解准妈妈晨吐。

## 05 本月精选菜谱

### 红枣木耳汤

**原料：**红枣25枚，水发木耳75克，白糖适量。

**做法：**1.将水发木耳择洗干净，撕成小片。

2.红枣洗净，去核；将红枣、木耳、白糖同放入沙锅中，注入适量清水，煮至红枣、木耳熟透，盛入汤碗中即成。

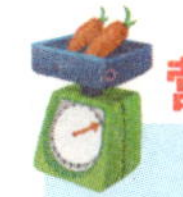

**营养功效**

养血补脾，益气强力。

## 虎皮核桃仁

**原料：** 核桃仁500克，白糖125克，香油500毫升，精盐3克。

**做法：** 1.将核桃仁用沸水烫一下，用竹签挑去内衣皮，再用清水冲洗干净。

2.锅内加入白糖和清水，投入核桃仁用文火煨，至糖汁黏稠并包在核桃仁上，离火。

3.锅内放入香油，用武火烧至四成热时，将核桃仁倒入，改用文火炸至金黄色捞出，冷却后即可。

### 营养功效

香、酥、脆、甜。含有丰富的蛋白质、脂肪、碳水化合物（糖类）、铁、锌、维生素$B_1$、维生素$B_2$、烟酸，对于孕早期胎儿脑的发育有良好的作用。

## 松仁海带

**原料：** 松子仁50克，水发海带100克，鸡汤、盐各少许。

**做法：** 1.松子仁用清水洗净；水发海带洗净，切成细丝。

2.锅置火上，放入鸡汤、松子仁、海带丝，用文火煨熟，加盐调味即成。此品清淡，别有风味。

### 营养功效

松子仁健脾滋阴，海带散结软坚，通便。孕早期食用可壮体，还可防治便秘，有利安胎。另外，海带含碘丰富，有利于胚胎的生长发育。

## 五彩鲜蔬汤

**原料：** 番茄50克，黄瓜40克，紫菜10克，鸡蛋1个，食盐5克，味精0.5克，植物油6毫升，麻油2毫升，鲜肉汤200~300毫升。

**做法：** 1.番茄、黄瓜洗净，番茄去籽切成大片，黄瓜切成长片；鸡蛋打入一小碗中调散；紫菜洗净，撕碎，盛入汤碗中。

2.锅内掺入鲜汤，烧沸后放入植物油，下黄瓜片煮约2分钟，即投入番茄片，盐、味精调好味，随后将调匀的蛋液冲入锅中，起锅舀入盛紫菜的汤碗内，淋油即成。

### 营养功效

汤味香浓，营养丰富。富含维生素A、维生素C、叶酸、碘、钙、铁等。

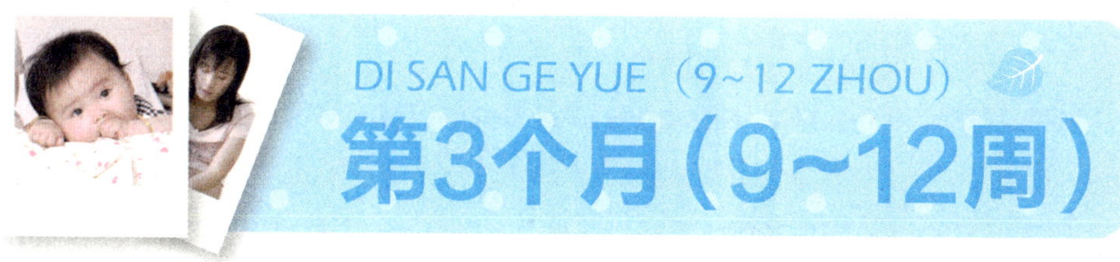

# DI SAN GE YUE（9~12 ZHOU）
# 第3个月（9~12周）

## 01 胎儿和母体的变化

### 胎儿情况

胎儿身长7~9厘米，重20克，外生殖器已长成，四肢已能活动，动作微弱。头大，躯干和腿部增长，手指甲与脚趾甲长出，眼睑、声带、鼻子明显，胎儿的脸更像人脸，双眼逐渐靠拢，不再处在头的两侧。胳膊长得较快，能分辨出前臂、肘与手指。

### 母体情况

子宫底已在耻骨联合上二三横指，通过妇科检查能查出增大，腹部外形无明显变化。在妊娠1~12周内，孕妈妈体重增加2~3千克。

妊娠第10周左右，孕妈妈情绪波动会很大，刚才还是喜笑颜开，一会儿就会变成乌云密布一般。这个时期，变化莫测的情绪多少会令人感到不安，这是孕期雌激素作用的结果，属于正常现象。乳房会更加膨胀，乳头和乳晕的色素加深，阴道会有乳白色分泌物。腹部可能会有一条深色竖线出现，这就是妊娠纹。面部也许还会出现褐色斑块。这些都属怀孕特征，分娩结束后斑块会变淡或消失。

在过去的12周中，胎宝宝由两个互不相关的精原细胞和卵原细胞结合为一体，发育成胚芽，生长成胚胎。现在，“它”的生命已经从无到有，确确实实地孕育在母体中。它经历的过程，重演了生命进化、人类进化史数万年历程——这是一件多么伟大的事！

完全有理由，为自己喝彩，为自己加油，因为孕妈妈所经历的一切，正是千百万年来，每一个生命、每一个母亲的历程。

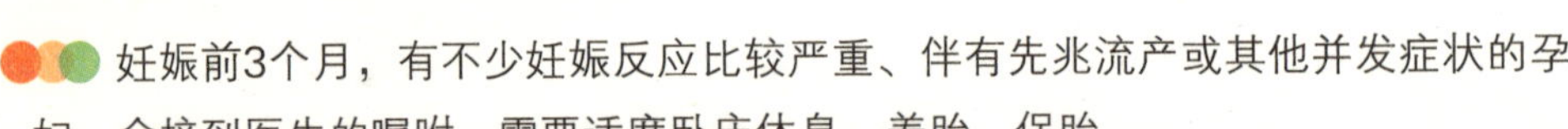

# 02 本月优生知识

## 不应经常卧床养胎

妊娠前3个月，有不少妊娠反应比较严重、伴有先兆流产或其他并发症状的孕妇，会接到医生的嘱咐：需要适度卧床休息，养胎、保胎。

那么，是否需要成天都卧床静养呢？正常情况下，“养”胎，也不必成天卧床。如果在漫长的40周里，主要靠卧床休息来养胎，在身体上、情绪上和精神面貌上都会形成不良影响，会对健康产生很大的威胁。

### 1 对身体的影响

卧床休息太长时间，会造成肌肉僵硬、麻木、萎缩，怀孕过程中的种种妊娠反应，如心绞痛、便秘、隐隐的背部疼痛等，会使身体更加不适。长时间卧床休养还会造成肌肉减少，易缺钙，从而导致骨质疏松。

### 2 对情绪的影响

容易发生抑郁、焦虑，对自己失去信心，担心身材走样……都是卧床休息可能带来的顾虑。总是待在床上会使人觉得与世隔绝，和外面的世界失去联系，会助长胡思乱想，进而影响情绪。

### 3 对精神的影响

长时间卧床休养，会损害记忆力，使语言表达能力下降，削弱运动功能，也会使注意力难以集中。绝大多数人不必在孕期卧床静养，适度活动，对母体和胎儿都有益处。当然，在妊娠反应严重、体力不济时，需要短期卧床休养。有早产征兆、有出血现象和高危妊娠的孕妈妈，须按医嘱“卧床静养”。

### 这样卧床静养

必须卧床静养者，可以采取以下措施，来预防卧床休息的消极影响，保持身体健康舒适。

**舒适第一：**穿着让自己感觉舒服的衣服，比如纯棉的、宽松的衣服。保证室内温度适宜，躺在床上要盖上毛毯，放一个合适的枕头，会舒服很多。

**康复治疗：**总是躺在床上会使四肢和背部感觉酸痛麻木，处于卧床休养期可以进行物理治疗，减轻卧床休养带来的种种不适，可以咨询医生是否适合物理疗法。

**按摩治疗：**如果医生说可以进行按摩，就定期做一做按摩来放松身体和肌肉，减轻肌肉疼痛。

**适当运动：**可以在床上做一些强度不大又比较安全的运动，通过运动加速血液循环，也能锻炼四肢的肌肉和骨骼。

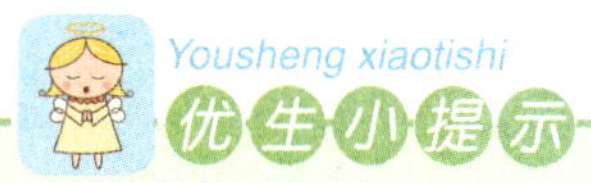


在楼梯最后一阶与地板交接处、室内地板之间的落差，应贴上防滑贴条，避免孕妈妈容易因重心不稳而摔倒。另外，床铺与地板之间可以适当铺上小地毯，有些家中浴室门口会铺上踏垫，但在这些地垫底下，最好都能再使用防滑贴条固定，避免踏上去滑倒。

## 流产有哪些迹象

怀孕之后，人们都希望平安度过妊娠期，生下健康的婴儿。但是，平安度孕并非易事。怀孕早期，不少人会意外出现下腹坠痛、阴道流血等症状，这往往是流产征兆。如果出血量较多，说明胎儿已经保不住，应当施行刮宫术。但如果出血不多却断断续续不止，应当怎么办？是设法保胎还是任其发展？

通常，早期流产是由胎儿异常或者孕妈妈的原因，胎儿异常所占比例相当大。近年来有关研究表明，自然流产的胚胎30%~60%属于先天性异常，早期流产的胚胎半数以上属于有缺陷，若继续妊娠，则会发展成为不健康胎儿。

有缺陷或种种问题的胚胎死亡之后，通常并不立即排出母体，一般要经过2~4周以后，母体才会出现下腹部坠痛、阴道出血等流产表现。这段时间内胚胎虽然已经死亡，而胎盘绒毛还未完全死亡，继续产生内分泌素，即使孕妇做尿妊娠试验，仍然会显示阳性。

一般孕期出现流产迹象后，都要尽力保胎，了解到上述情况之后，就不必再努力坚持。

对于早期妊娠流产的先兆，医生的观点一般倾向于听其自然发展，让孕妈妈卧床休息。因为按照自然选择的规律，发育良好的胚胎并不是很容易发生流产。因此，对此不必过于紧张。如果卧床休息一段时间后，症状消失，流血停止，则可以继续妊娠；倘若流血淋漓沥沥不止，超过1周时间，或者流血量增多、超过月经量连续3天以上，则流产势不可当，继续保胎一般没有多大意义。要知道，妊娠早期发生的这种流产，一般属于自然淘汰的优胜劣汰过程，保胎也无济于事。

## 乳房的变化

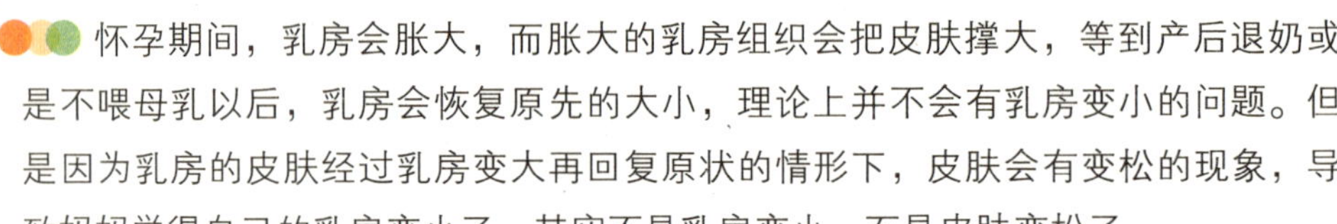

怀孕期间，乳房会胀大，而胀大的乳房组织会把皮肤撑大，等到产后退奶或是不喂母乳以后，乳房会恢复原先的大小，理论上并不会有乳房变小的问题。但是因为乳房的皮肤经过乳房变大再回复原状的情形下，皮肤会有变松的现象，导致妈妈觉得自己的乳房变小了，其实不是乳房变小，而是皮肤变松了。

乳房主要是由腺体组织、脂肪所组成，里面的肌肉很少，腺体组织在母亲泌乳时，会充满奶水，使胸部变得较大。停止喂奶后，乳房内的水分和奶水减少，就像肚皮被撑大后再变小，会变得松松的。因此，当乳房开始胀大时，务必要穿着合适的内衣支托，以免皮肤被撑得过松。

女性妊娠后，乳房受到雌激素、孕激素及胎盘泌乳素的影响，乳腺腺泡及腺管发育，脂肪沉积入结缔组织充血，乳房逐渐发育增大，还会出现乳房胀痛。产后，乳房要担负哺乳的重任。因此，在孕期要做好保护乳房，为哺乳期做好准备。

## 孕期失眠的原因

睡眠是人类调整机体功能、消除疲劳、康复休息机制的最重要方式之一。但在妊娠期间，因为种种生理、心理、外界因素影响而导致失眠，常常会发生睡觉不踏实的情况，容易引发因休息不佳而烦躁、情绪不佳等不良结果。

孕期出现失眠情况很常见，分析造成失眠的因素，就能找到应对办法。

### 01 生理因素

对女性来说，在期盼孩子呱呱坠地的妊娠期，喜悦的同时，也有不少忧虑和烦恼。在妊娠6周以后，早孕反应会造成食欲减退、偏食、恶心、呕吐、头晕、倦怠

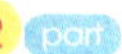

等。12周内，由于胎儿增大，子宫体积日渐膨胀，多数人入睡困难，夜里醒转次数增加，睡眠明显减少。

## 02 疼痛因素

孕期有几种疼痛，是引起失眠的主要因素。

头痛：少数人在孕期会出现日趋严重的头痛和失眠症状，有时还伴有呕吐，看东西时视力模糊。同时有下肢水肿、血压升高、尿中有蛋白，此为妊娠高血压综合征所致。

胸痛：孕期胸痛多发于肋骨之间，疼痛部位不固定。这多数是由于怀孕引起的缺钙，或由于膈肌拉高、胸廓膨胀而造成。

胃痛：由于消化道肌肉蠕动减慢，胃部有饱胀不适感；还有人因为胃里不断泛酸水和胃灼痛而导致失眠。

腰痛：随着怀孕时间的增加，感到身体沉重，站立或步行时，为保证重心前移的平衡，必须挺胸突腹，再加上双脚外八字分开，造成腰部脊柱适度的前凸弯曲，引起脊柱性腰痛，影响夜间睡眠。

腹痛：有些子宫后倾的孕妇，在孕初期会感到骨盆区域有牵引痛或下坠感。日益增大的子宫进入骨盆，引起髋关节疼痛，造成夜间觉醒多，睡眠少。

## 03 仰卧因素

长期采用仰卧位睡眠，久而久之会失眠。仰卧位时，增大的子宫压迫下腔静脉，使回心血量减少，心输出量下降。有些人会突然发生胸闷、气急、面色苍白、出冷汗等症状，甚至血压下降、休克，称为“仰卧位低血压综合征”。

长时间仰卧，会导致血压下降时，通过压力感受器的作用，引起交感神经兴奋，释放大量肾上腺素，导致血压急剧上升，称为“仰卧位高血压综合征”。不论低血压还是高血压，都会对睡眠产生不利影响。

### 失眠的自我调护

引起失眠原因来自多方面，属心理原因的可以解除不必要的顾虑，保持良好的心境，听听轻松舒缓的音乐，看看愉悦身心的风光片，放松训练或咨询心理医生，运用心理疗法来解决。

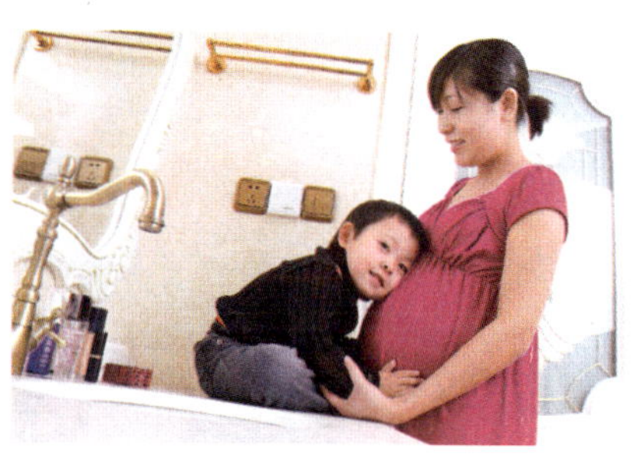

## 如何提高睡眠质量

妊娠期间睡眠的时间，一般要比平常多1~2小时，每天睡眠时间不能少于8小时。睡眠不足会引起疲劳过度，特别是上班工作的孕妈妈，一定要确保足够时间的睡眠。合理的孕期睡眠应当是夜间保证8小时，中午再睡1~2小时，让每天10小时左右的睡眠时间分为2次，极其有利于孕期健康。

孕期睡眠要注意保证质量。妊娠中期后，采取左侧卧位睡眠，舒适的睡姿可以保证睡得香甜，特别在腿脚疲劳时，或有水肿、静脉曲张时，把腿部垫高可以提高睡眠质量。睡前可以洗个温水澡，使身体清爽，提高睡眠质量。被褥常晒一晒也有益。

如果失眠，不要随便吃安眠药，应当从调节生活节律方面入手，可以适当地做一些家务事，稍累而不过度疲劳有益睡眠。临睡前，不要想不愉快的事，也不要过于兴奋，不宜过分专注于电视节目，引发兴奋。可以适当听一些古典音乐和轻音乐，达到精神放松，有助睡眠。

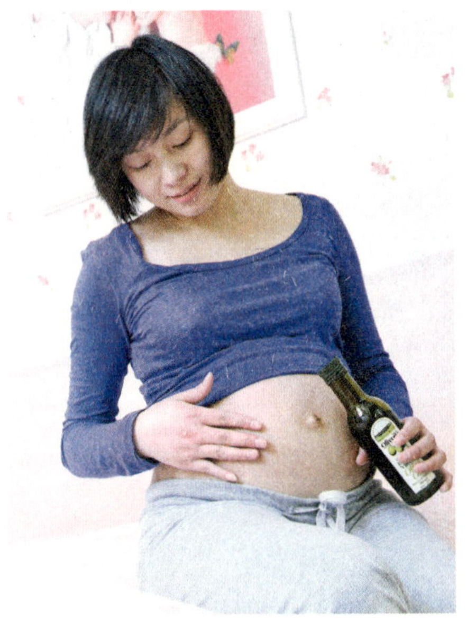

冬季不宜使用电热毯取暖，以防电磁场对胎儿产生不利。

妊娠中、晚期最好不要使用席梦思床垫，为保证睡眠效果，以睡硬板床或棕绷床为宜。

有不少人长期习惯于采用仰卧位睡眠，孕前倒也无妨。但在妊娠期如果仍然保持这个睡姿，久而久之会失眠。因为仰卧位时，增大的子宫压迫下腔静脉，使回心血量减少，心脏输出量下降。建议有仰卧睡眠习惯的孕妈妈，从妊娠中期以后，一定要养成左侧睡卧的习惯。

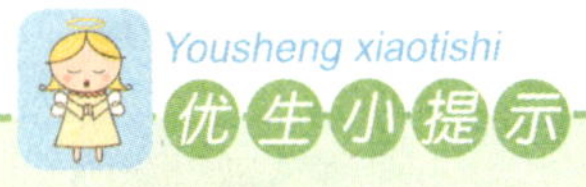


妊娠期最合理的睡眠姿势是左侧卧，可以避免子宫对心、肺、泌尿器官产生不同程度的推移或挤压。

## 如何去除妊娠纹

妊娠纹是一种皮肤扩张纹，又称萎缩纹，是因为强大的拉力把皮肤撑开，也就是因为腹围增长过快，皮肤来不及扩张，使得皮肤表皮与真皮层变薄，以至于产生纹路。这种现象不仅发生在孕妈妈身上，也会出现在体重增加较快的人身上，如青春期的少年，尤其是生长特别快速的位置。例如，膝盖、小腿、后腰部等。

孕妈妈的腹部是被撑得最大的地方，最容易发生扩张纹，因此被称为妊娠纹。除了腹部之外，臀部、大腿、手臂内侧，甚至乳房、胸部都可能会产生妊娠纹。

另一个原因，是孕妈妈的激素影响皮肤纤维细胞的发育，阻碍了皮肤细胞的新陈代谢，使得皮肤变薄了，因此产生妊娠纹。

妊娠纹的生长大约分为两期，初期呈现红色或紫红色的纹路，摸起来甚至有点凸起的感觉，可能会感觉到有一点痒痒的，不太舒服，类似于发炎的反应，通常都发生在怀孕后期腹部被撑大时；过一段时间后，纹路会萎缩，变成白色，就像瘢痕一样，摸起来会有一点凹下去的感觉，凹下去的部位，代表皮肤变薄了。

大多数孕妈妈都会有妊娠纹，只是轻重程度不一。不过，也有孕妈妈属于不容易长妊娠纹的体质，是因为皮肤弹性纤维特别强韧，或是身体对怀孕分泌的激素反应不强烈。妊娠纹从初期发展到后期所需的时间，会因人而异，每一位孕妈妈都不一样。

怀孕时，适度地使用妊娠霜按摩胸部与腹部，可以帮助血液循环较顺畅，皮肤的延展性也会比较好，多少能降低皮肤被快速撑开的程度。

按摩方式是从离心远的部位朝着心脏的方向按摩，腹部则由中央（肚脐）朝两侧推，后背的部位则是由后背部中央朝两侧推。

下列几种成分通常会被应用在妊娠霜中，以减少妊娠纹的产生：

**维生素C、维生素E、维生素A酸及A醇：**作用是增加胶原蛋白的生成。不过须注意，孕期不能使用含有维生素A酸类的产品，必须等到产后才能使用。

**维生素$B_5$、硅胶：**减少瘢痕形成。

**椰子油、不饱和脂肪酸：**滋润皮肤，使之更健康。

不要让自己的体重增加太多，可以减少皮肤被撑大的概率。如果已经有了妊娠纹，若妊娠纹还处于初期阶段，可在产后擦拭维生素A酸加以淡化，或是使用镭射法治疗，但若已经变成瘢痕，表示组织已定型，就比较难消除了。

# 03 本月胎教方案

## 本月动作胎教

进入妊娠第3 个月，可以开始实施动作胎教法。由简到繁，养成习惯，以利于以后到了妊娠中、后期胎动激烈时，或在实施各种胎教方法时，都可以先用这种方法，每次 2～5 分钟。

姿势：孕妈妈仰卧在床上，头不要垫得太高，全身放松，呼吸匀称，心平气和，面部呈微笑状，双手轻放在胎儿位上；也可把上半身垫高，采取半仰位姿势。

注意：不论采取什么姿势，一定要以感到舒适为基本原则。

方法：双手从上至下，从左至右，轻柔缓慢地抚摸胎儿，心里可想象自己的双手正在爱抚可爱的小宝宝，带着一种喜悦和幸福感，深情地默想或轻轻说出来：“小宝宝，妈妈真爱你”、“小宝宝真舒畅”、“小宝宝快快长，长成一个聪明健康的小宝贝”等。

## 本月抚摸胎教

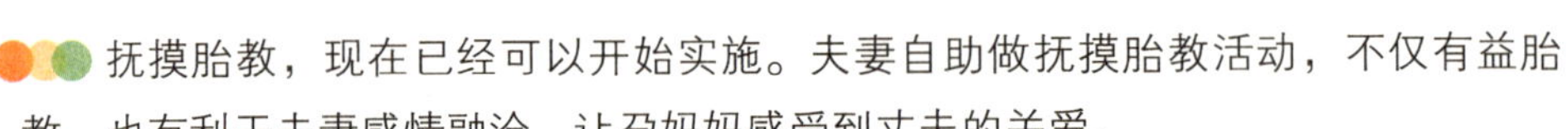

抚摸胎教，现在已经可以开始实施。夫妻自助做抚摸胎教活动，不仅有益胎教，也有利于夫妻感情融洽，让孕妈妈感受到丈夫的关爱。

胎儿宝宝的皮肤感觉，一般在妊娠第8周开始出现，到怀孕第12周左右，感觉能力就能达到和成年人一样敏感和发达。因此，这个月就可以开始施行抚摸胎教。

要点：经常抚摸腹部，能增进孕妈妈的血液循环，也有利于胎儿受到良性刺激，促进胎儿智力的发育。通过抚摸，能够把触觉刺激传递到胎儿的大脑，反复刺激，能强化感受器官和大脑的联系，从而有利于大脑皮层的生长，为孩子未来大脑智力发展奠定基础。

抚摸动作一定要轻柔，并且要全身心投入，好像已经在抚摸未来小宝宝一样，充满爱心和喜悦，但要注意，不能拍打和按压腹部。

方法：每天临睡前，孕妈妈平躺，全身放松，用双手从上到下，由中间向两侧反复抚摸胎体，然后轻轻按一按胎体，不宜过重。天长日久以后，这种轻按会得到胎儿的反应。或者轻轻拍、摸胎体以后，再轻柔地按一按。每天坚持做，每次5～10分钟。

胎儿宝宝是夫妻感情和生命的共同结晶，也是家庭未来的中心。因此，进行抚摸胎教时，准爸爸最好也能主动加入，积极参与。

做丈夫的抚摸和协助不仅对胎儿有益，对孕妈妈在心理上、生理上也有安抚和慰藉功效。而且，有了准爸爸的积极参与，往往能使得胎教活动坚持不懈、持之以恒。

夫妻一起相互配合默契，心灵交融，意念相通，关爱胎儿，胎教活动更能持久坚持。

## 本月音乐胎教

到妊娠第3个月，胎儿的耳朵已经形成，虽然整个听觉系统的发育还需要一段时间，但是，胎儿已经对声音有了一定的反应。适度刺激胎儿的听觉，有利于整个系统的发育和完善。

胎教音乐的曲调、旋律、节奏和响亮程度不同，对于孕妈妈和胎儿产生的情感和共鸣也会有各自不同的效果。优美细腻、韵律柔和、节奏舒缓、描述诗情画意境界的乐曲，具有镇静、安定心神的作用。轻松明快、节奏明朗、活泼欢快的乐曲，旋律跌宕，有舒心振奋作用。在不同情况下欣赏不同类型的音乐，对于孕妈妈和胎儿的影响和作用也会完全不同。

选择欣赏音乐，应当根据自己的个人喜好。当然，聆听中外古典著名乐曲，有利于提高个人审美素质，提升欣赏品位，陶冶情趣，怡情养性，在日常生活中润物无声、寓教于乐地调整自己。但是，如果个人偏爱地方小调、民俗乡音甚至戏曲俚曲，只要能改善和调整心情，也并无不可。总体上，选择胎教音乐的基本原则，应当以喜欢听、听了能改善情绪为标准。

能消除紧张情绪的音乐：海顿《交响曲第100号军队》；西贝流士《花兰颂》；法雅《芭蕾组曲〈三角帽子〉》；鲍罗定《中亚细亚草原》。

适宜放松、帮助睡眠的音乐：海顿《小喇叭协奏曲》；罗西尼歌剧《威廉退尔》序曲；普罗高菲夫组曲《彼得与狼》。

在妊娠早期，适宜听轻松愉快、诙谐有趣、优美动听的音乐，使早孕的忧郁情绪得以缓解。这样的音乐有《欢乐颂》、《月光奏鸣曲》、《拉德斯基进行曲》、《少女的祈祷》等。

## 宁神呼吸法

胎教的效果取决于母亲的用心程度，如果母亲总是心情烦躁不安，胎教的效果就会大打折扣。

实施呼吸法，旨在帮助孕妈妈调整心情，让自己能在心情烦躁的时候，通过自我呼吸的方法，把心情宁静下来。在对腹中胎儿实施胎教训练前，先学会呼吸法，对稳定情绪和集中注意力是行之有效的。

实施呼吸法时，任意选择一场所，可以在床上、沙发上或坐在地板上，使自己的腰背舒展，全身放松，微闭双目，手可放在身体两侧，也可放在腹部，衣服要宽松。

准备好后，用鼻子慢慢吸气，在心里数5秒；肺活量大的人可以数6秒；感到呼吸困难时数4秒。吸气时，要感到气体被储存在腹中，然后缓慢、平静地用嘴或鼻呼气。呼气时间是吸气时间的2倍。这样反复呼吸1～3分钟，就会感到心情平静，头脑清醒。

实施呼吸法时，尽量不去想其他琐事，要把注意力集中在吸气和呼气上。一旦习惯了，注意力就会自然集中。在胎教前进行这样的呼吸，对增强注意力，准确地按照程序进行胎教，有很大帮助。

每天早上起床时，中午休息前，晚上临睡前，各进行一次这样的呼吸，养成自我调整呼吸的习惯，孕妈妈在妊娠期间最容易出现焦躁的精神状态可以得到改善，有利于进一步提高胎教效果。

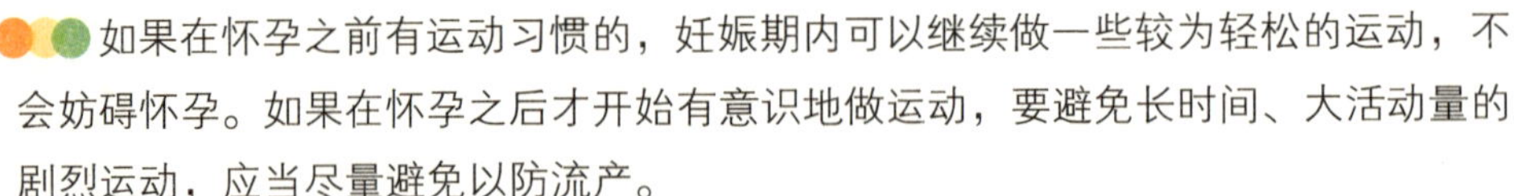

# 04 本月生活与饮食指导

## 哪些运动适宜孕期做

如果在怀孕之前有运动习惯的，妊娠期内可以继续做一些较为轻松的运动，不会妨碍怀孕。如果在怀孕之后才开始有意识地做运动，要避免长时间、大活动量的剧烈运动，应当尽量避免以防流产。

想要健康度过漫长的40周妊娠期，需要做适度运动，临产时，必须运用肌肉的力量使分娩过程顺利完成。因此，在妊娠期如果完全不做运动，则容易在这数月

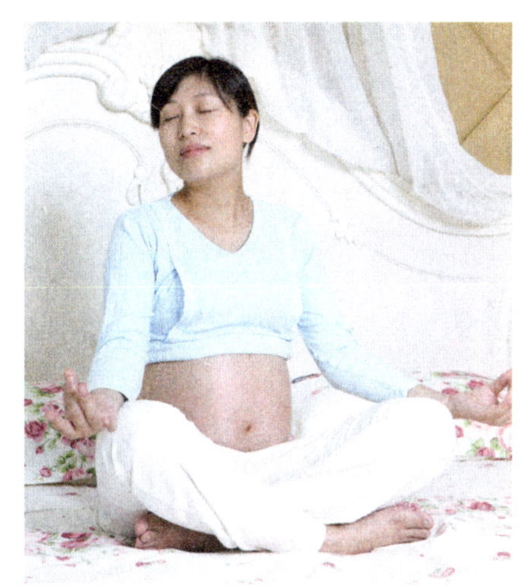

之内，使自身的肌肉变得松弛、无力，临产时面临阵痛精力微弱，会因为使不出劲来而延长分娩时间，给自身造成不利；还会在临产后因肌肉组织机能欠缺而导致子宫恢复迟缓。因此，在妊娠期内，需要保持适当的运动，锻炼肌体组织活力。

家务劳动，也是一种运动。在以不累为原则的前提下，每天适当做一些力所能及的家务事，于健康有益。

最值得推广的妊娠期运动方式是散步，每天在户外有新鲜空气的阳光下，缓缓步行20~30分钟，不仅可以舒畅身心，增进血液循环，补充身体所需的氧气，增加机体活力，还能促进新陈代谢功能，增强食欲，帮助消化吸收，更有助于夜间安然入睡，效果显著。

有专家主张孕早期可以每天进行缓步慢跑。缓步慢跑时，应当注意气温变化，在穿着轻薄衣服及气候清凉的时候进行。必须注意自己的脉搏，如果静下来10分钟后，脉搏还没有恢复正常，要立即中止。缓步慢跑时，要频频饮水，因为脱水会引起早产。

运动量较小的体育活动，对于正常的妊娠是安全的，既能增强孕妈妈的体质，又能给宝宝以积极的暗示，能使出生后的宝宝性格开朗，体格健壮。

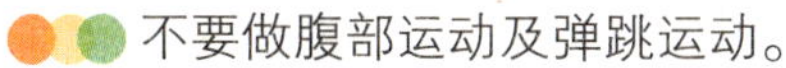

## 孕期不宜做哪些运动

不要做腹部运动及弹跳运动。

不宜做急速、猛力拉扯肢体的动作。

不要参加任何比赛。

运动时，以自身不要感到太累、太疲乏为宜，太热、过多流汗都不宜。

在妊娠期，不要做挑战自身体能极限的运动。

运动时，穿着要舒适一些，尤其是鞋子。

游泳活动只要适度，也是安全有益的。

即使是自己已经做习惯的运动，也应当向医生咨询，征得医生同意并听取医生关于运动量的建议。

# 孕期瑜伽

孕期瑜伽，是近年来新兴的保健时尚运动，对于孕妈妈平安健康度孕极其有帮助作用。除了医生要求必须卧床静养者和孕早期有轻微出血的孕妈妈之外，都可以根据自身的能力，来决定练习时间的长短和强度大小。以适度、舒服、无疲劳感为基本体感原则，做到循序渐进，量力而行，不要强求。

## 01 冥想式

刚开始，可以试做简易好学的冥想式：

动作说明：双脚交叉盘坐，脊柱挺直收腹，双手手掌向下放在双膝上，肩、肘放松，微微自然闭眼，排除大脑杂念，调整正常的呼吸。

运动量：根据自己的身体情况，决定运动时间长短，以舒适为基本原则，逐渐感到身体和意念完全放松和宁静下来。

练习时间，可以坚持在整个孕期中。

放松身心的冥想式打坐，有助于髋关节的伸展，增强柔韧性，对于未来分娩有益。

做冥想式习惯放松一两周以后，可以再试着做第2式动作——站立回旋式。

## 02 站立回旋式

动作说明：站立，双脚平等分开约两脚宽，吸气2~4秒，手心向下，双臂伸直从身体前方慢慢抬起至与地面平行；呼气2~4秒，髋部不动，从腰部扭转，头、臂同时向后转身到最大限度，腿不弯；吸气2~4秒，慢慢还原，保持手臂平伸不放下。然后，按同样顺序做另外一边，身体转正还原以后，呼气放下手臂，换另一边臂做。

注意事项：重复共做三轮，可以持续到孕期结束。此款动式旨在增加脊柱和腰部的柔韧性，有利于未来的分娩。

## 03 呼吸三式

适合所有健康的孕妈妈进行，只要按照介绍的顺序来做就可以。这套动作没有场地限制，只要有椅子就能进行。但切记椅子必须没有轮子，能固定在原地防止打滑，以防跌倒。

**1** 猫姿拱背：坐在椅子上，两脚分开与肩膀同宽，脊椎保持延伸拉长(亦即背打直)；双手环抱肩膀，手朝向肩胛骨的位置移动；吸气把脊椎拉长，吐气拱背，来回五六次。

功效：增加脊椎的活动度，伸展上背，可单独进行，亦可作为暖身运动。

**2** 开胸：坐在椅子上，两脚分开与肩膀同宽，脊椎保持延伸拉长(亦即背打直)。然后，将双手往后放在椅垫两旁，把头往上抬向斜前方做扩胸。停留在扩胸状态，并进行3～5次呼吸(吸气与吐气)。

功效：增加脊椎的活动度，伸展胸部。

**3** 侧弯：坐在椅子上，两脚分开与肩膀同宽，脊椎保持延伸拉长(即背打直)。举起右手，臀部坐稳，下半身不动，将上半身轻轻往左侧弯，再回复到预备动作。再换左手进行，每一侧各做两三次。

功效：增加脊椎的活动度，伸展侧胸。

说明：这3项动作，均能促进呼吸功能。

注意事项：随时保持肩膀放松与脊椎拉长、延伸(背部打直)。

按照说明做运动，不会挤压到腹部。但如果发现腹部被挤压或感到身体不舒服，则应马上停止。

做过瑜伽后，孕妈妈会感觉到神清气爽，精神舒畅，腹中的胎儿宝宝也能充分感受到妈妈的这一份舒畅。

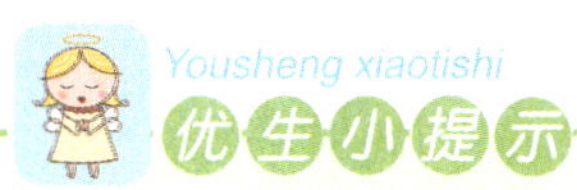


在孕期适当运动、锻炼，能提高血液循环能力，改善肌肉力度和伸缩能力，增强体能和韧带张力，支撑腹中宝宝的重量。因此，适度运动也是重要的胎教内容之一。

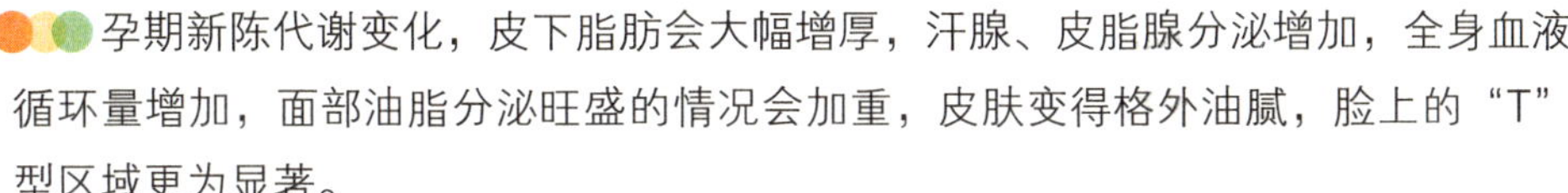

## 皮肤油腻怎么办

孕期新陈代谢变化，皮下脂肪会大幅增厚，汗腺、皮脂腺分泌增加，全身血液循环量增加，面部油脂分泌旺盛的情况会加重，皮肤变得格外油腻，脸上的“T”型区域更为显著。

应当保持皮肤的清洁，不能用作用太强的洗涤剂，最好使用平时用惯的洗涤剂，每天多洗几遍脸；饮食上要多摄取含优质的动物蛋白质和维生素A、维生素

$B_6$、维生素$B_2$、维生素C等食物；颜色深的蔬菜、水果能使皮肤颜色更加漂亮；均衡摄入营养平衡的食物，能使孕妈妈的头发、皮肤及体内各器官得到很好的保护。

## 皮肤干燥怎么办

由于孕激素的大量分泌，有一些孕妈妈的皮肤失去柔软感，略呈粗糙，甚至很干燥，有些区域出现脱皮现象，脸部的色素沉淀也增加。

干性皮肤的孕妈妈不要频繁地洗脸，因为皂碱会将皮肤上的天然油脂洗净，最好改用婴儿皂、甘油皂洗脸；使用能给皮肤增加水分的护肤品，涂抹在干燥区内并轻轻地加以按摩。沐浴时不应浸泡太久，否则容易造成皮肤脱水，可以在水中加一点浴油，使用不含皂质、中性的沐浴露或婴儿香皂；沐浴后，应在全身涂抹润肤油。

要特别注意饮食营养平衡，增加镁、钙等矿物质的摄取，如肉类、鱼、蛋等；还要增加必要的脂肪酸和维生素，如绿色蔬菜、水果、坚果、谷物、牛奶、鱼油、豆类等；在每天的饮食中，减少含兴奋剂的饮品，如咖啡、酒、茶，多喝水。

## 面部色斑怎么办

孕妈妈黑素代谢缓慢，面部多会长黑斑，且孕后不易恢复。妊娠中、后期皮肤会变得敏感，对紫外线抵抗力减弱，皮肤容易被晒黑，面孔出现黄褐斑，额头和双颊出现蜘蛛斑。虽说在产后会不同程度减轻，但孕期还是要不间断采取一些必要的保护措施。

多数孕妈妈的瘢痕会在产后3个月内自然减淡或消失，如果褪不掉，去咨询医学专家，慢慢调理。由于妊娠期是较易发生皮肤炎症的时期，所以即使以前靠得住的产品，也要慎重使用。尽量避免刺激，不要化太浓的妆，散步时一定要涂上防晒油或打遮阳伞、戴遮阳帽子。

## 色素沉淀怎么办

除了面部，孕期的身体肌肤也受到很大影响。本来就有色素沉淀的区域，如乳晕、痣及雀斑，外阴部、大腿内侧及腋窝的颜色会加深，肚子正中央还会出现一条黑色妊娠线。那条黑线是腹肌为了容纳扩大的子宫而放松的结果，生产后自然消退，不必过分担心。黑线及乳晕在产后色泽可能还很深，但过一段时间之后会逐渐淡化至消失。阳光会使原有色素部位颜色加深，直接暴晒紫外线易罹患皮肤癌，最好避免日光直晒，在炽热的阳光下尽量保护好原有色素的皮肤部位。

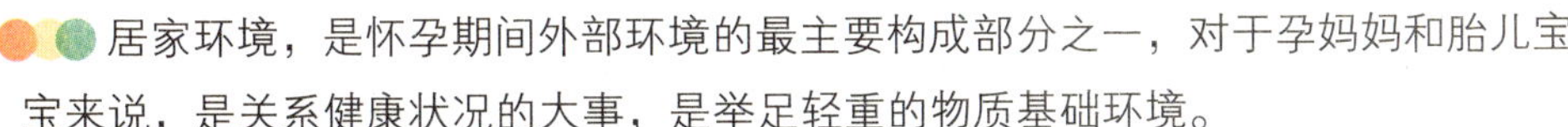

## 调整居室环境

居家环境，是怀孕期间外部环境的最主要构成部分之一，对于孕妈妈和胎儿宝宝来说，是关系健康状况的大事，是举足轻重的物质基础环境。

当然，人们的居室都应当注意清洁卫生。怀孕期间，孕妈妈的居室更加要注意，因为胎儿对环境影响极为敏感，加上小生命抵抗力弱，成年人不在乎的细节，放在胎儿身上可能会引起大麻烦。

居室要整齐清洁，勤扫除。要有较好的通风，多开门窗，使空气流通，给人以清爽感。即使是冬天寒冷时，也要注意每天开窗通风，去除室内污浊的空气，使阳光照入室内。常呼吸到新鲜空气，会令人感到舒适恬静，对孕妈妈的精神和身体都有益，对胎儿生长也有好处。

温度要适宜，切防室温过高或者过低。一般来说，室内温度最好控制在20~22℃。室温太高，如达到25℃以上，会使孕妈妈感到精神不振，头昏脑涨，全身不适，甚至影响到食欲下降。如果室内温度过低，则会影响正常生活，让人不愿意行动，全身发紧，还易引发感冒、咳嗽等症状，对母胎健康都不利。调整室温要注意，夏天可多开窗通风，使用空调或电扇降温，但不能使室温过凉，更不能对着风扇和空调直吹，以免发生感冒或其他疾病。冬天可以暖气调节室温，若以火炉取暖，千万要防止一氧化碳中毒，对母子造成危害。冬季室温也不可高于室外太多，以防温差过大，去户外引起感冒。

空气相对湿度以50%为宜。若相对湿度太低，会让孕妈妈感到口干舌燥、咽喉疼痛、鼻子流血等不适。增加湿度的方法有，在室内摆放水盆，在地上洒水，在炉火上放水壶或暖气片上放水槽，可以增加室内相对湿度，也可以在室内放一些适宜的花草。相反，室内湿度过高，空气潮湿，衣服被褥发潮，会引起消化功能失调、食欲降低、肢体关节酸痛、水肿等。这时，要打开窗门换气，祛除室内潮湿源，也可以打开空调的"除湿"功能键降低室内湿度。

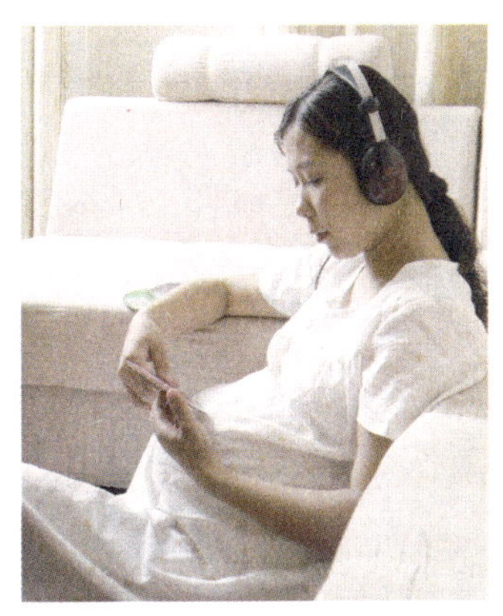

## 饮食科学搭配多样化

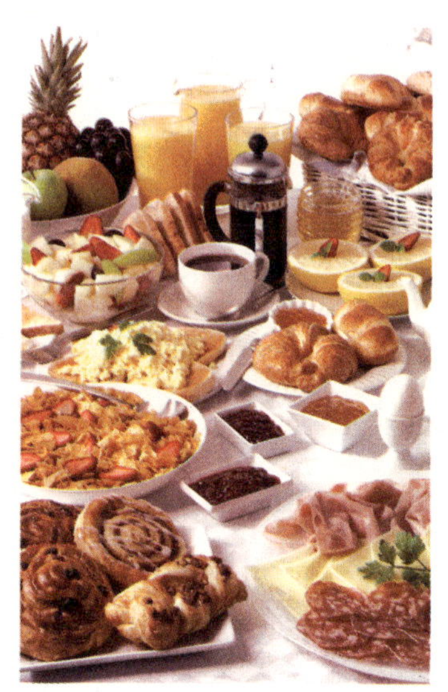

孕早期3个月的饮食原则，提倡富于营养和易于消化，各种营养素要做到均衡搭配，品种多样化。要注意新鲜蔬菜、水果、豆制品、蛋类、瘦肉、鸡、鸭、鱼类等的摄入，适当增加含钙、铁丰富的食品，忌食辛辣食物，注意盐的合理摄入。

人们都知道，人体需要的营养素主要是糖类、脂肪类、蛋白质、维生素及各种微量元素如铁、钙、镁、锌、铜、锰、硒等。发育中的胚胎，同样很需要这一类物质。如果不偏食，把鸡、肉、蛋、鱼、新鲜蔬菜、水果等均衡搭配，一般不会发生营养不良或者其他营养性疾病。妊娠期，人体血容量会增加50%，但只要每天能保证吃进70～100克精瘦肉，就不会发生贫血。因为在同一种食物中，会含有多种营养素。

孕妈妈每日所需的热量为9 196～10 450千焦（2 200～2 500千卡），而一位成年女性每天需要的热量为7 524～9 9196千焦（1 800～2 200千卡），活动量越大，所需热量越多，这个区别并不是很大。与专家建议的一般女性每天需要摄入的营养量相比，孕妈妈所需的营养略高一些，大约为5份或稍多的新鲜水果和蔬菜，2～4份的富含蛋白质和钙的食物，4～6份的谷物、豆类和富含铁的食物，还包括一些脂肪等。

## 吃一点野菜好

野菜养分丰富，与栽培蔬菜比较，蛋白质高20%，矿物质达数十种之多。以蕨菜为例，铁质、胡萝卜素、维生素C的含量分别为大白菜的13倍、1.6倍、8倍。再说马兰头，含铁量是苹果的30倍，是橘子的10倍，超过芹菜与白菜。至于叶酸，每100克红苋菜叶叶酸含量高达420微克，超过栽培蔬菜中含叶酸之冠的菠菜。因此，在孕期的餐桌上添一碟野菜，无疑为胎儿增加了一条营养供给的渠道。野菜污染少，对母胎双方都较安全，味道也佳，还可以激发食欲，能减轻厌食症状，有利于优孕。

## 少脂肪多蔬果

脂肪是怀孕女性不可缺少的养分之一，也是胎儿正常发育所必需的。为保证胎儿的需求，孕妈妈每天应当从食油、动物油、鱼等食物中摄取脂肪酸11~20克。这并不是说脂肪补充得越多越好，因为过多吃入脂肪，可能增加宝宝成年后罹患生殖系统癌症的危险（危险增大2~5倍），而多吃蔬果则可减少婴儿成年后患癌的威胁。健康儿童的母亲多以鱼、谷物、绿色蔬菜、土豆为主食。奥妙在于新鲜水果和蔬菜是富含维生素的宝库，而丰富的维生素A、维生素C、维生素E、叶酸等，能阻止亚硝酸胺的生成。

## 吃酸有讲究

孕妈妈嗜酸有益，因为酸味食品可刺激胃液分泌，提高消化酶的作用力，促进胃肠蠕动，改善孕期内分泌变化带来的食欲下降以及消化功能不佳的状况；加上酸味食物可提高钙、铁以及维生素C等养分的吸收率，有助于胎儿的骨骼、脑及全身器官的发育。怀孕女性宜选食番茄、橘子、杨梅、石榴、葡萄、绿苹果等新鲜果蔬，不要吃人工腌制的酸菜、醋制品，一些人工制品虽然味道也是酸的，但养分已遭到不同程度的破坏，而腌菜中含有亚硝酸盐等致癌物，于母胎双方皆不利。

## 猪肝宜少吃

猪肝富含维生素A，孕妈妈缺乏维生素A可能招致胎儿畸形，食用维生素A过多，同样危险，会导致胎儿耳朵缺陷、独眼、胸腹发育不全等。由于猪肝中维生素A过于丰富，很难掌握摄入量，容易突破800单位的最大限度，所以不提倡孕妈妈在孕初期吃猪肝。所需维生素A宜由萝卜、柑橘、番茄等果蔬提供。如果自己原本很爱吃猪肝，每周限于一次，每次以不超过50克为宜。

## 自制果菜沙拉

选用苹果、香蕉、梨、圣女果、草莓、黄瓜、橘子、猕猴桃等新鲜水果，洗净或去皮，切小块，用市售的沙拉酱搅拌均匀，加入适量酸奶，在微波炉里稍许加热，然后再次拌匀即可食用。自制果菜沙拉用材方便，制作简单快捷，味道鲜美可口，又能为母体腹中宝宝提供充足的营养，还能减轻恶心、呕吐和因妊娠反应造成的厌食症状，令人胃口大开，充分享用美味。

对于工作忙，喜欢在外面买现成的食品食用的孕妈妈，应当特别注意食品质量，选择近期制作出厂，外观新鲜，没有碰撞或破裂，不含色素及防腐剂的食品，不要选择腌熏制品，如腌肉、熏鱼等食品。因为质量不好的食品食用后会引起食物中毒，含亚硝胺高的食品食用后，易引起胎儿畸形。

妊娠期的饮食结构，应当根据生理变化和不同阶段对饮食的不同要求而随时调整。原则上采取少吃多餐的方式进食，什么时候想吃就什么时候吃，想吃什么就吃什么。

**健康小提示**

利用菠萝、柠檬、番茄、脐橙、苹果和梨做材料，来烹煮食物，可以增加食欲，还可以加醋以增添菜色美味。

## 05 本月精选菜谱

### 凉拌芹菜叶

**原料：** 芹菜嫩叶200克，香豆腐干40克，精盐适量，白糖半汤匙，香油1汤匙，酱油1汤匙。

**做法：** 1.将芹菜叶清洗干净，放沸水锅中烫一下即可捞出，摊开晾一下，沥水，剁成细末，撒上精盐拌匀。

2.将香豆腐干放沸水锅中烫一下，捞出切成小丁，撒在芹菜叶末上，加入酱油拌匀即可。

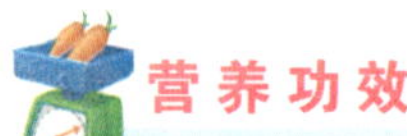

**营养功效**

清凉适口，味道鲜美。含大量钙及叶酸。

### 紫菜虾皮豆腐汤

**原料：** 紫菜、虾皮各10克，豆腐150克，盐、鸡精各1小匙。

**做法：** 1.将豆腐洗净，切条。

2.锅中倒入油烧热，放虾皮炒香，倒入适量水烧沸。

3.放豆腐、紫菜煮2分钟，加入盐、鸡精调味即可。

**营养功效**

紫菜是补碘的好材料，虾皮、豆腐的蛋白质和钙的含量很高。三者搭配做成的汤不仅口味鲜美，营养也十分丰富。

## 蔬菜沙拉

**原料：** 卷心菜100克，番茄1个，黄瓜半根，青椒1个，洋葱小半个，柠檬汁1大匙，蜂蜜、盐各适量，香油少许。

**做法：** 1.把所有准备好的材料分别洗净，卷心菜、番茄、黄瓜均切块备用；青椒、洋葱切圈备用。

2.把切好的材料搅拌均匀，放在盘子中备用。

3.把调味料盐、柠檬汁、蜂蜜混合均匀，淋在蔬菜上，再淋上香油即可。

**营养功效**

卷心菜、番茄、青椒中都含有丰富的多种维生素，如维生素C等，可以提高孕妈妈身体的免疫力。

## 青豆炒牛肉

**原料：** 牛肉100克，青豆角150克，姜片1.5克，蒜蓉少许，油500毫升，沸水50毫升，芡汤25毫升，湿淀粉、胡椒粉适量。

**做法：** 1.将青豆角洗净切段；牛肉洗净，滴干水，按横纹切薄片。

2.用油15毫升起锅，将青豆角放入锅中，加精盐、沸水煸至九成熟，倾在漏勺里，滤去水分。

3.烧锅下油500毫升，将牛肉用油烧至刚熟，倾在笊篱里。

4.利用锅中余油，放入姜、蒜蓉和青豆角，翻炒数下，加入牛肉，用芡汤、湿淀粉、胡椒粉调匀打芡，加明油5毫升，炒匀上盘。

**营养功效**

此菜营养丰富，内含蛋白质、脂肪、胆固醇、钙、磷、铁、维生素$B_1$、$B_2$等。

## 姜蓉羊肉羹

**原料：** 姜25克，羊肉100克，胡萝卜、金针菇各30克，香葱10克，香油、料酒、盐、鸡精各1小匙，水淀粉1大匙。

**做法：** 1.将材料分别洗净，切成碎粒。

2.锅内放油烧热，放羊肉末、料酒，炒变色后放胡萝卜粒，加适量水烧沸，放入金针菇、姜末，再开锅放入盐、鸡精，勾芡，淋香油，撒香葱末即成。

**营养功效**

姜是天然的止吐良药，羊肉可以补充体力，保护胃黏膜，养胃补血。加上蔬菜，荤素搭配，有缓解孕吐的作用，并能补充多种营养。

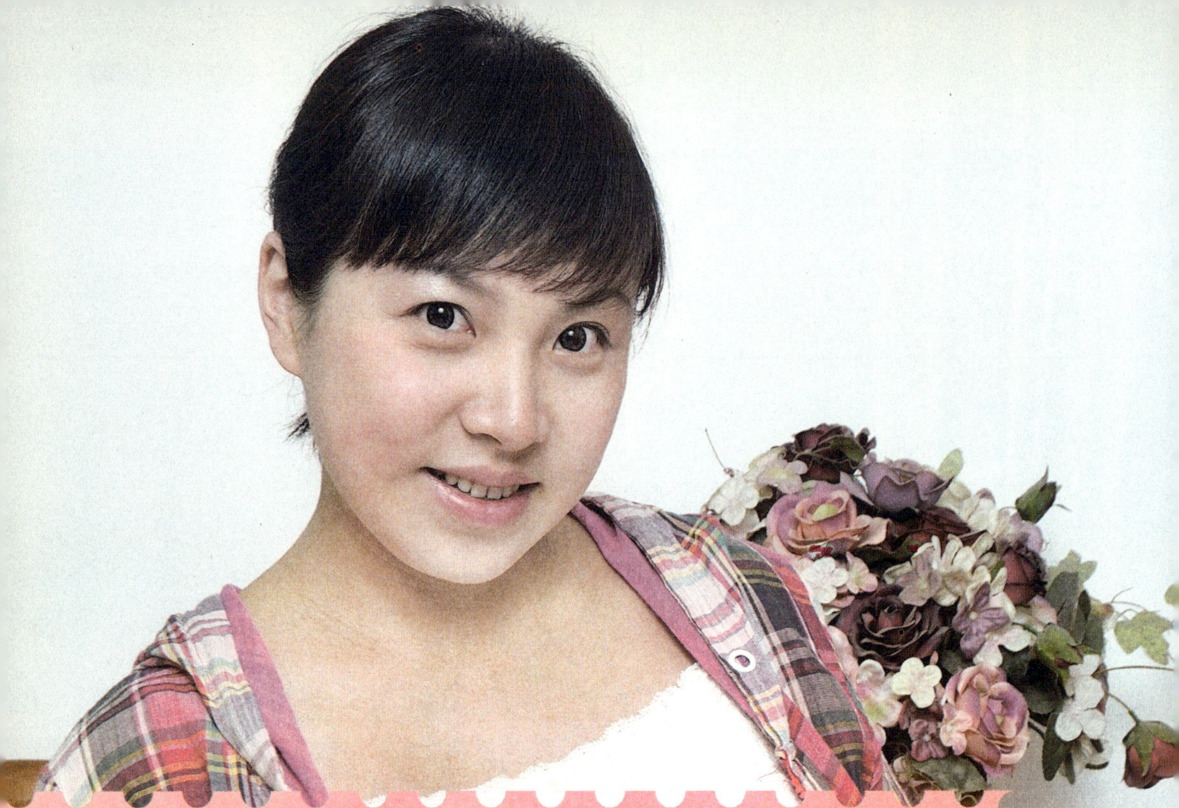

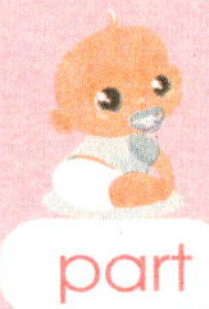

part 03

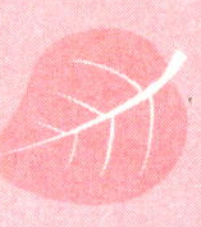

# 孕中期

到了孕中期，胎儿变得越来越灵活了，可以自己在羊水的海洋里翻跟头了，偶尔还抓过脐带玩一玩，真是不亦乐乎！胎教不是孕妈妈一个人的事情，准爸爸要和孕妈妈一起进行各种有益的胎教，但也要注意适时适度，科学合理实施。

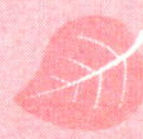

DI SI GE YUE（13~16 ZHOU）
第4个月（13~16周）

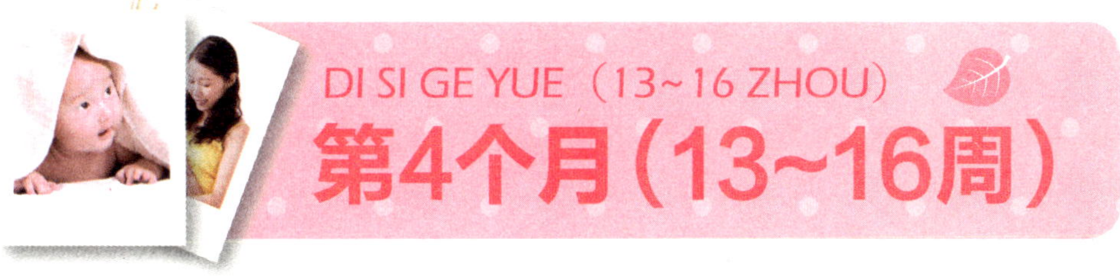

## 01 胎儿和母体的变化

### 胎儿情况

胎儿身长10~17厘米，体重约120克，皮肤颜色发红，光滑透明，能透过皮肤看见血管。皮肤上有少量的细毛，即胎毛或称毳毛。外生殖器可以分辨出性别，胎心搏动增强。胎儿在羊水中运动，并且已经会吞咽羊水和排出尿液，手指甲和脚趾甲也长出，手指指纹已经出现。胎盘形成良好，胎儿的营养来源主要依靠胎盘。胎儿这时已经会皱眉、做鬼脸，也会吮吸手指，做这些动作有利于大脑发育。

### 母体情况

子宫底在脐与耻骨联合之间，下腹部微微隆起，用手可摸到增大的子宫。整个子宫已经被胎儿、胎盘和羊水占满。妊娠趋于稳定，妊娠反应消失，食欲变好。开始感受到胎动。这个时期流产的机会大大减少，母体因为腹部明显增大，原来的衣服开始不合体，孕妇装会装扮得孕妈妈更加充满幸福满足感。

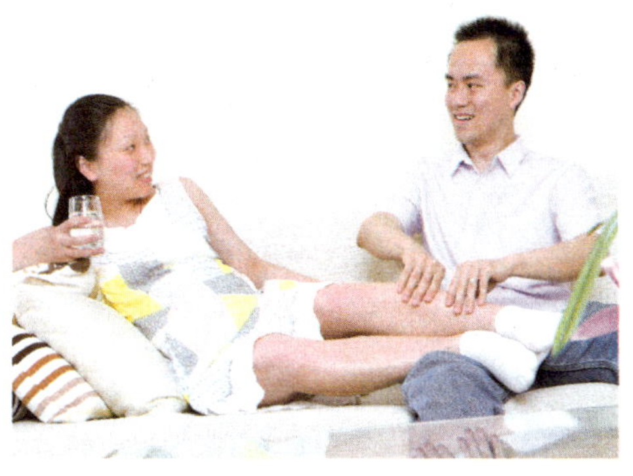

# 02 本月优生知识

## 进入安定期

安定期，一般是指胎盘形成后的妊娠中期，一直到孕晚期之前的一段时间。在这个时期中，流产发生的威胁降低，孕妈妈的健康状态比较稳定，早孕反应症状逐渐消失，食欲恢复，身体状况较佳。

进入安定期，孕吐及胸部压迫感等令人不舒服的症状消失，身心安定，因此而被称为安定期。为了使胎儿发育良好，必须摄取充分的营养，蛋白质、钙、铁、维生素等营养素也要均衡，不可偏食。有可能出现妊娠贫血症，因此对铁质的吸收尤其重要。尿频与便秘现象渐渐恢复正常，但阴部分泌物仍不减少，容易受病菌感染。每天应淋浴，并勤换内衣裤。由于孕妈妈流产的可能性已减少很多，因此外出旅行、出差、夫妻性行为等都不必再禁忌。

为了促进胎儿在母体内很好的发育，应当注意一些生活细节:

**衣着:** 要宽大，胸罩、裤带不宜太紧，以保证胎儿生长、活动不受限制。

**卫生:** 经常洗澡更衣，保持皮肤清洁，促进新陈代谢，以增进身体健康。不穿高跟鞋。

**家居:** 居住房屋空气要流通，应注意居家环境清洁。

**乳房:** 经常用肥皂或酒精擦洗乳头，以免日后哺乳时乳头破裂，容易感染得乳腺炎。乳头过短要经常向外牵拉，如果有乳头凹陷(俗称“马口奶头”)，应当坚持做向外牵引，使乳头逐渐突出，以便婴儿能吮吸。

**营养:** 胎儿长得快，要特别注意营养供给，多吃含蛋白质食物、维生素及矿物质(铁、磷、钙)。必要时可补充硫酸亚铁及葡萄糖钙片。这样以保证自身及胎儿生长所需要的养料，还要储备为分娩和哺乳时的营养供给。

## 胎动的规律

从妊娠第12周起，胎儿大多数器官形成，开始逐渐具备生理功能，四肢功能也开始完善，已经能有微弱的活动，只是母体还不能感受到。

到妊娠16周时，胎儿身长达到14厘米左右，四肢活动范围稍大，母体可以感受到胎动；到妊娠20周时，胎儿儿身长达到20厘米，四肢活动明显增加，多数母亲可以感受到胎动，夜间更为明显。妊娠29~38周是胎动最频繁时期；接近足月，胎动相应略为减少；过期妊娠，胎动次数减少。

胎儿活动的方式有4种：蠕动、踢撞、搅动和呃逆运动。一般每小时3~5次，12小时内胎动次数为30~40次。妊娠6个月起，胎儿会有剧烈的踢脚和冲撞；产前3个月左右有缓慢蠕动或扭动。胎动强的宝宝，出生后6个月内动作发展快。

正常情况下，一昼夜胎动强弱和次数有一定的变化。一天中，以早晨次数最少，下午6时以后增多，晚上8～11时是胎动最活跃的时间。这说明，胎儿有自己的睡眠和觉醒规律，称为胎儿生物钟。胎动的强弱和次数个体差别很大，有的2小时内达到100次以上，有的却只有30~40次。

胎动，还与孕妈妈的性格、情绪、爱好和外界环境的声音、光线和宫内压力有关。例如，有巨大的声响、强光的刺激、触压母体腹壁等，都会使胎动次数增加。

## 计数胎动

作为准父母，学会家庭监测胎儿的信息，是“荣任”父母之前的一件功课，也是呵护、守望小生命的一项责任。

胎动，是胎儿在宫内安危的一个重要指标，通过胎动计数，可以了解胎儿在宫内的情况。

胎动减少是胎儿宫内缺氧的重要信号，常见于胎盘功能减退、胎儿宫内缺氧。但胎动过频，往往是胎动消失的前驱症状，也应当引起重视。

从妊娠中期开始，孕妈妈渐渐地能感觉到胎动。

胎儿主要有两种动作：一种是旋转运动，胎儿翻身，回转躯干；另一种是单纯四肢运动，拳打脚踢。12小时胎动总数随孕周变化，32周时最频繁，以后逐渐减少。

计数胎动的方法：仰卧，把手放在腹部，动一次计一次数。可在每天早、午、晚各测一次，每次1小时，然后把3次计数相加再乘4，得数即12小时胎动次数。如果做不到每天测3次，可选择晚上临睡前固定测1小时。

正常胎儿每小时胎动不少于3~5次，12小时在30~40次以上，不少于20次。否则，应立即请医生检查。胎动次数应当做记录，怀孕28周以后应当每天记录。

监测好胎动情况，是掌握好孕期胎儿健康的晴雨表。

## 孕中期产检

怀孕中期的定期产检必不可少。在妊娠15~18周期间，需要根据医生的建议，做一次产前诊断，通过对胎儿进行特异性检查，以判断胎儿是否患有先天性或遗传性疾病。有以下情况的孕妈妈需要做产前诊断：近亲结婚者；35岁以上的大龄孕妈妈；分娩过染色体病患儿的孕妈妈；有过自然流产史或死胎史的孕妈妈。

另外，这个阶段还应当检查一下母婴血型是否不合。

血型不合有两类：一类是ABO血型不合。一般指妈妈的血型为O型，爸爸的血型为A、B或AB型，ABO血型不合溶血病常见于第1胎。另外一种是Rh血型不合。当妈妈血型为Rh阴性，爸爸血型为Rh阳性时，会使妈妈对胎儿的血液产生抗体，第1胎胎儿发病的可能性较小，分娩次数越多，发病率越高。这类血型不合病情重，常会引发流产、死胎、严重的新生儿溶血性黄疸症等。

妥善保管和经常查询首次产检时产科医生交代给自己的《母子健康手册》，按照手册上面的提示，自我监测健康情况，按照要求和与医生的约定，及时到医院进行例行产前检查。这样做很重要，也很必要。

## 孕中期性爱

早孕反应严重的前3个月，有可能冷落了丈夫。而从现在起，流产的威胁减少，孕妈妈会突然发现，自己也有些迫不及待地需要享受来自先生的两性抚爱。享受那一份私密的两性情事、男欢女悦，在孕中期可以尽情地享受一番“性福”。

妊娠中期，不用再为避孕而烦恼，性生活质量会得到改善。加上孕期激素的作用使女性更富于魅力，会变得更性感。有很多女性在怀孕的部分时间里，能感受到前所未有的快感，享受“性福”。

怀孕初期的呕吐和疲惫，几乎令人提不起任何“性趣”来。而到了怀孕后期，笨重的身体则不适于性爱。但在妊娠中期，更多的血液流向骨盆，在夫妻亲热时能增加器官敏感性，更容易达到性高潮。有很多女性在怀孕中期才尝到了高潮的滋味，甚至多次高潮而不用担心会伤害到胎儿，除非遇到胎盘前置等特殊情况外，一般人都可以在孕中期尽情地享受性爱。

当然，男欢女爱、享受“性福”的欢娱时候，只要注意观察身体和胎儿发

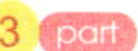

育情况，不必压制激情。享受孕期的最好办法就是放松心情。如果觉得自己对“性”没有心情，则可以尽量制造一些亲密的气氛，让先生给自己梳一梳头发，揉一揉脚，按摩一下后背和肩膀，在交流和亲昵的举止中，营造两个人的亲密无间气氛。

进入妊娠期4个月以后，胎盘形成，胎儿在母体子宫内也稳定下来，流产的危险也比孕初期小。孕妈妈早孕反应消失，性器官分泌物增多，性感受能力较强，可以愉快、适度地享受性爱。但要注意，性生活不能与孕前完全相同，在次数和强度方面要有所节制。

## 孕中期心理误区

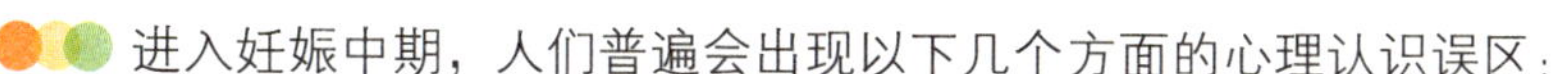

进入妊娠中期，人们普遍会出现以下几个方面的心理认识误区：

认为自己在这个时期很稳定，一般不会出什么问题，不一定非去医院检查了。

为了确保自己和胎儿的健康平安，最好少活动，就连家务活都不敢插手了。

丈夫、家人和朋友一直过度呵护，孕妈妈的心理依赖性增强了。

虽然距分娩时间还有一段时间，但孕妈妈已开始感到有压力了。

### 应对策略

进入健康安定期以后，对于母胎平安的注重丝毫不能松懈。

**定时体检：**千万不能在心理上有所放松。因为妊娠中期也可能会出现妊娠高血压综合征和贫血等症状。因此，一定要按时到医院接受检查。

**积极活动：**适当地活动，做一些用力轻柔、徐缓的家务；继续正常上班，可以增强孕妈妈的肌肉力量，对日后分娩有一定帮助，还能振奋精神，对于保持稳定、健康的心理状态大有益处。

**作产前准备：**对分娩隐约产生恐惧时，学习一些分娩知识，并和家人一起为未出世的宝宝准备一些必需品。这样，能使心情好转，会对分娩从恐惧逐渐变为对宝宝急切的盼望。

**避免不良刺激：**应当尽量避免让孕妈妈听到胎儿畸形、损伤及死亡的事情，避免对心理造成不良刺激。

## 避免孕期焦虑

在整个孕期，孕妈妈应当情绪稳定、正常，不要出现过于焦虑、悲伤和愤怒的情绪，否则不仅对自身健康不利，也会给胎儿带来不良影响。

然而，出现焦虑情绪却是难免的。孕期焦虑情绪，主要来源于对生育本身的恐惧感。怕产痛、怕难产、怕产畸形儿，甚至对生男生女也忧心忡忡；有些孕妈妈会因为家庭或工作原因产生长期焦虑情绪。如果焦虑情绪持续太长时间，会让人坐卧不安，消化系统和睡眠质量也会受到影响，甚至会使胃酸分泌过多，发生溃疡病；妊娠期的高血压综合征也与焦虑和情绪紧张有关。

焦虑情绪还会使胎儿胎动频率和强度倍增，胎儿在母体内长期感受到孕妈妈的焦虑而不安，会影响健康发育，出生后可能有瘦小虚弱、体重较轻、躁动不安、喜欢哭闹、不爱睡觉等非正常的情况。母体在孕期的紧张、焦虑情绪，还会导致婴儿发生腭裂、唇裂类缺陷。

孕妈妈发怒时，血液内激素水平会急剧增加，这些物质也会通过血液循环经胎盘进入胎儿体内，影响到胎儿的功能。胎儿会把母亲的情绪奇特地复制并且承袭下来，出生后在性格和情绪上还原母体的这些不好影响。

发怒，会导致母体血液中白细胞减少，从而降低机体的免疫功能，使孩子的抗病力减弱。

孕期也不宜开怀大笑。孕妈妈大笑，会使腹部猛然抽搐，不利于胎儿稳定，在孕早期会导致流产，并且会在孕晚期诱发早产。

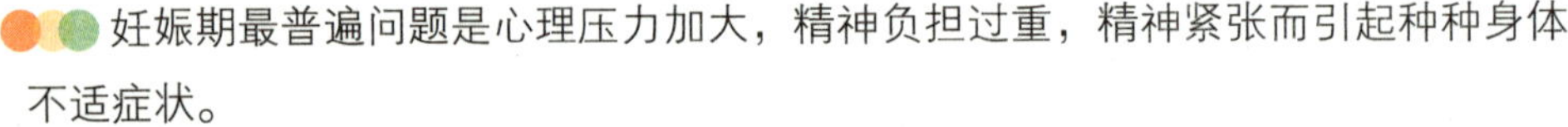

## 学习精神松弛法

妊娠期最普遍问题是心理压力加大，精神负担过重，精神紧张而引起种种身体不适症状。

孕妈妈应当懂得，保持轻松愉快的心情很重要，不要让莫名的烦恼来影响到自己。应对常常在孕期发生的精神紧张状况，这里介绍精神松弛的方法，可以自己做一做。

所谓精神松弛法，关键在于通过注意力的集中或者转移的方法，能够自主地放松自己的紧张情绪。

用全身放松的姿势，坐在地毯或者沙发上，不要让任何人、任何事情来打扰自己。以轻松的姿势坐好以后，先环视一下屋子的环境，在视力所及的范围内选择出三样物品来，可以是墙壁上的某一幅画，也可以是屋子里某一件摆设品，或者一个茶杯、一本书、一只钟表……

选择以后，集中自己的注意力，分别对自己的选择物品依次凝视。以物品的局部为佳，如画上面的一片叶子、摆设品的一个细节、茶杯的一条花纹、书刊封面上的一个花饰、钟表上移动的秒针等。

凝视的时间由自己控制，不必具体限时，但要在凝视过程中，对这件物品留下深刻印象，集中视线要在5秒以上。

完全身心放松地凝视三件物品以后，就会发现，自己原先紧张的精神状态，放松下来了。掌握精神松弛法以后，就能很快地放松心情，在今后的生活中受益。

## 03 本月胎教方案

### 本月音乐胎教

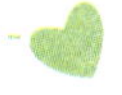

人们一般认为，孕妈妈听的音乐应该以轻柔的为主，实际上，胎教音乐应该更加多元化一些。因为，不同的旋律、不同的节奏会带给胎儿不一样的感受和影响。胎教是一种比较微妙的教育方法，目的在于控制母体内外环境，免除不良刺激对胚胎和胎儿的影响，其中包括情绪训练。

实施音乐胎教，是以音波刺激胎儿听觉器官，从妊娠16周起，便可以有计划地实施。每日1～2次，每次15～20分钟，选择在胎儿觉醒有胎动时进行。

一般在晚上临睡前比较合适，可以通过音响直接播放，声源应距离孕妈妈1米左右，音响强度以65～70分贝为宜。不要有低音炮和架子鼓的声音，乐曲选择悠扬一些的较好。也可以使用市售的胎教传声器，直接放在孕妈妈腹壁胎儿头部的相应部位，音量的大小可以根据成人隔着手掌听到传声器中的音响强度，亦即相当于胎儿在子宫内所能听到的音响强度来调试。腹壁厚的孕妈妈，音量稍大一些；腹壁薄的孕妈妈，音量应适当小一些。

胎教音乐的节奏宜平缓、流畅，不带歌词，乐曲的曲调应温柔、甜美。但要注意千万不能把收录机直接放在妈妈腹壁上给胎儿听。

在胎儿收听音乐的同时，孕妈妈亦可选择自己喜爱的各种乐曲，并随着音乐表现的内容进行情景的联想，力求达到心旷神怡的意境，借以调整心态，增强胎教效果。

## 推荐经典名曲

向孕妈妈推荐孕期可选来经常欣赏的十首世界经典名曲，有兴趣的，不妨试着听一听。

普罗科菲耶夫的《彼得与狼》——美丽的童话故事，以音乐形象表现出来。

德沃夏克的e小调第9交响曲《自新大陆》第2乐章——舒畅、徐缓的乐章，有利于抚慰焦躁的情绪。

约纳森的《杜鹃圆舞曲》——特别适合在早晨睡醒后听，让一天都拥有好心情。

格里格的《培尔·金特》组曲中《在山魔王的宫殿里》——感受力度与节奏，美丽的童话境界以音乐形象化表现。

罗伯特·舒曼的《梦幻曲》——感受清新与自然，流畅优美的旋律如泣如诉，特别适合把音量调到若隐若现状态下听。

约翰·施特劳斯的《维也纳森林的故事》——感受春天早晨的气息，每一组音符都能愉悦人的情绪。

贝多芬的F大调第6号交响曲《田园》——交响乐佳作，在细腻的乐章中享受宁静。

老约翰·施特劳斯的《拉德斯基进行曲》——轻快、活泼，在激情澎湃中感受无限活力。

勃拉姆斯的《摇篮曲》——在乐曲声中与宝宝说一说悄悄话，特别适合孕妈妈表达自己对孩子无尽的爱意。

维瓦尔第的小提琴协奏曲《四季·春》——变幻的乐章听来令人浮想联翩，能充分体验春天感受到的盎然生机。

适宜让自己和胎宝宝接触多元的艺术，接触不同演奏形式，不同艺术风格的乐曲，不管是欢快的、凝重的、沉静的、梦幻的、激情的、淳朴的，在音乐的海洋中汲取营养，培养胎宝宝的艺术潜能。

# 本月抚摸胎教

每一个孩子都喜欢父母的爱抚，小家伙喜欢隔着肚皮，享受来自爸爸妈妈定时的爱抚。

实施抚摸胎教的好处是，经常受到父母爱抚的孩子长大后遇事更冷静沉着，反应更机敏。

抚摸胎教，是准父母与胎儿宝宝之间最早的触觉交流。通过抚摸孕妈妈的腹部，使腹中的宝宝感觉到父母的存在并作出反应。

## 抚摸胎教的益处

可以锻炼胎儿宝宝皮肤的触觉，并通过触觉神经感受体外的刺激，从而促进宝宝大脑细胞的发育，加快胎儿的智力发展。

能激发起胎儿宝宝活动的积极性，促进运动神经的发育。经常受到抚摸的胎儿，对外界环境的反应也比较机敏，出生后翻身、抓握、爬行、坐立、行走等大运动发育都能明显提前。

进行抚摸胎教的过程中，不仅能让胎儿感受到父母的关爱，还能使孕妈妈身心放松，精神愉快，加深了一家人的情感交流和联系。

## 抚摸胎教的4种方法

来回抚摸法，实施月份：怀孕3个月以后，可以进行一些来回抚摸的练习。

具体做法：孕妈妈在腹部完全松弛的情况下，用手从上至下、从左至右，来回抚摸。

注意事项：抚摸时动作宜轻，时间不宜过长。

方法 2

触压拍打法，实施月份：怀孕4个月以后，在抚摸的基础上可以进行轻轻地触压拍打练习。

具体做法：孕妈妈平卧，放松腹部，先用手在腹部从上至下、从左至右来回抚摸，并用手指轻轻按下再抬起，然后轻轻地做一些按压和拍打的动作，给胎儿以触觉的刺激。刚开始时，胎儿不会作出什么大的反应。但是，孕妈妈不能灰心，一定要坚持长久地有规律地去做。一般需要几个星期的时间，胎儿就会有反应，如身体轻轻蠕动、手脚转动等。

注意事项：开始时每次5分钟，等胎儿作出反应后，每次5～10分钟。在按压、拍打胎儿时，动作一定要轻柔，孕妈妈还应随时注意胎儿的反应，如果感觉到宝宝用力挣扎或蹬腿，表明胎儿不喜欢，应当立即停止。

方法 3

推动散步法，实施月份：怀孕6～7个月以后，当孕妈妈可以在腹部明显地触摸到胎宝宝的头、背和肢体时，就可以增加推动散步的练习。

具体做法：孕妈妈平躺在床上，全身放松，轻轻地来回抚摸、按压、拍打腹部，同时也可用手轻轻地推动胎儿，让胎儿在宫内“散一散步、做一做操”。

注意事项：最好能在医生的指导下进行，以避免因用力不当或过度而造成腹部疼痛、子宫收缩，甚至引发早产。每次5～10分钟，动作要轻柔自然，用力均匀适当，切忌粗暴。如果胎儿用力来回扭动身体，孕妈妈应立即停止推动，可用手轻轻抚摸腹部，胎儿就会慢慢地平静下来。

方法4 亲子游戏法，实施月份：怀孕5个月以后，开始有胎动，就可以进行亲子游戏。

具体做法：每次游戏时，孕妈妈先用手在腹部从上至下、从左至右轻轻地有节奏地抚摸和拍打，当胎儿用小手或小脚给予还击时，孕妈妈可在被踢或被推的部位轻轻地拍两下，稍过一会儿胎儿就会在里面再次还击，这时孕妈妈应改变一下拍的位置，改变拍打的位置距离原拍打的位置不要太远，胎儿会很快向改变的位置再作还击。这样每天反复几次，别有一番情趣在其中。

### 胎教小提示

这种亲子游戏最好在每晚临睡前进行，此时胎儿的活动最多。但时间不宜过长，一般每次10分钟即可，以免引起胎儿过于兴奋，导致孕妈妈久久不能安然入睡。

## 抚摸胎教注意的问题

抚摸胎教应当有规律性，每天2次，坚持在固定的时间进行，这样胎儿才能心领神会地在相应的时间里作出反应。

抚摸胎儿宝宝之前，孕妈妈应排空小便。抚摸胎儿宝宝时，孕妈妈要避免情绪不佳，应当保持稳定、轻松、愉快、平和的心态。

进行抚摸胎教时，室内要保持环境舒适，空气新鲜，温度适宜。

进行抚摸胎教时，如能配合对话胎教和音乐胎教等方法，效果会更佳。

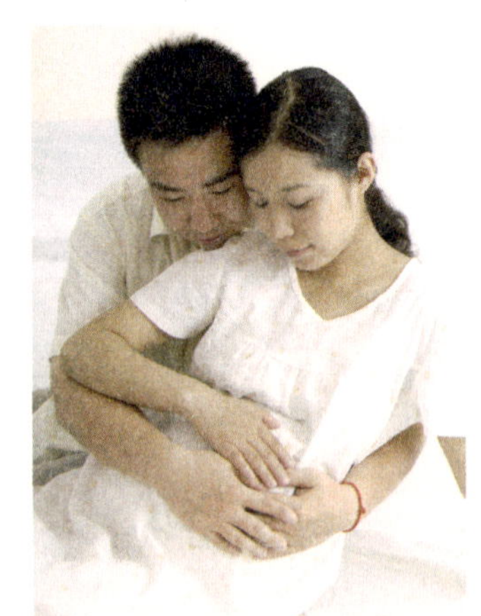

值得提醒的是下面这些情况不宜实施抚摸胎教：一般在孕早期以及临近预产期不宜进行抚摸胎教；有不规则子宫收缩、腹痛、先兆流产或先兆早产的孕妈妈，不宜进行抚摸胎教，以免发生意外；曾有过流产、早产、产前出血等不良产史的孕妈妈，也不宜进行抚摸胎教，可改用别的胎教方法替代。

# 04 本月生活与饮食指导

## 适宜孕中期的运动有哪些

一般来说，在早孕反应消失以后，就可以安排活动，每次活动时间不要太长，以20分钟左右为宜。如果感到疲劳随时可以停止，不必勉强自己。

进入妊娠中期，孕妈妈会开始感到自己的精力有所恢复，原来十分疲惫不堪的身体变得恢复了活力。此时，适度的体育锻炼，不论对母体健康，还是对将来宝宝的顺利分娩都大有好处。可以打乒乓球、托排球、快步走、慢跑、跳慢节奏舞、练太极拳或瑜伽等。这些活动量适中的有氧运动，不仅适宜孕期，也比较适合女性作为坚持长期锻炼的项目。

孕期参加体育锻炼的前提是没有先兆流产的迹象，身体基本素质不错。锻炼时间每次不宜超过半小时，运动量以活动过程中心跳每分钟不超过130次，运动后10分钟内能恢复到锻炼前的心率为限度。

## 旅行注意的问题

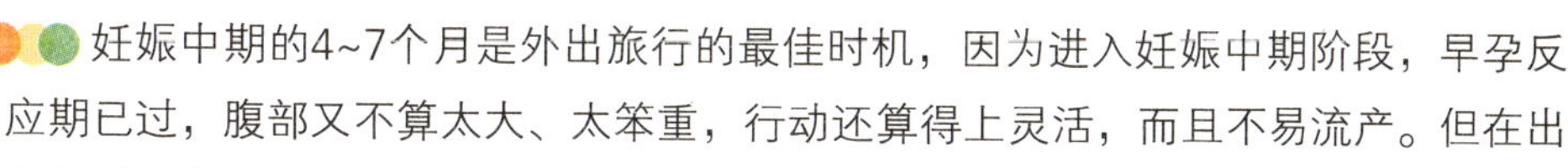

妊娠中期的4~7个月是外出旅行的最佳时机，因为进入妊娠中期阶段，早孕反应期已过，腹部又不算太大、太笨重，行动还算得上灵活，而且不易流产。但在出行之前，务必找到医生，确认自己有没有不安全因素，排除早产、流产的先兆。

安排外出旅行的计划，不要忘记自己已经怀孕的事实，要尽量避免比较劳累的日程和计划，把旅行安排成真正的休息和放松时段。

不宜进行海水浴，因为海水不像温泉浴那样，水多半比较凉，容易引起子宫收缩，不能使胎儿安宁。

长时间保持一种姿势，会使人感到疲劳。因此，能在车厢内自由走动的火车是较佳选择。如果乘汽车，建议每小时都能够停下来，下车到坚实的地面上走一走。

要充分考虑到能够经常去洗手间。如果能够了解到可能遭遇堵车的情况，最好为自己准备好便携式便溺器。

选择在某个旅行地的逗留期，以2~3天为宜。

旅行途中，吃饭比较简单，为减少排便会喝水较少，极其容易发生便秘。途中安排饮食的时候，别忘记自己怀孕的事，要多吃新鲜蔬菜、水果，多摄取水分。

外出散一散心，可以更换环境，开阔胸怀，提升精神，呼吸新鲜空气，观赏美景，有利于身心健康。

但必须注意：不可盲目外出，外出前要进行体检，征得医生同意。如果医生根据孕妈妈身体情况不同意外出，则应当听从医生劝告。不可单独外出。外出旅行有很多繁杂的事宜，有人伴同，可减少许多劳累，免除身体劳累，精神紧张。

带上病历记录。出发前一定要带上备医记录，事先找好目的地的医院和电话、地址，以备不时之需。

旅游途中要注意防寒保暖，根据气候变化，随时增减衣服。外出要多带宽松的衣物，常洗常换，讲究个人卫生。行程不要安排得太紧凑，不要多分劳累，要多安排停留时间，使自己有充分的休息时间。

旅游途中还要特别讲究饮食卫生，饭前便后要洗手。不管沿途摊点的食物有多大的吸引力，都不能随随便便吃。饮水最好自备，不要买小贩叫卖的饮料。

在旅游途中运动量不宜过大，要注意劳逸结合，保证充足的睡眠。行走途中要选择平路，避免陡坡。走路要慢，步态要稳，防止滑倒跌跤。

对有噪声、烟尘、辐射等污染严重的场所及疫区，要及时避开，以免对身体造成危害。登山要控制在海拔1 000~2 000米高度之内。

## 如何选择护肤品

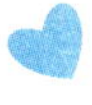

保持皮肤表面的润泽、弹性、色调和健康，是肌肤美丽的关键。在孕期，要特别注意选择天然成分的护肤品。

护肤保养品的主要功能，是保持皮肤水分，使皮肤润泽而维持良好弹性。因此，拥有这些功能的保养品，当推首选。

选择护肤品时，宜按照每个人不同的肤质考虑。干性皮肤者，应当选择较油性的化妆品；油性皮肤者，则要考虑含水分多的产品。妊娠期选择保养皮肤的护肤品，则还要充分考虑到，护肤品中香料、颜料、维生素及其他营养添加剂的成分和比例，否则，妊娠期更加敏感和娇嫩的皮肤容易引起化妆品过敏，对皮肤造成危害。

不适当的化妆品使用，会引起皮肤过敏甚至产生黑斑。孕前使用习惯的化妆品，也要重新审视一番，防止因为长期刺激皮肤引起色素沉积，甚至引起过敏性皮肤炎症。

妊娠期间，皮肤油脂分泌旺盛，有些人会在这期间出现暗疮。除了要做好皮肤保洁之外，不宜使用含油成分过高的化妆品。

一般来说，水质天然植物类制剂，尤其是添加剂少的化妆品，当为妊娠期首选。

适度化妆，能使女性更加漂亮，更富于魅力。但在孕期化妆却要特别注意，防止化妆品使用不当伤害到胎儿。

## 孕中期的营养原则

怀孕期间，胎儿一切成长所需要的营养素皆来自于母体。因此，孕期营养的供给一方面为维持孕妈妈本身正常需要，另一方面提供胎儿发育需求，并为日后生产与哺乳作准备。

孕期营养指标，可以参考体重情况。

胎儿长大、羊水增多、胎盘增大、乳房增重、血液和组织液增多、母体脂肪增加，是孕妈妈体重增加的原因。

母体体重的正常增加，是营养良好的重要指标。专家认为，怀孕期间总体重增加以10~15千克较为理想，孕前体重偏低的孕妈妈在孕期体重可以增加得多一点；反之，孕前体重偏高者则应当适度节制。总之，体重的增加应当是渐进式的，最初3个月平均为1~2千克，中后期大约每周增加0.5千克。

现代人营养的摄取较以前改善很多，也比较注意产前的照顾，相对体重也会增加比较多。再加上很多女性为保持身材常常会节食，怀孕后如果解禁，尽情满足口腹之欲，体重增加2千克以上的现象非常普遍。另一个造成体重过量增加的原因，是母体内水分积蓄太多。因此，容易引起一些并发症，诸如妊娠毒血症（主要症状为高血压、水肿、尿蛋白等）、妊娠糖尿病（可能形成巨婴症，增加难产发生；而且婴儿出生时易因血糖突然降低，造成危险）。如果引发了妊娠毒血症，医生会要求孕妈妈卧床休息，避免血压升高，并摄取高蛋白质食物。如果孕妇本身属肥胖体质或家族有糖尿病史，则要小心妊娠糖尿病的发生。在治疗过程中，仍然以饮食控制为优先，这是最不容易伤害到胎儿的方案。

## 培养好的饮食习惯

定时：无论每一天的工作有多么忙碌，也应当“把吃饭的时间还给自己”。最理想的吃饭时间为早餐7～8点，午餐12点，晚餐6～7点；吃饭时间最好用30～60分钟，进食过程要从容，心情要愉快。

定量：抽出一点时间，了解一些营养知识，合理搭配。每餐各占一天所需热量的1/3，最好要呈倒金字塔形，早餐丰富，午餐适中，晚餐量少。

定点：养成定点吃饭的习惯。如果希望未来宝宝能坐在餐桌旁专心进餐，那么现在孕妈妈吃饭时，就应当固定在一个安静、温馨的地方，尽量不被干扰、影响、打断用餐。

营养均衡多变化：多变化食物的种类，每天吃多种不同的食物，营养素会容易充足。

以未加工的食物为主：尽量多吃原生类食物，如五谷、青菜、新鲜水果等；烹调方式以保留食物原味为主，少用调料，少吃垃圾食品、油炸食物和市售的成品食物吃，让宝宝在胎儿期就习惯于健康有益的饮食模式。

饮食习惯，每一天、每一餐都涉及，利用妊娠期间的“绿色”健康进食规律，养成良好的饮食习惯，不仅仅是孕期受益，将来育儿阶段对宝宝有益，而且是让自己受益一生的好事。

## 05 本月精选菜谱

### 肉皮冻

**原料：** 猪肉皮500克，黄豆50克，酱油150毫升，精盐20克，葱50克，姜25克，花椒3克，桂皮3克，大料2克，水适量。

**做法：** 1.先用水将黄豆洗净后煮成半熟。

2.猪肉皮刮洗干净，用沸水烫一下，捞出后用凉水冲凉，片去肉皮内面的肥肉，切成条。

3.葱洗后切段；姜洗净切片；花椒、桂皮、大料用纱布包成料包。

4.将肉皮放入锅内，加入水、酱油、精盐、葱段、姜片。

5.放入香料包煮熬，撇出浮沫和浮油，放入黄豆，一直到熬成金红色并且汤汁变浓时，拣出葱、姜，取出料包，倒入盆内，晾凉后放入冰箱内冷却。

**营养功效**

味道醇香，柔韧，透明，形似琥珀。含有丰富的动、植物蛋白质、脂肪、多种维生素和矿物质，猪皮中含有丰富的胶质蛋白，有活血、止血作用，有利于胎儿皮肤的发育。

## 宫保鸡丁

**原料：**花生仁70克，鸡胸肉200克，葱段50克，豆瓣酱、白糖、酱油、淀粉各1大匙，白糖2大匙，盐、鸡精各1小匙。

**做法：**1.将鸡胸肉洗净，切丁，抓匀淀粉，用温油滑熟；花生仁用温油炒熟备用。

2.锅中倒油烧热，爆香豆瓣酱，加葱段、酱油、白糖炒香，放花生仁、鸡丁炒熟，加盐、鸡精，勾芡炒匀即可。

### 营养功效

鸡肉的肉质细嫩，其所含的蛋白质非常容易被人体消化吸收。这道菜微辣回甜，口味鲜美滑爽，特别健脾开胃。

## 怀山药熘猪肾

**原料：**净猪肾100克，淮山药150克，枸杞子10克，香油2小匙，料酒1大匙，盐、鸡精、水淀粉各1小匙。

**做法：**1.将怀山药去皮，洗净，切片；猪肾去臊腺、剞花刀，焯水备用。

2.将怀山药、枸杞子放锅中，加适量水煮10分钟，放猪肾煮沸，加料酒、盐、鸡精，勾芡，淋香油即成。

### 营养功效

腰子是动物的肾脏，具有补肾强腰的作用；枸杞子是滋补肝肾的佳品；怀山药可以收敛固气。这道菜可以补养气血和内脏，弥补孕早期的营养损失。

## 冬瓜排骨汤

**原料：**猪排骨250克，冬瓜500克，精盐、味精、胡椒粉、葱花各适量。

**做法：**1.将猪排骨洗净，剁成5厘米长的小块，随温水下锅煮去血水，捞出待用。

2.冬瓜去皮、去瓤洗净，切成与排骨大小相同的块。

3.炒勺上火，放入排骨，加清水烧沸后，改文火炖烂。在排骨炖至八成热时，下冬瓜炖熟，放入味精、精盐、胡椒粉，撒入葱花，盛入汤碗内即可食用。

### 营养功效

鲜香味美，清淡利口，是孕妇补钙的良好来源，适于孕妇中期食用。

## 乌鸡香菇汤

**原料：** 乌鸡1只（约500克），干香菇50克，大葱、生姜片各适量，枸杞子少许，料酒、食盐各适量。

**做法：** 1.乌鸡宰杀后，去毛，去内脏及爪，洗净；香菇泡发洗净；枸杞子洗净备用。

2.砂锅添入清水，加生姜片煮沸，放入乌鸡。

3.加料酒、大葱、枸杞子、香菇，用文火炖煮至酥烂。

4.加食盐调味后煮沸3分钟即可起锅。

### 营养功效

这道菜补益肝肾，生精养血，养益精髓。能促进乳腺发育，对改善乳房扁小不丰、发育不良有一定的作用。

## 核桃花生粥

**原料：** 粳米100克，核桃仁、花生仁各30克，白糖适量。

**做法：** 1.将粳米淘洗干净，下入锅中，放适量水烧沸，撇浮沫，中火煮20分钟。

2.放入核桃仁、花生仁再煮15分钟，至粥成。

3.吃时放适量白糖即可。

### 营养功效

核桃仁、花生仁都是健脑益智的最佳食物，富含不饱和脂肪酸、维生素E等营养物质，有利于促进胚胎大脑的发育。

## 美味鱼吐司

**原料：** 鱼肉（去皮、骨）150克，面包150克，鸡蛋清1个，葱花、姜末各1小匙，料酒、淀粉、盐各1小匙，果酱适量，鸡精少许。

**做法：** 1.鱼肉洗净剁成泥，加蛋清、葱、姜、料酒、淀粉、鸡精一起拌匀；将面包切去边皮，切成1厘米的片备用。

2.将鱼泥分成4份，均匀地抹在切好的面包上。

3.锅内加入植物油烧热，放入面包片，炸成金黄色。

4.将每片面包切成8个小块，蘸上果酱，即可食用。

### 营养功效

面包含有丰富的蛋白质、脂肪、碳水化合物（糖类），极易消化和吸收。鱼肉与其搭配食用，能够促进胎儿宝宝神经系统的发育，为妈妈提供充足的能量。妈妈可以根据自己的喜好选择不同的果酱。这是一道不错的开胃佳肴。

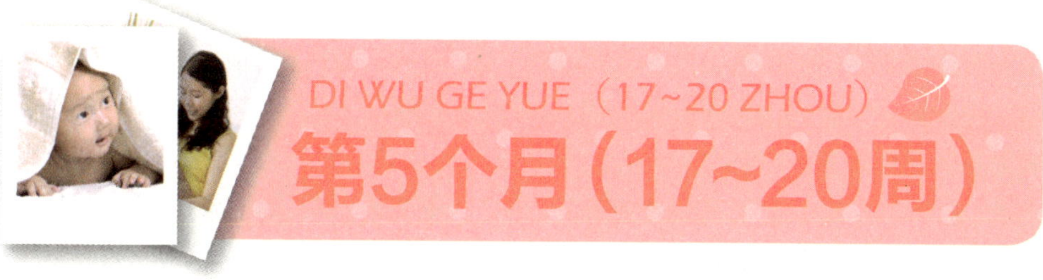

# DI WU GE YUE（17~20 ZHOU）第5个月（17~20周）

## 01 胎儿和母体的变化

### 胎儿情况

胎儿身长18~27厘米，体重280~300克，胎头约占身长的1/3。胎儿已经长出了头发、眉毛及睫毛，眼睛还闭着。皮肤呈暗红色，皮脂腺发育，并开始分泌。脱落的上皮细胞与皮脂黏合成为胎脂，覆盖在胎儿皮肤表面。胎儿开始有吞咽动作，已经会用手抓住脐带玩儿。胎动活跃，羊水达到400毫升。胎儿心脏功能活力增强，用听诊器可以听到胎儿的心跳。

### 母体情况

近期内孕妈妈的下腹部膨隆，感觉到下坠，时常会有心慌、气短的感觉。因为内分泌变化，有些人会出现鼻塞、鼻黏膜充血和出血，切忌自己滥用滴鼻液和抗过敏药物，因这些药物有时会发生便秘。因为子宫的膨大，腹部一侧会感到有轻微的触痛。宫底高度已经平脐。此时的胃口极佳，食量极大。因为身体承受的额外负担，特别易疲倦，会感到头晕乏力，不仅白天想睡，晚上睡得也比平常多。

孕妈妈下腹部的隆起开始明显。在18～20孕周内会感到胎动。刚出现胎动时的感觉好像是自身的肠道在蠕动。此时的胎动不很活跃，且不一定每天都能感觉到，不要因为哪一天没有感到胎动而惊慌失措。

妊娠期间，体重平均要增加10～12.5千克，母体过于肥胖容易诱发糖尿病、妊娠中毒症等，引起胎儿发育不正常。最好在家中备个体重计，一星期称一次。怀孕中期，每周体重增加不宜超过500克。

增大的子宫和腹部，会让孕妈妈必须采用侧卧位睡眠，以左侧位为好。不过，单一的左侧卧位会使心脏受压，所以适当的左右交替很必要。为翻身方便，不宜睡软床。

由于怀孕后体内激素的变化，可能会发生皮肤瘙痒。孕妈妈皮肤瘙痒是妊娠期较常见的生理现象，不需要特殊治疗，孩子出生后就会消失。注意要经常洗澡、勤换内衣、避免吃刺激性食物、保证睡眠充足、保证大便通畅，都有助于减轻皮肤瘙痒。

发生腿抽筋现象，主要因母体血液中缺钙造成。

面部出现蝴蝶形“妊娠斑”的孕妈妈，外出时应戴遮阳帽防晒。

# 02 本月优生知识

## 孕期有哪些五官异常感

因为怀孕而引起眼、耳、鼻、口的异常感，也属于妊娠期间的特殊现象，很多不适感并非疾病因素。

为使胎儿有适宜的成长环境，孕妈妈的身体功能，如内分泌、血液、心血管、免疫和新陈代谢等方面，都会发生种种改变，对孕妈妈的眼耳鼻等感觉器官造成程度不同的影响，甚至带来一些似是而非的“病症”。

### 01 眼角膜水肿

正常人眼睛角膜含有70%的水分，孕期因黄体酮（黄体素）分泌量增加和电解质的不平衡，容易引起角膜及晶状体内水分增加，形成角膜轻度水肿，眼角膜的厚度平均增加约3%，而且越到怀孕末期越明显。由于角膜水肿，敏感度会有所降低，常会影响角膜反射和保护眼球的功能。这种现象一般在产后6~8周即恢复正常。

### 02 屈光不正

眼角膜的弧度在妊娠期间会变得较陡，检查时会有0.25~1.25屈光度的改变，产生轻度屈光不正现象，到怀孕晚期更加明显。结果会导致远视，或者睫状肌调节能力减弱，看近物模糊就是其中之一的情形。如果原来近视的话，此时眼睛的近视度数则会增加。这种异常现象多在产后5~6周恢复正常。因此，如果出现远视或近视度数加深的情况，不必忙于配换眼镜，可以在分娩一个多月后再验配，那时候验出的度数才相对准确。

### 03 干眼症

正常人眼睛有一层泪液膜，覆盖在角膜及结膜之前，起到保护眼球及润滑作用。妊娠晚期，约80%的孕妈妈泪液分泌量会减少，孕期受激素分泌的影响，泪液膜的均匀分布遭到破坏。泪液膜减少和质量不稳定，容易造成干眼症。应当注意孕期的卫生保健，合理营养，多摄入对眼睛有益的维生素A、维生素C等营养素。

### 04 听力变化

怀孕后，母体机体的细胞内外液中雌激素浓度差异较大，引起渗透压改变，会导致内耳水钠潴留，进而影响到听力。从怀孕初期开始，孕妈妈的低频区听力(125~500赫兹)会有所下降，并在孕期中、晚期继续加重，产后3~6个月会恢复正常。

### 05 血管舒张性鼻炎

怀孕后体内雌激素水平增高，引起鼻黏膜的超敏反应，会导致小血管扩张、组织水肿，腺体分泌旺盛，出现鼻塞、打喷嚏、流涕等症状，约有20%孕妈妈身上会发生这种“妊娠期鼻炎”，怀孕3个月以后更明显。一旦分娩后，鼻炎会随之痊愈，不会留下后遗症。目前，对“妊娠期鼻炎”尚无十分有效的预防措施，只能通过适当治疗减轻症状。

### 06 口腔变化

妊娠期可能出现牙齿松动，易生龋病，齿龈充血、水肿、增厚，刷牙时牙龈易出血等症状，有的人还有唾液增多和流涎等尴尬事情发生，这些改变都会随着妊娠的终结而恢复。孕期应当特别注意口腔的清洁卫生，因为口腔感染会殃及胎儿和自身的健康，造成种种危害，不利于优生优育。

## 孕中晚期的疼痛及保健方式

腰、背疼痛和脚痛是妊娠中期以后，腹部明显突出、身体负担加重以后，孕妈妈普遍会发生的现象。

人体处于正常的站立姿态时，脊柱的重心是在骶椎第2节。穿不适合的鞋子（特别是高跟鞋）时，上半身会往前倾造成重心改变，也变得容易摔跤。人体为了维持重心不变，腰椎会以前凸的姿势来补偿，造成腰部肌肉不当的使用，时间一久，就会有腰酸背痛的情形发生。

孕期易发生腰酸背痛的原因，主要是腹部日益增大，造成骨盆前倾，使腰椎的弧度变大，当腰椎曲线前倾，就容易造成腰、背酸痛。另一方面，在怀孕最后阶段时，孕妈妈全身的韧带（韧带好比是两块骨头间的贴片，功能在于让关节稳定）变得较松弛，原本的目的是为了生产时骨盆可以扩张，但当韧带变松时，孕妈妈如果姿势不良，也容易损伤关节或产生腰酸背痛现象。

孕妈妈虽然容易发生腰酸背痛现象，却是可以预防和缓解的，现提供几种日常生活预防和保健的方式：

不要久坐久站：避免长期维持久坐、久站，只要坐或站一段时间，就要变换姿势，注意维持身体的正确姿势。

正确站姿：眼睛平视，抬头挺胸，肩膀后缩、放松，双手自然放下，收小腹，将脊椎挺起，双脚应平踩地面，膝盖朝正前方，保持重心平稳。

正确坐姿：坐椅高度应与体型成正比，先坐正坐直，再轻轻弯曲腰部，身体约呈20°角，使背部形成半后倾姿势，并于背部与头颈部放置小枕头，脚下可垫小板凳。

适度锻炼肌肉：适度地锻炼腰、腹、背部等部位的肌肉，有助于预防及缓解腰酸背痛现象。

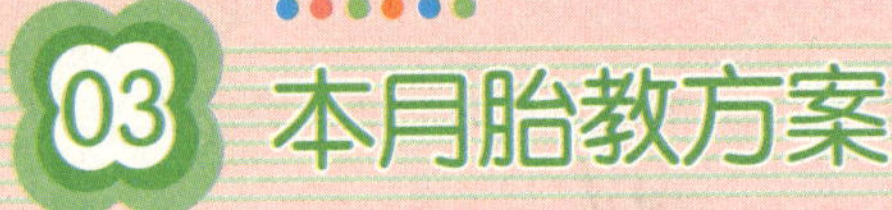

## 03 本月胎教方案

### 本月情绪胎教

笑迎清晨，让自己从每一天开始都有一个好心情，让好心情保持一天。这些自己情绪调整的方式，也是情绪胎教方法。

妊娠中期，身体健康状态良好，胎儿生长发育迅速，是实施情绪胎教的大好时机。从这个月开始，就可以开始具体操作。

实施情绪胎教，实质上就是控制情绪，创造清新的生活氛围、和谐的心理环境。选择一些能使自己心情愉快的活动，如散步、阅读等，让自己保持乐观、积极的心态。

要想让胎儿发育得好，应当从外部尽量给予良性刺激，这一点非常重要。对于进入妊娠中期的孕妈妈来说，给胎儿以良性刺激并不是要采取什么特殊措施，只需每天都能保持良好的心情就可以。

孕妈妈心情良好的时候，体内会产生许多激素，包括刺激快感的多巴胺、促进神经细胞发育的生长激素等。这些激素的协同作用能为胎儿的发育提供良性刺激。胎儿感受到良性刺激以后，也能产生快感，从而促进自身分泌能促进细胞活动的激素，使整个胎体血液循环旺盛，脑细胞活动更为活跃。

# 本月语言胎教

在妊娠4个月时，胎儿的大脑已经形成，会把声音作为一种感觉来感受。5个月时，胎儿逐步形成耳朵的构造，与成人相差无几。

国内外专家学者的研究证明，在妊娠第30周以后，胎儿就开始能听到声音，会对母亲说话的声音很感兴趣，有了进行语言胎教的基础。

小生命在胎儿期就已经具备了接受语言的能力，大脑的记忆力开始萌芽。利用胎儿这种潜在的能力，不失时机地进行认真、耐心的语言训练，对于胎儿在出生以后的能力会产生潜移默化的有益影响。

实施语言胎教，核心在于父母和腹中的胎儿对话，提供温馨、和谐的环境氛围，让胎儿在接受良性刺激的同时，受到早期的能力开发练习。

我国的围生医学专家采取自然实验法，在语言胎教方面进行了卓有成效的研究。建议从16周（即妊娠第4个月末）开始，就给胎儿取一个小名，每天呼唤宝宝的小名，作为声音的刺激条件，让胎儿从16周开始建立条件反射。在这个实验的基础上，进行亲子对话训练，取得良好的效果，也证明语言胎教具有可行性、可操作性和科学依据。

## 语言胎教的作用

人类与所有动物都有所区别，人类的大脑皮层特别发达。大脑皮层是用于学习知识和进行精神、思维活动的。据西方人体科学研究工作者们判定，从胎儿阶段开始，人的一生中大脑皮质可以储存近1 000万亿个信息单位。

父母和家人在妊娠期间，通过动作、声音等外界物理方式和母体中的胎儿进行交流、对话，是一种积极有效的胎教方式，可以刺激胎儿大脑皮质充分发挥作用，为后天的学习、存储信息打下良好基础。

实施语言胎教的内容很丰富。从妊娠第18周以后，开始计数胎动的同步，父母可以将日常生活中的事件和感兴趣的话题作为母胎交流的内容来进行。在日常的对话中，既监护了胎儿的活动，又交流了母子感情。研究证明，父母经常在妊娠期间与胎儿对话，有利于胎儿大脑的发育，对于孩子出生以后语言和智力良好发育起到积极作用。

天长日久，如果坚持下去，每天都给胎儿输入良性信息，随着胎龄的不断进展，不断更新对话内容，日积月累地促进胎儿大脑皮质的发育，提高脑活动频率，毫无疑问会对宝宝的发育有积极作用。

### 开始时机

从妊娠第20周（第5个月）开始，胎儿的听觉功能已经开始建立起来，具备了听的能力。母亲说话的声音不但能传递给胎儿，而且在说话时，胸腔振动对胎儿也有一定的影响。因此，从现在开始，母亲说话的时候，要特别注意自己的声调、语气、节奏。语言交流，是父母在妊娠期和胎儿进行交流的最直接手段，胎儿在母体内不断接受语言、声波的信息，在大脑尚且属于空白的皮质上“加载”声音信息的“符号”印记，有利于胎儿大脑的发育。

4个月以上月龄的胎儿，就开始会用自己的耳朵去倾听外界或者来自母亲的声音，能感受到一般介于200～1 000赫兹的声音，恰好与母亲说话的声音频率一致。在类似母亲说话的声音频率下，胎儿不仅能听得很清楚，而且会觉得很舒服，小家伙还能准确地记忆母亲的声音。因此，母亲的声音具有安抚胎儿情绪的作用。

针对这一点，孕妈妈应当耐心、徐缓、温和、轻柔地经常对着胎儿说话。虽说胎儿还没有对于母体外部世界的认识，也不知道父母与自己谈话的内容，只能感觉到声音的波长和频率，胎儿不是用耳朵听，而是用大脑来感觉、接受母亲的情感。

## 最有效的胎教途径有哪些

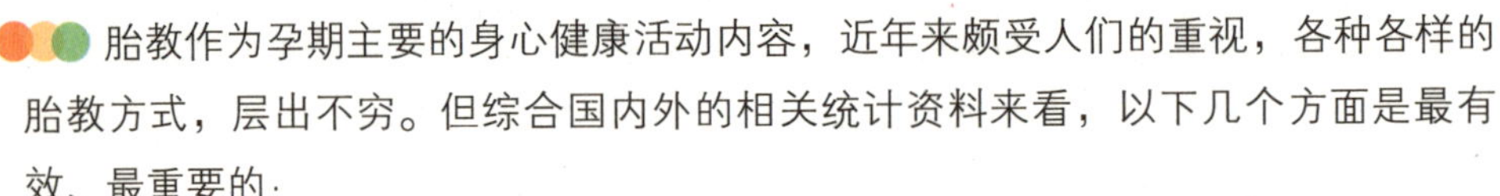

胎教作为孕期主要的身心健康活动内容，近年来颇受人们的重视，各种各样的胎教方式，层出不穷。但综合国内外的相关统计资料来看，以下几个方面是最有效、最重要的：

| | |
|---|---|
| 避免刺激 | 放松心情、避免刺激是最基本要素。孕期尽量不要看惊险刺激或恐怖的电视、不参加紧张的活动，可以多欣赏优美的音乐，阅读一些有趣味的、活泼健康的文学作品，到风景秀丽的地方去散步，保持正常的生活规律，避免懒散的生活方式。 |
| 稳定情绪 | 孕妈妈要精神愉快，情绪安定，遇事要自我控制，不要大喜、大悲、大怒，排除有害信息对情绪的干预。如果孕妈妈的压抑情绪延续几个星期，那么胎儿的超量活动就可能贯穿整个胎儿期，从而影响胎儿的发育。实验还证明：怀孕期间的情绪激动会影响后代的情绪特征。 |

**腹部按摩**

孕妈妈可以选择晚上临睡之前，把双手放在腹部，由上至下用手轻轻地抚摸胎儿，每次5分钟，同时可以轻轻地和宝宝聊聊天，让胎儿听妈妈的声音。

**听觉训练**

选择一些优雅动听的音乐，每天多播放几次给孕妈妈听，优美宁静的旋律既使人感到动听悦耳，又使人产生美好的联想。这时愉快的心情就会促使神经体产生一种元，通过神经将美好的音乐感受传导给胎儿。

对于频率为250~500赫兹、强度为70分贝的音乐，胎儿即会在母腹中出现安详舒展的蠕动。而对于那些尖、细、高调的音乐，胎儿就会产生不安定、紧张的反应。

### 胎教小提示

孕妈妈的朗读声是胎儿接受人类语言声波的信息，对出生后孩子语言的发展有一定的促进作用。

## 母亲与胎儿对话

胎儿对母亲的声音最熟悉，听得最清楚，也最喜欢听。因为母子一体相连，母亲的声音最容易传递给胎儿。当然，父亲在靠近母腹的地方说话，胎儿也能听到，效果却不如母亲的好。男性的声音频率较低，在妊娠后期最适合说话给胎儿听。现阶段，进行语言胎教，和胎儿进行对话，主要在于母亲。

### 取小名

从孕早期开始，给胎儿取一个小名，经常呼唤胎儿的小名，能引起条件反射，建立亲子感情联系。给胎儿取的小名要响亮上口，容易叫、容易听、容易记。准爸爸和孕妈妈轻声呼唤胎儿的小名，自然会带有一种温馨、亲昵的情感。而亲子交流、语言胎教的基础，正是在于这种亲情主导。

### 对话

孕妈妈每天都可以和胎儿谈话，要用欢愉、柔和的语调，带着感情，带着微笑，叙述自己在做干什么，周围有些什么事，声情并茂、绘声绘色，语速要慢，需要像幼儿园里的幼儿教师对着低龄孩子说话一样。

实施语言胎教，就是每一天数次对胎儿说话。说话的内容不拘不限：可以向宝宝诉说妈妈的爱、妈妈的想法，描述周围环境中的景色、自己正在做的事情和自己的感受，让胎儿分享自己的各种感觉和恬静心情等，都可以作为实施语言胎教、向胎儿喃喃诉说的内容。

说话的时候，孕妈妈要使自己的精神状态和全身肌肉彻底放松，精力集中，呼吸顺畅，排除杂念，心中只想着腹中的孩子，把胎儿当做面对自己的一个活生生的宝宝，耐心细致、温柔轻语，娓娓而谈，才能起到安抚胎儿、交流感情的预期效果。

和胎儿对话或谈话，应当把形象、声音、感情三项要素有机地结合在一起。这样做才能生动、活泼、柔美，孕妈妈也能感受到说话的趣味和愉悦，胎儿的听觉也能感受到语言信息的美好，在大脑中留下良性的印记。

形象、声音、情感三者统一起来进行的语言胎教，最大的特点就是具备审美因素，而具备审美因素的胎教，才是良性的、有益的。

# 04 本月生活与饮食指导

## 本月生活细节

进入妊娠中期，早孕反应已经消失，食欲增加，心情舒畅，需要注意保持身心平静，以利于胎儿发育。与此同时，更加需要关注自己在日常生活中的一些细节，养成好习惯，以利于迎接行动越来越不便的妊娠晚期。

妊娠中期，胎盘已经完成发育，胎儿的皮肤、呼吸系统和内脏相继发育完成。要继续注意避免接触有毒有害物质，避免接触化学物质，少去公共场所及人口密集的地方，尽可能防止感染。

这个阶段，胎儿发育迅速，需要充分、足够的营养供给，孕妈妈要注意饮食均衡，不偏食，更不宜暴饮暴食。如果有贫血倾向，要及时调整饮食，纠正贫血。

没有特殊情况的孕妈妈，最好能坚持每天饭后适量散步，有利于消化吸收。

保持个人卫生，勤换内衣裤。阴部分泌物较多时，只要没有异常感觉，不需要做特殊处理。可以在医生指导下，适当选用妇科洗液，保持外阴清洁。

日常生活中还要注意，按照医嘱定期到医院做检查。

怀孕第5个月以后，以前的衣服基本上都穿不上了，应当抓紧时间准备适合尺寸的内外衣。

留有长发者，近阶段可以找美发店修剪头发，选择适合自己的发型，注意不要烫发，以自然直发为佳。

夫妻性爱时要注意动作轻柔，避免性生活过频。一般从怀孕4个月以后再有性爱，对胎儿无碍。

开始关注婴儿用品，可以有计划地为宝宝购买和准备物品。

能继续做一些平常家务事，做饭、整理衣物都行，但要注意保护腹部免受撞击或挤压。

## 行走、力量练习、伸展练习

孕妈妈每天做30分钟、或更长一点时间的温和运动，是十分安全的。孕期的专门运动主要包括行走、力量练习、伸展练习三大部分，分别能起到活动身体、锻炼力度和放松肌肉组织的作用。

### 01 行走

每天运动，包括变速行走20分钟左右。通过变速行走，使心率能达到每分钟110次为宜。还要进行包括头、颈、肩、胸、腰、四肢、盆底等全身的力量练习和伸展练习，运动时间在15~20分钟。

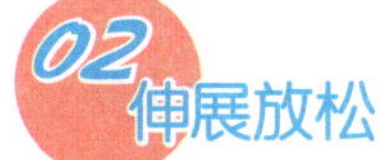

### 02 伸展放松

应当学会如何加强肌肉锻炼和如何放松。伸展运动对孕妈妈尤其有利。

可以在垫子上练习打坐，尽量放松身体，头朝下数8秒，顺时针转动后，再逆时针转动。然后保持同一个姿势，把头抬直，双手在身后交叉相握，尽量放松肩膀肌肉，伸胳膊做扩胸运动。

## 03 力量练习

肛提肌是支持膀胱、直肠最主要的肌肉。在分娩的过程中，肛提肌被抻长，如果肌肉强壮有力的话，分娩后能较快地恢复到正常状态。这部分肌肉的恢复，对增加产后性快感和预防尿失禁能起非常重要的作用。因此，在孕期应注意锻炼这部分肌肉，有意识地每天都做一做提肛动作，还有助于临产分娩的顺利完成。

在怀孕期间，不但要知道如何加强和锻炼肌肉，还要知道如何放松。可以做一做头部按摩或做瑜伽，以达到放松的目的。

如果在孕期出现了并发症，在运动前应该咨询专业人员。

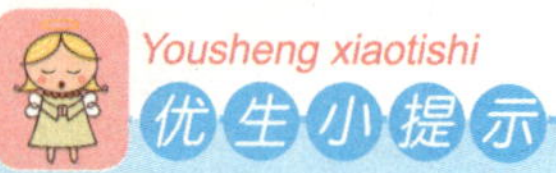

Yousheng xiaotishi

**优生小提示**

孕期保持合理的运动非常必要。通过运动，可以达到控制孕期体重增长，预防妊娠糖尿病和巨大儿的发生，促进消化吸收，锻炼分娩肌肉，帮助产后体形恢复等功效。

## 放松身心的方法

身心疲倦，也是孕期常出现的情况，这里推荐几种减轻疲倦、调整精神面貌的有效方法。

想象放松。想象自己喜欢常常去的地方，如公园、农家小院、海边、小溪旁、高山间、一望无际的平原上等，把自己的思绪集中到美好的景色中，可以令人精神振奋、心旷神怡。

聊天放松。聊天是一种可以排解烦恼、交流体会的好方法，可以释放和减轻心中的种种忧虑，还能获得有益的信息。因此，这是一种有益心理健康的好方法。在轻松愉快的聊天过程中，会忘却身体的不适。

自我按摩。闭目养神片刻，然后用手指尖按摩前额、双侧太阳穴及后颈部，每处按摩16拍，能健脑和放松。

听音乐。选择一些优美抒情的轻音乐来听，可以放松和调节情绪。

手工兴趣制作。动手制作一些小玩具、小动物、小娃娃，或者学习插花、刺绣艺术，可以增加生活情趣。如果有能力，还可以给未来的小宝宝做一些衣物。

外出散步。到宁静、空气清新的公园或郊区去散步，也是调整情绪、放松精神状态的好方法。

## 平衡膳食是“金”

孕妈妈在不同妊娠时期有不同的特点，因此，需要因人而异，灵活掌握。

要记住，平衡膳食是“金”。妊娠中期的饮食结构安排原则，从以下几方面进行：

膳食构成：每天应当有谷类主食350～500克，如米、面、玉米、小米等；动物性食物，如牛、羊、猪、鸡、鱼肉或蛋等100～150克。动物内脏50克，每周至少1～2次；水果100～200克，蔬菜500～750克，奶或奶制品250～500毫升；豆类或豆制品50克，如豆腐、豆浆、豆制品、红小豆、绿豆、黄豆等；油脂类25克，如烹调油等。

注意粗细粮的搭配：孕期吃精白米和精白面类精制食品，会缺乏维生素B族，粗粮中含有丰富的维生素B族，可相互弥补，能使营养摄入更全面。

注意荤素菜搭配：动物性食物可以提供胎儿生长发育所需要的蛋白质、脂肪等营养素，但缺乏素菜中的维生素和膳食纤维，需要进行食物互补。

调整进餐次数：随着胎儿的增长，腹部胀大，各种营养物质需要增加，胃部受到挤压，容量减少，应当选择体积小、营养价值高的食品；每天少食多餐，可以把全天所需的食物分成5餐或6餐进食，可以在两次正餐之间安排加餐，补充需要增加的食品和营养。另外，机体缺乏某种营养时可以在加餐中重点补充。

三餐分配比例：早餐的热量占全天总热量的30%，要吃得好；午餐的热量占全天总热能的40%，要吃得饱；晚餐的热量占全天总热量的30%，要吃得少。

高盐饮食因为影响体液代谢，不宜多吃，还要少吃一点脂肪。

## 每天吃够8种食物

每天吃够8种食物，就能保证营养与健康吗？每一天、每一餐都要数够食物的种类吗？如果较起真来，吃饭时候一种一种地计算，岂不是太麻烦、太教条了！

其实，提倡每天吃够8种食物，并不是一个具体的考量指标。这里所说到的8种是一个比较宽泛的概念，指的是吃饭要吃得杂、食物品种要多。尽可能要吃得品种多一些。

人体需要的必需营养素达40种以上，只有从多种类食物中摄取，才能达到需求均衡。任何一种必需营养素的缺乏都会引发健康隐患。

提倡每天吃够8种食物，主要目的是注意加强营养，特别是蛋白质、矿物质和维生素类营养素的摄入。各种豆类、蛋、瘦肉、鱼类等含有丰富的蛋白质；海带、紫菜、海蜇等食品含碘较多；动物性食物含锌、铜等微量元素较多；芝麻酱、猪肝、豆类及豆制品中含有较多的营养素；瓜果、蔬菜中含有丰富的维生素。

根据家庭、生活区域、季节变化等具体情况，科学安排一日三餐，保证营养的同时，注意不要营养过剩，有意识地多吃新鲜的蔬菜和水果。蔬菜和水果的种类越多越好，越杂越好，不必仅仅限于8种这个具体的数字。

## 05 本月精选菜谱

### 鸡丝拌冻粉

**原料：** 熟鸡胸脯肉150克，冻粉（即琼脂）20克，黄瓜20克，海米10克，酱油、醋、精盐、香油、味精适量。

**做法：** 1.将冻粉用凉开水泡开洗净，切成4厘米长的段放在盘内。

2.将熟鸡胸脯肉切成细丝，放在冻粉上。

3.将黄瓜洗刷干净，用凉水冲一下，切细丝，放在鸡肉上。

4.将海米用热水泡好后捞出，放在黄瓜上。

5.将酱油、醋、精盐、香油、味精调匀后浇入盘中即可。

**营养功效**

味道鲜美，清凉爽口，含有蛋白质、碳水化合物（糖类）及多种矿物质、维生素等。

### 丝瓜蛋汤

**原料：** 丝瓜200克，鸡蛋1个，鸡汤适量，花生油20毫升，香油、精盐、料酒各适量，味精少许。

**做法：** 1.丝瓜刮去外皮、去瓤、洗净，切成5厘米长的段，再改切成小条块；鸡蛋磕入碗内，搅匀。

2.炒勺上火，放入花生油，烧至六成热，倒入丝瓜煸至呈绿色，放鸡汤、精盐、味精烧沸，淋入蛋液，加入料酒，烧沸后撇去浮沫，淋入香油，盛入汤碗内即可食用。

**营养功效**

色泽鲜艳，味道鲜香。有祛风、化痰、解毒、消肿、利尿、润肠等作用。

## 蒜香芦笋虾仁

**原料：** 青芦笋100克，虾仁300克，蒜末1大匙，A料（蛋清1个、盐半小匙、淀粉1小匙），B料（料酒1大匙、盐1小匙、白糖半小匙、白胡椒粉少许、水淀粉半小匙）。

**做法：** 1.虾仁挑去泥汤，洗净、沥干，拌入调味料A略腌，过油捞出。

2.芦笋削除根部粗皮，洗净，用沸水汆烫后捞出冲凉，切小段。

3.用2大匙油炒香蒜、芦笋，接着放入虾仁和调味料B，炒匀即可出锅。

### 营养功效

芦笋含纤维素丰富，多吃芦笋可起到防治便秘、痔疮的作用。芦笋中还含有丰富的叶酸，有助于胎儿正常发育。

## 花生大枣猪蹄汤

**原料：** 猪蹄2只，花生仁100克，大枣10颗，盐少许。

**做法：** 1.将花生仁、大枣用清水浸泡1小时后，捞出备用。

2.将猪蹄去毛和甲，洗净，剁开备用。

3.将锅置于火上，放入适量清水，加入花生仁、大枣、猪蹄，用武火烧沸后改用文火炖至熟烂，调入盐即可。

### 营养功效

猪蹄中含有丰富的胶原蛋白，能够促进毛发和皮肤的生长；花生中含有丰富的不饱和脂肪酸和维生素E、维生素K等，具有润肺、和胃、调气等功效；大枣中含有丰富的维生素C和铁。三者搭配食用，能够促进胎儿骨骼和皮肤的生长，同时也是美容养颜的佳品。

## 香蕉乳酪糊

**原料：** 香蕉1根，乳酪50克，鸡蛋1个，胡萝卜1小段，牛奶适量。

**做法：** 1.将鸡蛋煮熟，取出蛋黄，压成泥状备用；香蕉去皮，切成小块，用汤匙捣成泥备用；胡萝卜去皮洗净，放到锅里煮熟，磨成泥备用。

2.将蛋黄泥、香蕉泥、胡萝卜泥和乳酪混合，加入牛奶，调成糊状。

3.将锅置于火上，倒入调好的糊，煮沸即可。

### 营养功效

蛋黄中含有丰富的维生素A、维生素D、维生素E，与脂肪溶解后容易被身体吸收利用，其中所含有的卵磷脂有促进胎儿大脑发育的作用；乳酪中含有丰富的钙质和蛋白质，能够促进胎儿牙齿和骨骼的生长发育。香蕉与其搭配食用，还可以为孕妈妈补充能量和预防便秘。

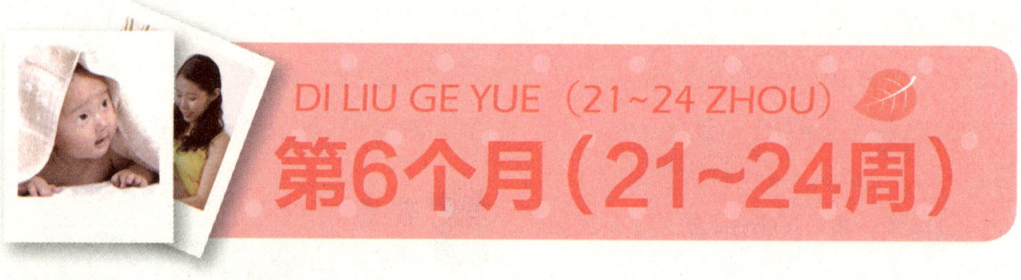

# DI LIU GE YUE（21~24 ZHOU）
# 第6个月（21~24周）

## 01 胎儿和母体的变化

### 胎儿情况

胎儿身长28~34厘米，体重600~800克，皮下脂肪开始发育，皮肤有皱纹。此时，胎儿面目清楚，骨骼健全，经常改变位置。6个月的胎儿肌肉发育较快，体力增强，越来越频繁的胎动表现出活动能力；大脑继续复杂化，眉毛已长出，鼻子更挺起，脖子更长；恒牙的牙胚也开始发育。胎儿已经有了睡眠和觉醒的差别，睡觉时，两条胳膊弯曲抱在胸前，膝上提到腹部。

### 母体情况

孕妈妈体重持续增加，每周约增加250克。乳腺可能分泌少量乳汁，子宫底在脐上一两横指处。因为日益增大的子宫压迫到肺部，会使孕妈妈变得呼吸急促，上下楼梯会气喘吁吁。突起的腹部重荷会使人重心前移，为保持平衡不得不挺着肚子走路，身体显得笨重和迟缓。由于孕激素的作用，手指、脚趾和全身关节韧带会变得松弛，会令人觉得不舒服。

由于钙质等成分被胎儿大量摄取，有时会牙痛或患口腔炎，要注意口腔卫生。

有的孕妈妈会出现脚面或小腿水肿现象，站立、蹲坐太久或腰带扎得过紧，水肿加重。一般水肿不伴随血压高、尿蛋白，属于怀孕后的正常现象。如果水肿逐渐加重，要到医院检查。

这个阶段特别要注意防止便秘，多吃含粗纤维的食物，如绿叶蔬菜、水果等，还应多饮水，每天至少喝6杯开水。有水肿的孕妈妈晚上少喝水，白天要喝足够

量。妊娠期易患尿路感染，多喝水是保证尿流畅通的有效方法。

要保证充足的睡眠、适当的活动及良好的营养补充，最关键的是保持愉快的心情。

## 02 本月优生知识

### 怀孕能养成哪些健康新习惯

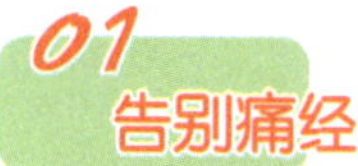怀孕会让女性抛弃很多不好的生活习惯，发生种种积极改变。怀孕是促进戒烟的最有效的办法之一，是让女性常呼吸新鲜空气、进行体育锻炼的最大动力。孕期养成健康新习惯，会使人受益终身。

#### 01 告别痛经

生产后不久，月经会恢复。孕期发生最可喜的变化，是令人烦恼的痛经减少。有些女性在生产后痛经基本消失，是很普遍的现象。因为生育消除了子宫中某些前列腺素受体点，前列腺素是多种功能激素，功能之一是令子宫收缩，是导致痛经的原因之一。

#### 02 减少癌症概率

怀孕能让女性体内产生一种抵抗卵巢癌的抗体，有效地阻止卵巢癌的发生。怀孕的次数越多、初次怀孕的时间越早，效果越显著。调查发现，母乳哺养超过3个月以上同样会降低癌症的发生率，从未怀孕或没有哺乳过的女性则易患乳腺癌。

#### 03 感觉灵敏提升

怀孕能提升嗅觉和味觉。灵敏的嗅觉在怀孕初期会加剧晨起时恶心感，但孕后期却能让人倍加享受各种美味。这种“雷达鼻子”出于孕妈妈体内雌激素含量高，灵敏的嗅觉会让孕妈妈抵触有害物质，也是一种天生自我保护的能力。

## 04 认识自我能力

怀孕是建立自信心的一种特殊方式。女性经过生育后，会对自己的能力有一个全新的认识。可以把生育过程当做是一次人生的马拉松长跑，在孕期女性身体状况有很大改观，证明自己完全有能力参与多项活动，承受巨大压力。怀孕和生育会使人产生更乐观的生活态度。学会求助于他人，也是在妊娠期间能学好、用好的一项能力。对于职业女性来说，掌握这种能力，对于日后重返职场，增添与人沟通、协作、互助能力，有极大的帮助作用。

## “第二心脏”——脚

脚下无小事，是一句极有哲理的俗语。人类的脚，被称为人体“第2心脏”。在怀孕以后，脚部增加的负担更是不轻。每天，脚部要支持新增加的10～14.5千克体重，脊椎前弯、重心改变。怀孕期间，由于松弛素的分泌，颈、肩、腰背常常酸痛，脚部会更不堪重负，脚底痛的情况会时有发生。

怀孕3个月之后，要穿宽松、舒适的鞋，前后留有1厘米余地。鞋底要防滑，鞋后跟以2厘米为好。怀孕期间，脚容易水肿，最好选择柔软天然材质的软皮或布鞋，可有效减少脚部的疲劳。合成革或不透气的劣质旅游鞋，沉重而且不透气，会使水肿加重。鞋底滑，跌跤的可能性就大。

怀孕后脚痛，有一种原因是先天性平足。平时无症状，孕期的生理变化往往使平足加重。人体的足弓由横弓和纵弓组成。横弓在足底的前部，内侧纵弓较多，外侧纵弓较少。足弓正常时，站立和行走主要由第1、第5跖骨和跟骨负重。怀孕期间，通常因为体重增加，使维持足弓的肌肉和韧带疲劳，不能维持正常足弓。

每天做适当身体运动，不要忘记做几节足操：

1. 用足缘行走。
2. 用足趾行走。
3. 足趾捡物。
4. 手扶椅背，双足并拢，提足跟外旋。

做足部保健操有助于预防脚痛，而矫形平足鞋垫则可以治疗因先天性不足造成的脚痛。这是根据个人足形，由变压泡沫做成鞋垫来矫治，材质近似人体结缔组织，能帮助足弓均匀分散和承担体重。

每日温热水做足浴，能让生完小宝宝以后的妈妈迅速恢复优雅风姿步态。

## 挑选合适的鞋

有气垫的款式最佳：可以平均分散双脚的压力、减缓胎儿体重增加对脚跟造成的压力。将身体力量平均分散到气垫上，才不会让孕妈妈走路感到重心不稳。

**气垫鞋更舒适：**怀孕的过程中，体重增加总量最好不要超过12千克，因为体重过重会造成腰、髋、膝、踝关节至脚跟无法负荷。所以，过重的孕妈妈最好能控制体重，若不行的话，建议孕妈妈尽量选择气垫鞋的款式。

尖头、高跟及细跟皆不宜：因为会发生左右摇晃，重心不稳而跌倒。

**有防滑功能：**鞋底要有防滑设计，且具耐磨性。若鞋子本身不具有防滑设计，则可以购买防滑鞋垫，视需要补强。

**透气性强：**因为孕妈妈的体味会增加，所以选购透气性佳、能帮助排汗的鞋款更显重要。

**鞋型宽松、低跟较平稳：**因为孕妈妈本身是一个不稳定的个体，选择粗低跟的鞋款能帮助孕妈妈稳固重心，使孕妈妈不易摔跤；楦头宽松则能帮助孕妈妈的脚趾能平稳放开，保持重心平稳。

**容易穿脱：**因为孕妈妈挺着肚子，弯腰和抬脚的动作都相当不便。因此，选择站着就能轻松套入的鞋款为佳，例如鞋面是粘扣、松紧带的设计都是不错的选择。

**选鞋不可忽略的技巧：**买鞋时可以轻微弯曲鞋底，拉拉鞋面材质（尽量选择柔软上皮），看看弹性如何，看看脚部是否有活动空间，避免楦头太窄而造成脚跟摩擦、脚趾变形等问题。

鞋子的大小，不只是指长度适合，也必须包括鞋子的长、宽以及鞋面外围都要符合脚型，否则可能会因为宽度及外围不符合，而使脚受到压迫变形。

## 患了感冒怎么办

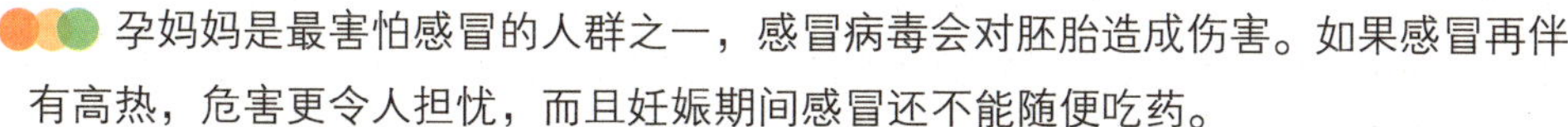

孕妈妈是最害怕感冒的人群之一，感冒病毒会对胚胎造成伤害。如果感冒再伴有高热，危害更令人担忧，而且妊娠期间感冒还不能随便吃药。

孕妈妈感冒后，可能导致两方面的影响：一是病毒的直接影响。病毒通过胎盘进入胎儿体内，可能引起先天性畸形，诱发先天性心脏病、唇裂、脑积水或无脑儿等。二是病毒的毒素及发热诱发流产。一般来说，普通感冒造成上述影响的可能性很小，应当与其他病毒感染区别，如风疹病毒、巨细胞病毒、疱疹病毒等，治疗方面应当在医生指导下用药。到了孕中期，应当做产前诊断，以便及早发现胎儿可能出现的异常情况。

轻度感冒，仅有喷嚏、流涕及轻度咳嗽者，不一定要用药，只需服克感敏、维生素C即可，但要注意休息。也可以饮用一些中药冲剂，一般很快就会自愈。

出现高热、剧咳等情况时，则应当到医院诊治。可用湿毛巾冷敷退热，或用40%乙醇（酒精）擦颈部及两侧腋窝，也可以使用柴胡注射液。要注意多饮水和卧床休息。

高热（连续39℃）超过3天以上者，应当到医院做产前诊断，了解胎儿是否受影响。

## 防治感冒食疗

**萝卜白菜汤：**白菜心250克，白萝卜60克，加水煎好后放红糖10～20克，吃菜喝汤。

**菜根汤：**白菜根3片，洗净切片，加大葱根7个，煎汤加白糖趁热服。

**萝卜汤：**白萝卜150克切片，加水900毫升，煎至600毫升，加白糖5克，趁热服一杯，半小时后再服一杯。

**香菜黄豆汤：**香菜30克，黄豆50克，加水1 000毫升，煎至600毫升，用食盐调味饮用。

**葱豉汤：**连须葱白30克，淡豆豉10克，生姜3片，加水500克煮沸，再加黄酒30克，热服，盖被出汗。

---

**橘皮姜片茶：**橘皮、生姜各10克，加水煎，饮时加红糖10～20克。

**姜蒜茶：**大蒜、生姜各15克，切片加水一碗，煎至半碗，饮时加红糖10～20克。

**姜糖饮：**生姜片5克，3厘米长的葱白3段，加水50克煮沸，饮时加红糖。

**橘皮水：**鲜橘子皮30克（或干陈皮15克），加水3杯，煎成2杯，加白糖，趁热饮。

**蒸雪梨：**雪梨洗净，连皮切碎加冰糖，用沙锅隔水蒸，适用于风热咳嗽。

**杭菊糖茶：**杭白菊30克，白糖适量，加适量开水浸泡，代茶饮。

**荸荠水：**荸荠数个，冰糖适量，加水同煮后吃荸荠饮汤。

---

**葱白粥：**粳米50克，葱白2～3茎切段，白糖适量同煮成粥，热食。

**米醋萝卜：**萝卜250克，米醋适量，萝卜洗净切片，用醋浸1小时，当菜下饭。

## 享受"性"福

孕中期，不用再为如何避孕而烦恼，性生活质量会得到改善，孕期激素的作用使女性更富于魅力，变得更性感。很多女性在怀孕的部分时间里，能感受到前所未有的"性福"。

怀孕初期的呕吐和疲惫，几乎令人提不起任何"性趣"；怀孕后期，笨重的身体不适于性爱。但在妊娠中期，更多的血液流向骨盆，在夫妻亲热时能增加感官敏感性，更容易达到性高潮。有很多人是在怀孕中期才尝到了高潮的滋味，甚至多次高潮而不用担心会伤害到胎儿。除非有胎盘前置等特殊情况之外，一般人都可以在孕中期尽情地享受性爱。

注意观察身体和胎儿发育的情况，不必压制激情。享受孕期的最好办法就是放松心情。如果对"性"没有兴趣，就尽量制造一些亲密的气氛，让先生给自己梳一梳头发，揉一揉脚，按摩一下酸困的后背和肩膀。

# 03 本月胎教方案

## 胎儿天生喜欢音乐吗

胎教专家发现，有的孕妈妈每天在胎动的时间听优美的音乐，胎宝宝就会很快安静下来，好似在聆听那悦耳的旋律，而当音乐一停下来，胎宝宝便又开始活动起来。有的孕妈妈错过了每天听胎教音乐的时间，胎宝宝便会在子宫"等不及"，一阵猛动让孕妈妈感到不舒服，赶紧"补课"才会安静下来。由此可见，胎宝宝很喜欢音乐。

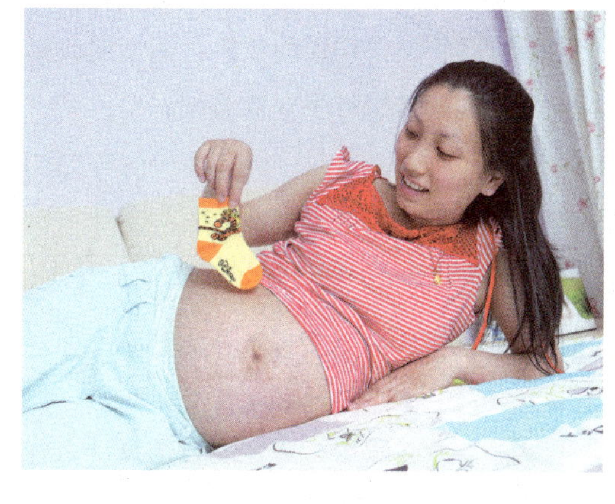

## 如何给胎儿上音乐课

孕妈妈怀孕5个月以后，开始母子一起聆听室内乐。每次上课之前，孕妈妈先用手轻轻触压几下胎儿，让宝宝知道要上音乐课了。对活泼好动的胎儿，可多播放一些舒缓优美的乐曲；对文静少动的胎儿，则应多给听一些明快轻松的音乐。同时，音量应控制在75分贝左右，每天听2次，每次20分钟。

提醒孕妈妈，不要认为胎宝宝听就行了，自己走了神胡思乱想，一定要精神投入，否则效果不好。

### 胎教小提示

适合胎宝宝的音乐最好经常聆听，反复的声波经过不断地强化，能促进右脑发育。在胎儿出生后，对这样的音乐有特别记忆，哭闹不安时，再听熟悉的音乐，能安抚情绪。

## 父母给胎儿唱歌

现在的胎儿不仅喜欢妈妈的声音，对爸爸低沉宽厚的声音也非常喜欢。孕妈妈可在每天固定的时间，或是做家务时，轻声哼唱一些优美抒情歌曲，如《摇篮曲》等，最好是自己非常喜爱的，这样才能唱出感情。边唱边充分想象胎儿宝宝的可爱样子，能使孕妈妈心柔意绵。准爸爸有时间时，一定要尽量能和妻子一起吟唱。

经常聆听父母和谐的歌声，能使胎儿精神安定，母与子心音谐振，为出生后形成豁达开朗的性格打下心理基础。

## 音乐胎教的细节

市面上销售的胎教音乐种类繁多，面对琳琅满目的胎教音乐商品，会令人无所适从。

实施胎教过程中，究竟应当选择什么样的音乐才适合自己听，这成了问题。

其实，不必为这事儿伤脑筋、费神，胎教音乐选择的最基本原则，是孕妈妈自己喜好和兴趣，加上能听来令人心情舒畅、精神愉悦、神清气爽，就是适合自己的。

选择自己喜欢听的音乐。没有必要强迫自己听不爱听的音乐，哪怕是世界名曲，如果自己不爱听，也会让心情变得糟糕。从另一方面来说，孕妈妈心情好，更是很重要的胎教。

根据不同的心情和不同的阶段，选择不同的音乐。早上，可以听一些反映大自然的音乐，晨间树林中的鸟鸣、山谷里的泉水潺潺、徐徐的微风吹拂，会令人有神清气爽的感觉。白天，听一些舒缓的、温暖的音乐，让自己的心情保持平稳，莫扎特的曲子就是不错的选择，一边听一边还可以跟肚里的宝宝说说话。晚上，像肖邦的小夜曲可以在睡前听。

选择胎教音乐，还应当懂得，并不是什么音乐都适合孕妈妈和胎儿听，更不是但凡音乐都能用来作为胎教音乐，进行音乐胎教。要注意几方面的认识误区：

胎儿在母亲腹中长到4个月大时就有了听力，长到6个月时，听力就发育到接近成年人。这时，进行胎教确实能刺激胎儿的听觉器官，促进胎儿大脑发育。但音乐胎教是优生优育的一种措施，不是决定因素。孩子智力水平是多种因素作用的结果，先天的遗传因素和后天的培养都很重要。

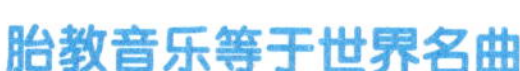

## 胎教音乐的常见误区

### 误区1 胎教音乐等于世界名曲

并非所有的世界名曲，都适合作为胎教音乐的。例如，贝多芬的交响名曲《命运》、柴可夫斯基的交响名曲《悲怆》、圣桑的名曲《悲歌》，虽说表现与自然、命运的抗争，成年人能欣赏并从中有所感悟，但对处在特殊阶段的孕妈妈听来，会让人有压抑感。

胎教音乐还是应该尽量选择一些经典、舒缓、欢快、明朗的乐曲。

### 误区2 胎教音乐放在腹部上听

离胎儿太近或声音太大，会影响、甚至伤害宝宝的听力，给胎儿听音乐应当使用专用的胎教传声器，音乐频率范围在500~1 500赫兹之间。或者说干脆什么都不要，让胎儿隔着妈妈的肚皮听。

### 误区3 不分早晚，想起来就听

胎儿和成年人一样有自己的作息规律，如果希望自己在欣赏音乐的同时，也能让肚里的宝宝有所收获，那么建议先掌握宝宝的作息规律，什么时候胎儿在睡觉，什么时候醒着而且很活跃。尽量要选择胎儿清醒、并很活跃的时候，每天最好养成规律，也让胎儿形成条件反射，喜欢参与每天的“妈妈的音乐时间”。

### 给胎儿听音乐时间过长

一般给胎儿听音乐，每次在半个小时之内为宜。

音乐胎教要让胎儿反复聆听，才能造成适当的刺激。等到胎儿出生之后，听到这些音乐，就会有熟悉的感觉，能够令初生的婴儿产生在母体内的安全感，对于安抚婴儿情绪有相当好的功效。

实践证明，受过音乐胎教的宝宝，出生后会喜欢音乐，反应灵敏，性格开朗，智商较高。

# 04 本月生活与饮食指导

## 日常外出注意的问题

妊娠期间，不可能不外出，不仅上班族孕妈妈，即使是全职孕妈妈，也不可能不外出。而乘车外出，一般都是必不可少的选择。从现在开始，就要开始特别注意很多细节，养成把安全放在第1位的习惯。

### 骑车

孕期以不骑或少骑自行车为佳。

妊娠期间，有不少人需要骑自行车购物，有些人习惯于一直骑自行车外出，也有些人为了携物方便，专门改骑自行车。

由于骑自行车时，下肢活动幅度较大，运动程度较为剧烈，极易造成下腹部充血。对于孕妈妈来说，骑车是导致流产、早产的致危因素之一，应当尽量少骑自行车。

骑自行车需要较好的平衡能力、肢体均匀用力和较好的应变能力，而孕妈妈在妊娠期内，这些能力都会不同程度地下降，影响到自如地使用这种交通工具。最要紧的是，容易因为应对骑车出现的种种情况不及而损害身体和腹中胎儿。因此，孕期以不骑自行车为佳。

如果出现非骑自行车活动的情况，则一定要把握控制时间，不宜骑得过久。骑车还要注意，尽可能选择比较平坦的路线，避免车多、人多、交通拥挤的路况，不宜颠簸，更不宜着急、过分用力，适宜慢慢地骑。

**驾车** 妊娠期不宜自驾机动车辆，乘车时也要分外小心。

怀孕会使身体的敏感性和神经反射功能变得较为迟钝，因此，妊娠期最好不要自己驾驶机动车辆，否则容易发生事故。而且，逐渐膨大起来的下腹，也会因为容易受到刺激、撞击而导致流产或早产。所以，妊娠期内最好避免自己驾驶机动车辆，如果非不得已开车，则要特别注意驾驶安全。

摩托车较其他机动车辆的危险性要高得多，更是要特别小心。妊娠期，体重逐渐变化，身体重心变化，不易保持平衡，最好不要再驾驶摩托车。

**乘车** 乘坐无轨电车、公共汽车和地铁时，为自己的身体和未出生的孩子着想，千万不要羞于启齿找一个座位，因为行驶中的车辆如果急刹车，会令人失去平衡和摔倒。另外，要等车完全停稳后才能下车。坐小轿车的孕妈妈选择的余地相对较大，可以挑选最舒适的后排座位，背靠沙发座或者躺下都可以；如果感到累了，就把车停下来揉一揉腿脚。

如果坐火车长途旅行，在座位上一坐几小时是有害的。在火车上，也有必要站起来在车厢里缓缓地走动走动，便于血液循环。

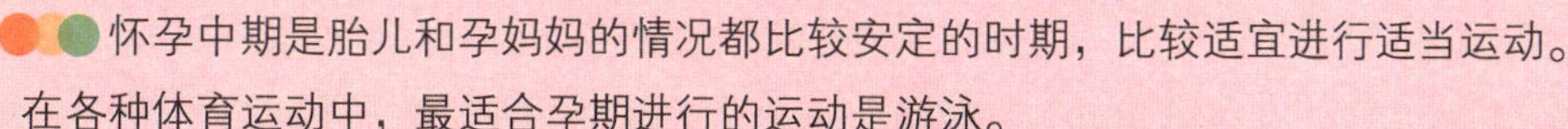

## 孕期游泳运动

怀孕中期是胎儿和孕妈妈的情况都比较安定的时期，比较适宜进行适当运动。在各种体育运动中，最适合孕期进行的运动是游泳。

游泳，属于节奏徐缓的柔和运动，缓慢的深度呼吸有利于全身血液循环，促进消化吸收，对母体和胎儿都十分有益。在水中，借助水的浮力，可以使体重减轻，人的肢体活动自如，很适宜孕期运动。游泳时，要动员全身肌肉，因而能使全身血液顺畅，还能缓解腰痛、肩部酸痛、下肢水肿等孕期不适现象，也助于促进身体对于钙质、磷等矿物质元素的吸收。

孕期游泳，不仅是水中活动，也包括生产时的呼吸法、换气、按摩及其他辅助动作练习。

国外的孕产专家一般鼓励孕妇游泳，认为游泳是适宜孕期舒展身体的全身运动。但要注意水不能太凉，以免下水后引起下肢肌肉痉挛。孕期游泳动作要轻柔缓慢，不要太猛烈，注意适可而止，别把自己弄得太疲劳。

进行游泳活动前，最好咨询一下自己的保健医生。当然，如果怀孕前就会游泳的则更佳。

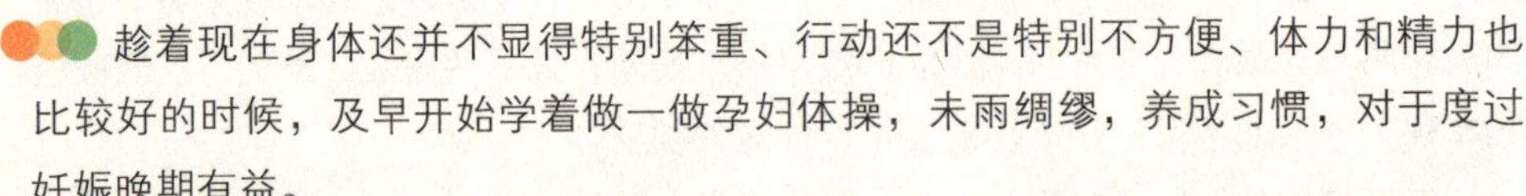

## 做一做孕妇体操

趁着现在身体还并不显得特别笨重、行动还不是特别不方便、体力和精力也比较好的时候，及早开始学着做一做孕妇体操，未雨绸缪，养成习惯，对于度过妊娠晚期有益。

孕妇体操，是专门为孕妈妈设计的，经常做一做，活动活动浑身酸困的肌肉组织，加快新陈代谢，对于自身和腹中的胎宝宝都能起到保健作用，也是对胎儿进行胎教的方式。

**脚部运动**

双脚要支撑逐渐加重的身体，比起平时来更加容易感觉到疲劳，也容易抽筋。因此，保持双脚良好的血液循环很重要。随时随地都可以活动脚腕、脚弓和脖颈掌及脚趾各个部位，而且比较简单，只要有椅子就可以做，看电视或者工作间隙，都可以抓紧时间活动活动双脚。

脚心不离开地面，脚尖尽量向上翘，呼吸一次后把脚放平，反复几遍。坐在椅子上把腿搭起来，将一条腿的脚尖勾回和脚腕绷紧，慢慢上下活动，然后换另一条腿再做。

**鼓胸运动**

取坐位，身体松弛，双手放在胸前，手向外伸展，胸部随着扩展，慢慢吸气后呼出来。妊娠后子宫变大，腹压增高，常会感觉到呼吸困难，多做鼓胸运动有益。

**盘腿坐**

盘腿坐，双手交叉放在膝盖上，然后轻轻地向大腿根方向推，呼吸一次把手放回膝盖上。每天早晚各做一次，持续两三分钟。习惯后，可以延长到10分钟。放松腰部关节，拉长下腹及产道的肌肉，有益于临产婴儿的娩出，可以早晚各做一次。

**骨盆震动**

腰部贴在床上，轻轻挺起腹部，使背和床之间出现空隙，然后慢慢放下，再放松休息。可以根据身体情况逐渐增加次数。早晨起床前和晚上睡觉前做，同时练习深呼吸。能松弛脊柱，强壮腹部肌肉，增加支撑胎儿体重的力量，减少孕晚期疼痛感。日常生活中，有不少人有跪着用抹布擦地板的习惯，可以做这种活动。

**骨盆倾斜**

从侧坐改变到卧姿，改变动作时，不要过急，不要给腹部带来震动，用胳膊支撑，把头缓缓地放在枕头上。能使骨盆和腰部的肌肉松弛收缩，增强肌肉力量。可以坐在椅子上做，同时伴以弯腰动作。

**骨盆扭转**

膝盖着床，头下垂，脊背向上弓起，支撑上半身重心，然后抬头使腰部向前移动，身体重心随之前移，再逐渐恢复到卧姿。松弛骨盆关节，使肌肉韧性变强，消除腰部疲劳。还有强健腰腹部肌肉、预防便秘的效果。

**松弛肌肉**

肌肉持续紧张容易疲劳，松弛一两分钟，对身体有利。可以头枕着枕头，微侧身卧，手臂弯曲，在膝盖下垫一个枕头，然后轻轻做深呼吸，放松全身肌肉。

**运动小提示**

量力而行，是妊娠期间进行运动和锻炼的基本原则。一定要适度、有序、缓和地活动，以自己不感觉疲劳为准则。

## 如何保养秀发

一头秀发能使女性平添妩媚，也是女性美的标志之一。而在妊娠期护理好头发，还涉及产后头发的健美。

孕期女性秀发普遍比孕前更秀美，借此机会护理保养头发得当，能延续到产后。

影响妊娠期头发的主要因素有两个：一是激素水平变化，一是与妊娠有关的精神紧张。

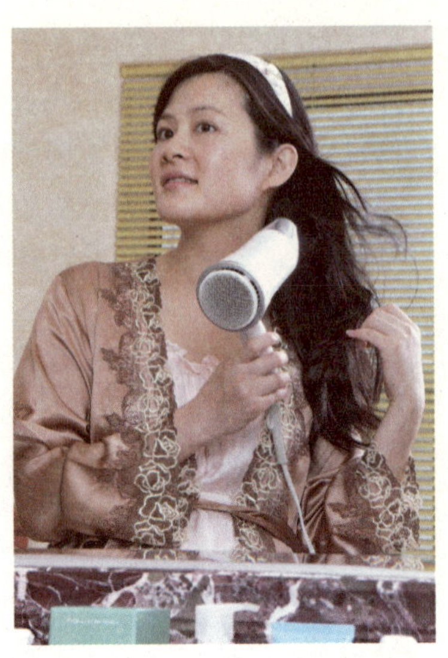

无论男性还是女性，体内都产生雄激素。雄激素常常与油性头发、多发垢和某些类型的秃发有关。而雌激素对头发的健康也有一些好的作用。当体内激素处在不平衡状态时，就会发生头发异常的情况。如果女性体内雄激素太多时，就会脱发甚至长出胡须来。

妊娠期间雌激素的增多，会使头发更丰厚、更健美，许多平素头油极多的女性，在孕期4~5个月时，不再多油了。女性一般从怀孕4个月开始，头发处于最佳状态，这时的头发光洁、浓密、服帖，并且很少有头垢、头皮屑。但在此时如果忽视头发的护理，便会造成产后脱发的后果。所以，孕期要认真护理好头发，注意以下几方面:

## 01 饮食

孕期饮食应当多样化，不偏食。特别要注意食用较多含维生素、包括含维生素B族的食物。还要遵照医嘱合理服用铁剂，纠正贫血。

## 02 洗头

孕期要经常洗头，头发在刚洗过时最美，洗头以后不要用强风吹干，最好不用卷发器卷发，未完全干时不要梳理。洗后的发型最好任其自然，尽量不要过多的梳理和用过热的风来吹。

## 03 护发

妊娠期头发常比一般情况下干燥一些，所以，要按照干型头发来护养。为了防止头发断裂，可选用干性头发用的洗发剂和护发剂，能减少头发的损伤。孕期不宜烫发和染发，以防烫发和染发剂对母体和胎儿造成伤害。

除了激素水平之外，影响到头发健美的另一个重要原因，是妊娠期间的心理紧张。如果缺乏经验和妊娠知识，怕这怕那，整天忧心忡忡，头发的健康也会受到影响。

建议与其整天担心这担心那的，不如多找一些与孕育有关的科学知识类书籍看一看，了解相关科学知识，放松心态，调整好情绪，以平和愉快的精神状态度过孕期，于己于胎儿都有益。

## 补充维生素C

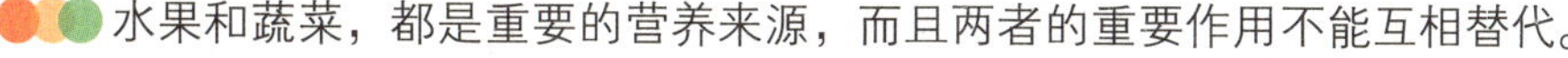

水果和蔬菜，都是重要的营养来源，而且两者的重要作用不能互相替代。

孕期一日三餐吃饱饭菜，身体就能获得足够的热量和蛋白质。但是，在复杂的人体代谢过程中，还需要维生素的帮助催化。

维生素分为两大类：一类只溶于油的脂溶性维生素，如维生素A、维生素D和维生素E；另一类是水溶性的，包括维生素B族和维生素C等。

维生素C是细胞之间的粘连物介质，不仅能修补伤口，还能激活白细胞使之吞噬细菌，增加人体抵抗力。在铁元素的运送、吸收过程中，也起着重要作用。缺乏维生素C时，微细胞壁黏着能力差，黏膜、牙龈和消化道易出血，身体抵抗力下降，容易感染。

水果、蔬菜和谷物中都含维生素，但是，蔬菜和谷物中的维生素在去皮加工、烹饪的过程中常常被破坏掉。

许多新鲜的瓜果含酸味，这类食物含有丰富的维生素C。维生素C可以增强母体的抵抗力，促进胎儿的正常生长发育。因此，喜吃酸味食物的孕妈妈最好选用一些带酸味的新鲜瓜果，如番茄、青苹果、橘子、草莓、葡萄、酸枣等，也可以在食物中放少量的醋、番茄酱，增加一些酸味。

只要在保持正常饮食的基础上，再注意适量调整各种营养素的搭配，就不必担心胎儿会营养不良或者营养失调，胎儿的体重也就可能保持在正常范围之内。

## 钙质流失的因素有哪些

有些饮食习惯会造成钙质流失，孕妈妈们要注意：

**磷酸：**磷在碳酸饮料中含量较多，会快速地吸收，刺激甲状旁腺激素的释放，使钙由骨骼中释放，而且过量的磷酸也会降低小肠对钙的吸收，所以过量饮用茶或咖啡也不好。喜欢喝汽水、咖啡、茶的妈妈，从现在起最好改以果汁或白开水替代。

**过多的蛋白质：**也会造成钙质流失，所以，并不是肉类吃得越多越好。

**仅靠蔬菜摄取钙质不够：**不要因为某些蔬菜类钙质含量高，不爱吃肉类或豆制品的人，就改由蔬菜提供钙质，这是不行的。蔬菜含有植酸及纤维，会干扰钙质的吸收，人体对于蔬菜所含钙质吸收率较差，所以均衡饮食最重要。

## 正确补钙法

孕妈妈们常诉说，“我怕胎儿钙质不够，为了补充钙质，所以喝很多牛奶”、“我会抽筋，所以想多喝一点牛奶”、“为了补充钙质，除了一天喝3次牛奶外，还另外补充钙片及综合维生素”……其实，胎儿的牙齿形成早在妊娠第8周时就开始，骨骼也在子宫内第2周开始钙化，但由于胎儿的骨骼及牙齿占了整个身体中相当大的部分，因此怀孕期间需要额外的钙质。也有一些孕妈妈摄取很多钙质，仍然会有腿抽筋的情况。所以，正确补充钙质很重要。

建议应当在平时就注意补充增加钙质，每天为1 000毫克，怀孕早、中、晚期就不需要额外补充了。有些孕妈妈会担心：这样真的够吗？如何达到？

其实，怀孕期间对于钙质的吸收要比正常情况有效，只要摄取富含钙质的食物，应该很容易应付胎儿的大量需求。

### 怀孕、哺乳期 每日饮食建议

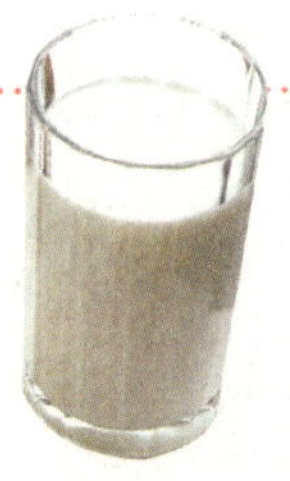

五谷根茎类2.5～5碗　　蔬菜类3～5碟

豆蛋鱼肉类2～4份　　奶类1～3杯

水果类2～3个

喜欢喝牛奶的人1天2～3杯，就摄取了514～771毫克的钙质；每天2～4份的肉类，再一份选择五香豆干或传统豆腐，就接近建议量（1 000毫克）了！

## 怎样选择钙片

如果用钙片补充，需要怎样选择？

首先以剂量作为考虑，符合膳食营养素参考摄取量较佳。

钙片中钙的含量，是依与钙结合化合物的重量而定。例如：碳酸约含40%的钙、葡萄糖酸钙含9%的钙。

市售钙片大约分为天然钙片与合成钙片，至于哪一种吸收较佳，研究方面仍有争议。但有些钙片会混合其他维生素和矿物质，如含有铁的钙补充剂因为吸收竞争，会使钙吸收降低；含维生素D的补充剂，需注意维生素D的使用，高剂量会造成中毒。

一些由骨粉、牡蛎壳等所构成的天然钙片补充剂，如果有重金属污染，长期服用反倒会造成健康伤害。

只有食物，才是最佳钙质来源。从食物中补充营养，绝不会单一摄取某一种营养素，相对也能同时获得其他必需营养素。补钙也罢，补充其他营养成分也罢，毫无疑问，食补永远是最佳方式。

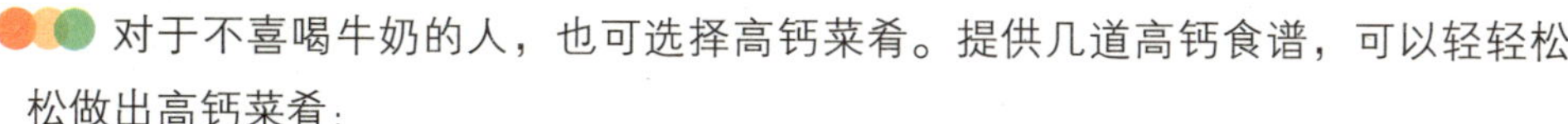


对于不喜喝牛奶的人，也可选择高钙菜肴。提供几道高钙食谱，可以轻轻松松做出高钙菜肴：

**低脂高汤：**用大棒骨熬煮高汤，加少许醋，促进钙质游离，冷却后，撇除浮油。

**牛奶蒸蛋：**能同时吃到钙质和维生素D。

**香酥小鱼：**鱼骨钙质高，连骨渣一起吃才能添补钙质。

**炒白菜、烧冬瓜：**多添用小虾米、虾皮。

**豆渣饼、红烧豆腐：**黄豆制品菜肴，钙质含量高。

**中药类：**枸杞子、红枣、黑枣含钙量都不低，养生又固本。

### 有利促进钙质吸收的因素

除了增加钙质含量高的食物摄取外，还有一些能促进钙质吸收的因素。例如：

**维生素D：**这是很重要的，所以适度地晒一晒太阳吧。

**乳糖：**也能帮助钙质吸收，这就是为什么牛奶属于最佳钙质来源的原因。

**钙磷平衡：**非常重要，所以不是一味补充钙就可以，最佳的钙磷比为1∶1。当过多的钙导致钙磷不平衡时，反而会造成抽筋的现象。

**健康小提示**

缺钙的情况，一般在妊娠中期显得比较突出。因为到了这个阶段，身体储存的钙质已经多数消耗，自身和胎儿都需要大量的钙质来支持生理活动和胎儿生长。怀孕期间，需要足够的钙质，但是钙质补充适量就好，食物是钙质的最佳来源。

# 05 本月精选菜谱

## 酸奶草莓露

**原料：** 草莓100克，酸奶150克，白糖1大匙。

**做法：** 1.将草莓去蒂、洗净，放入搅拌机，加入酸奶，一起搅打成糊状，倒入碗中。

2.放入白糖搅匀即可。

### 营养功效

草莓含有丰富的维生素C、钾、胡萝卜素、果胶和膳食纤维，可以补血养颜，美化肌肤。与酸奶搭配，更添润泽，护肤效果更好。

## 田园小炒

**原料：** 西芹100克，鲜蘑菇、鲜草菇各50克，胡萝卜50克，小番茄5个，料酒1小匙，盐少许。

**做法：** 1.将西芹摘去叶洗净，切成1寸长的段，掺入水中氽烫一下，捞出来沥干。将鲜蘑菇、鲜草菇、小西红柿分别洗净，切块。将胡萝卜洗净，切成细丝。

2.锅内加入植物油烧热，依次放入芹菜、胡萝卜、蘑菇、草菇，翻炒均匀。

3.烹入料酒，加入盐，大火爆炒2分钟左右，加入小番茄，翻炒均匀即可。

### 营养功效

这道菜色泽鲜艳，口味鲜香，营养丰富，可以帮助孕妈妈补充各种营养，维持胎儿的健康发育。

## 麦芽蜜枣瘦肉汤

**原料：** 麦芽100克，瘦猪肉100克，蜜枣20克，盐适量。

**做法：** 1.麦芽用锅炒到微黄；蜜枣洗净；瘦猪肉洗净，切成片。

2.将蜜枣、炒麦芽放入沙锅中，用文火煮45分钟。

3.再将猪肉放入，转武火将猪肉煮熟，出锅前放盐调味即可。

### 营养功效

此菜营养丰富，味道鲜美。麦芽含有丰富的维生素$B_6$、叶酸和磷脂，在一定程度上能帮助孕妈妈解除疲劳。

## 山药香菇鸡

**原料：** 山药100克，鸡腿1个，胡萝卜1根，鲜香菇5朵，盐、糖、料酒、酱油各适量。

**做法：** 1.山药洗净去皮，切成片；胡萝卜去皮，切成片；香菇泡软，去蒂，打上十字花刀。

2.鸡腿洗净，剁成小块，沸水焯过，去除血水后沥干。

3.将鸡腿放锅内，加入盐、糖、料酒、酱油和水，并放入香菇同煮，用文火慢煮。

4.煮10分钟后，放入胡萝卜片、山药片，再煮，煮至山药片熟透后即可。

### 营养功效

山药含有淀粉酶、多酶氧化酶等物质，有利于脾胃消化吸收；而且山药中含有皂苷、胆碱、维生素C等营养成分及多种矿物质，对于孕妈妈孕期疲劳有很好的食疗作用。

## 排骨红枣汤

**原料：** 红枣50克，排骨250克，姜3片，料酒1大匙，醋、白糖各1小匙，盐2小匙。

**做法：** 1.排骨洗净，切小段，焯水后放入锅中，加适量水，放入姜片、料酒、醋、白糖，文火炖40分钟。

2.放入红枣，再炖20分钟，加盐即可。

### 营养功效

排骨汤是补钙的理想食物，骨头经过长时间炖煮，大量的钙质游离出来，溶于汤汁中。喝汤吃肉，再搭配补气血的红枣，有益强化骨骼和牙齿。

## 酱猪肝

**原料：** 鲜猪肝500克，酱油50毫升，精盐10克，白酒5毫升，大料2克，花椒3克，大葱15克，生姜10克。

**做法：** 1.将猪肝切成大块，用沸水煮几分钟捞出，洗净。

2.大葱择洗干净后切段，姜洗净切片。

3.将猪肝放入锅内，加水至刚刚没过猪肝，再放入酱油、精盐、料酒、葱段、姜片、花椒、大料，烧沸后转文火煮20~30分钟，至竹筷扎后无血水并且发硬时捞出，放入盆内，冷却即成。食用时切薄片。

### 营养功效

咸香浓厚，味道极佳，含有大量的动物优质蛋白质、多种维生素和矿物质，有补肝明目作用。可防治孕期贫血、夜盲等。

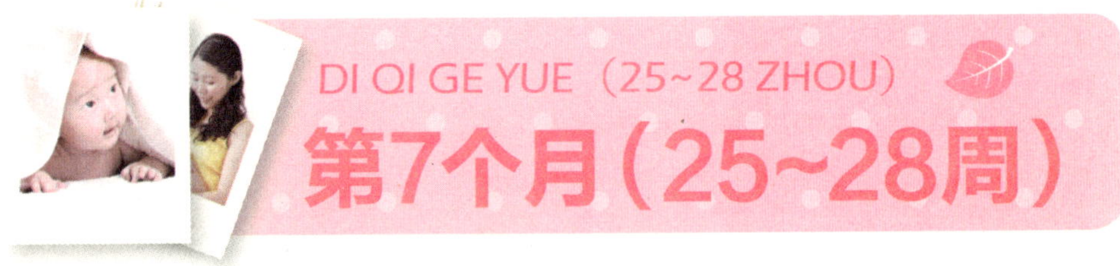

# DI QI GE YUE（25~28 ZHOU）第7个月（25~28周）

## 01 胎儿和母体的变化

### 胎儿情况

7个月时，胎儿宝宝会出现打嗝似的规律性悸动，眼球开始转动，眼睑的轮廓较清楚，眼睛能睁开，出现了味觉。

胎儿身长已达30~35厘米，体重1 200克左右。皮下脂肪沉积较少，看上去像老年人。皮肤表面有一层白色或灰白色的油脂物即胎脂。全身皮肤上都有胎毛，头发眉毛已长出。指（趾）甲还未达到指（趾）尖。男性胎儿的睾丸已下降到阴囊内，女性胎儿的阴唇已经发育良好。这个月的胎儿神经系统进一步完善，胎动变得更加协调而多样化，胎儿不仅能手舞足蹈，而且会转身。胎儿眼皮也能睁开，但眼球上还蒙着一层薄膜。

### 母体情况

母体腹部变得更大，下腹部与上腹部都变得更加膨隆。

宫底高度在脐上3横指处，腹部越来越增大，脐上部也膨隆起来，下肢可能出现静脉曲张。稍有不慎会引发妊娠水肿，妊娠纹和脸上的妊娠斑会明显起来。有些人会觉得眼睛发干、发涩、怕光，皆属正常现象。此期间，最容易发生妊娠高血压综合征。

有一些人会觉得心神不宁、睡眠不好，经常做噩梦，是因为对即将来临的分娩感到恐惧和忧虑不安.此时，要注意调整情绪，保持良好心境。

怀孕的过程很辛苦，常常会伴有许多不适。要掌握正确的方法来避免或减轻这些不适，顺利度过妊娠期。

# 02 本月优生知识

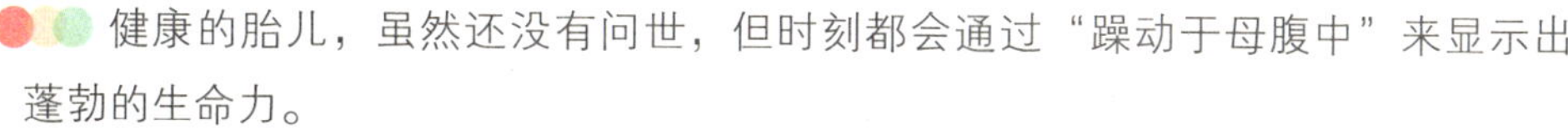

## 监测好胎动

健康的胎儿，虽然还没有问世，但时刻都会通过“躁动于母腹中”来显示出蓬勃的生命力。

一般胎动从妊娠18～20周开始。最初的胎动很轻微，似肠子蠕动。随着妊娠的进展，胎动越来越强烈，孕妇感觉也越来越明显。28～32周。达高峰，37～38周后稍有减少，到了妊娠最后一个月，胎儿长大充满宫腔，胎动反而略有减少。

昼夜胎动变化规律，是上午均匀，下午减少，夜间8～11时胎动最多。胎动与母体关系密切，如母体休息时胎动较多，运动时较少；母体情绪紧张时胎动减少，情绪平稳后胎动恢复正常。胎动与孕妈妈体位也有关，左侧卧位时胎动最多，站立时胎动少。孕妈妈使用麻醉剂、镇静药物时，胎动也受到抑制。

胎动，是胎儿在宫内安危的一个重要指标。通过胎动计数，可以了解胎儿在宫内的情况。胎动减少就是胎儿宫内缺氧的一个重要信号，常见于胎盘功能减退、胎儿宫内缺氧。

但胎动过频，往往是胎动消失的前驱症状，也应当引起重视。怀孕7个月就应开始计数胎动，这是在家中自我监测宫内胎儿安危情况最可行、最简单的办法。

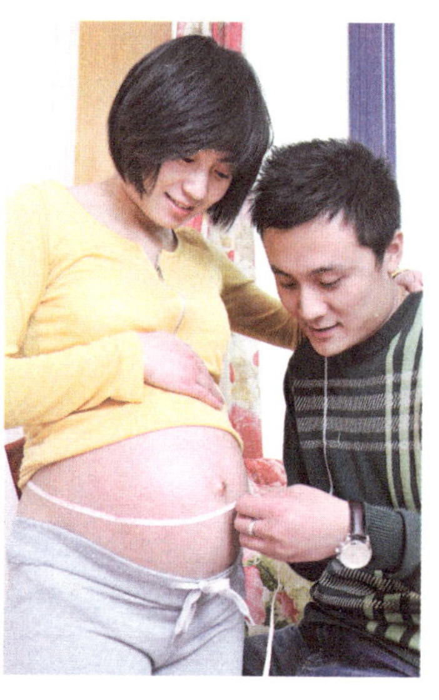

进行胎动监测的方法，是从妊娠第7个月开始，到临产前，每天早、中、晚固定时间各计数1小时胎动，将3次胎动相加乘以4，即得12小时胎动数。如12小时胎动小于10次，或逐日下降50%而不能复原者，说明胎儿在宫内有异常，应立即到医院检查。

监测好胎动，掌握好孕期的晴雨表，相信自己一定能孕育出健康、聪明的小天使。

## 胎动异常的原因有哪些

胎动具有一定的规律性，孕妈妈渐渐能熟悉这种律动的规律，如果胎动出现异常，则代表胎儿有健康问题。常见的胎动异常包括：

**胎盘功能不佳：**造成胎盘供给胎儿的氧气不足，胎动会减缓。

**脐带绕颈：**由于胎儿可以在羊水内自由地活动，会发生脐带缠绕住颈部的情况。虽然脐带绕颈很常见，但如果缠绕得太紧就会造成宝宝缺氧，胎动减少，甚至死亡。

**胎盘剥离：**通常会造成妈妈剧烈的腹痛，大量阴道出血和宝宝心跳减速。通常较容易发生在有高血压病史或腹部曾遭外力撞击的孕妈妈。因此，孕妈妈在剧烈的运动后，发现胎动有突然静止的情形，就要注意了，可能有危险，应尽快就医，以确保宝宝安全。

**孕妈妈发热：**遇到轻微的发热，胎儿因为有羊水的中介和缓冲，并不会受到太大的影响，但如果孕妈妈的体温持续超过38℃以上，孕妈妈身体外周血流量增加，但子宫和胎盘的血流量减少，宝宝也会变得少动。

孕妈妈吸烟或服用镇静剂，会导致胎儿活动力减低，早产儿，新生儿体重过轻，应当在怀孕前就戒除不良习惯。

### 胎动减缓的处理

胎儿在孕妈妈肚子里的活动，表现出健康的程度。但每一位妈妈都有个体差异，每一胎的情况也不一样。有的宝宝活动力旺盛，把妈妈的肚子当运动场；有的宝宝则偶尔才踢一下。

虽然胎动是反映胎儿活力的信号，但也不要太过于在意。有一些紧张型的孕妈妈只要1小时感觉不到胎动，就担心胎儿是否出了问题，这样只会加重心理压力，徒增烦恼。

所以，当感觉到胎动减少时，应安静下来不要慌张，先停止正在走动或忙碌的状态，休息一会儿以后，再观察胎儿的活动。如果发现胎动真的减少，甚至是停止了，就应尽快找医生做进一步检查。一般情况下，怀孕到现在为止，对胎动的规律孕妈妈已经胸中有数，什么时候动得勤、什么时候动得少都了如指掌。如果发现在习惯频繁胎动的时间里，胎儿减缓了律动，才是有问题的。

# 孕期能用药物吗

因为担心对于母体和腹中的胎儿宝宝带来不利影响，孕妈妈往往会在妊娠期谈药色变，有了不舒服的病症，宁可自己难受、硬撑硬扛着也不愿意吃药，坚持与药物“绝缘”，既要承受病痛，又反倒会耽误病情，甚至会酿成更大的不利。其实，这是出自对于孕期用药的误解。

妊娠期间孕妈妈得了病，还是需要采用适当的药物治疗，关键在于合理使用药物。孕妈妈需要掌握的大原则，是应当相信医生，掌握妊娠期合理用药的要点：

**及时用药：**发生各种不适感和病症，绝对不可以硬撑硬扛，要及时就医，及时用药，避免疾病给母子带来损害，才是上策。

**不宜自行用药：**妊娠期用药必须在医生的指导下用药，不能自行服用药物。如果病情允许，可用不可用药时尽量不用。尤其是要遵医嘱，避免使用危害母子健康的药物。

**看清说明用药：**使用复方制剂药物，必须先看清楚说明书上介绍的药物组成成分，不能简单地看药名或用量就服用。

必须用药时，选择毒性较小、反应小、对胎儿无致畸作用的药物，且宜小剂量服用。

合理用药的最基本原则，就是遵医嘱。

## 用药分级

了解一点孕期用药分级知识，对于科学服药、不乱用药以保护母子平安很有好处。

妊娠期是一个特殊时期，一般用药分为A、B、C、D、X5个级别。

目前，已被证实对胚胎有影响的药物，包括抗癫痫药物、某些精神科用药、某些特别种类的抗生素等，而其他药物影响虽不明显，但仍要谨慎使用。一般医师都有《药物手册》，其中记载各种用药的分级和对胎儿的影响，基本分类如下：

**A级：**目前临床实验证实对胎儿无害。

**B级：**动物实验证实对胎儿没有致死性的或不良的反应，人体实验尚无报告。

**C级：**动物实验证实对胎儿有不良的反应，人体实验尚无报告，但必要时可用。

**D级：**目前临床实验证实对胎儿有不良的影响，但在危及母体生命情况下可用。

**X级：**目前临床实验证实对胎儿有不良的影响，绝对禁止使用。

## 本月心理调适

孕期不仅要制怒，遇到十分高兴的事也不要失态，始终要保持冷静，保持清醒，避免给自己和胎儿的身体和心理造成损伤。

每天都要应对越来越臃肿笨拙的身体，越来越多的生理性不适症，越来越多的心理压力，可以采取措施来自我缓解和调适。

### 01 布置温馨的环境

在房间的布置上做一些小调整。如果家庭以前是典型的两人世界，现在可以适当地添一些婴儿用品，让可爱的小物件随时提醒自己，一个新生命即将降临。同时，还可以贴一些画片，选择自己喜欢的漂亮宝宝的照片贴在卧室里。

### 02 通过语言传递心声

每天花几分钟的时间，和腹中宝宝说几句悄悄话，比如“宝贝，我爱你”、“你知道吗？我是妈妈”等，利用外出散步的时间，可以悄悄地说：“外面的天气真好！阳光明媚”等。

### 03 接受音乐的洗礼

人们都知道音乐不仅能促进胎儿的身心发育，对孕妈妈本人也能起到一定的放松作用。每天花20分钟，静静地听上一段音乐，同时想象音乐正如春风一般拂过脸庞，沐浴着自己。当然，也可以播放自己最喜欢的歌曲，大声唱出来，精神状态能调整到最佳点。

### 04 与幽默结缘

笑是人生极大的生活享受，不妨多为自己创设能开心一笑的机会。欣赏喜剧，看一些幽默、风趣的散文和随笔；收集一些幽默滑稽的照片、影像制品，每天欣赏；还可以要求准爸爸收集笑话、好玩的传闻，在餐桌上发挥，让自己经常开心一笑。

### 05 记心情日记

孕期每天写一段日记，记录下每天的心情。这份长久的纪念，将来某一天也许会和宝宝一起重温这些难忘的生活片断，珍贵的细节必定令人获得更多的天伦之乐。

对着镜子打量自己，也是一种自我心理调整的良方。带着欣赏的眼光，看一看自己在镜子里变化了的身姿，朝着镜子里的自己道一声“辛苦”，都能有调整心理、改善情绪的功能。

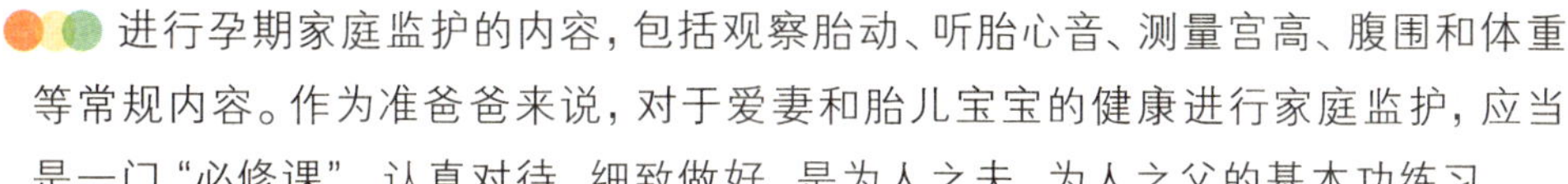

## 准爸爸需做的功课

进行孕期家庭监护的内容，包括观察胎动、听胎心音、测量宫高、腹围和体重等常规内容。作为准爸爸来说，对于爱妻和胎儿宝宝的健康进行家庭监护，应当是一门“必修课”，认真对待、细致做好，是为人之夫、为人之父的基本功练习。

### 胎动

从妊娠18~20周（第5个月后半月）开始，孕妈妈能感觉到胎儿在子宫内的活动。通常，每小时胎动3~5次。随着妊娠时间的推移，胎动会越来越活跃，直到妊娠晚期胎头入盆固定，胎动才会逐渐减少。监测胎动，应当从这时候开始行动。

从妊娠28周（即本月末）以后，要在每天的早、中、晚各计数胎动1小时，3次相加后再乘以4，胎动30次以上的为正常。如果说12小时内胎动的次数少于20次，就有异常出现的可能，少于10次则是胎儿在宫内缺氧的危险信号。胎儿死于宫中往往会发生在胎动停止后24小时内。因此，一旦发现胎动减少，要立即就医。

### 体重测量

孕期体重包括自身体重、胎儿、胎盘和羊水的重量。一般情况下，妊娠1~12周（初期3个月），体重增加2~3千克；妊娠13~28周（中期4个月），体重增加4~5千克；妊娠29~40周（后期3个月），体重增加5~5.5千克；妊娠期孕妈妈平均体重增加11~13千克。到了妊娠中、后期，每周体重增加450克，超过或低于这个增长速度时，就应当去医院了。

### 胎心音

妊娠16周（4个月末）以后，用听诊器就可以在孕妈妈腹部的适当部位听到胎心音。孕晚期，在孕妈妈腹部直接用耳朵贴上就可以清楚地听到胎心音。一般，胎心每分钟跳动120~160次。每天可以计数一次或数次，每次计数1~2分钟。如果胎心音超过每分钟160次或低于每分钟100次，应当及时就医。

### 宫高测量

从妊娠16周（4个月末）开始，从下腹部耻骨联合处至子宫底间的长度为宫高。一般在妊娠第10周时，在耻骨上方刚刚可以触到宫底；到13周（4个月初）时，宫底居于耻骨和肚脐中央；20~22周（5～6个月）时达到脐部；28周（7个月末）时位于肚脐与胸骨下端剑突之间；32~34周（8个月末到9个月中）时达到剑突下一横指。如果连续2周宫高没有变化，则需要立即就医。

**腹围测量** 从妊娠28周（7个月末）开始，每周一次用皮尺围绕脐部水平方向一圈，进行测量。妊娠20~24周（5～6个月）时，腹围增长最快；妊娠34周（第9个月中旬）以后，腹围增长速度放慢。若腹围增长过快时，则要警惕羊水过多、双胞胎等。当然，腹围的大小，要受到孕妈妈怀孕前腹围的大小和形体的影响，需要综合分析。

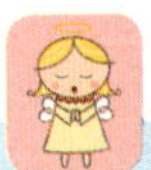

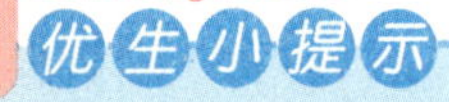


家庭健康监护和测量的数值，最好每一次都记录下来，作为孕期保健的档案。每一次做产前检查时，都带给医生，作为诊断参考依据。

## 03 本月胎教方案

### 无意胎教

实际上，通过进行追踪调查的数据资料发现，许多成才儿童都在不同程度上得到过胎教，他们的父母也都在无意中进行过胎教。虽然生活上比较清苦，但身体健康、感情热烈，母亲受孕时具有天时、地利、人和三大因素；受孕后的父母热爱腹中胎儿，对孩子充满希望；丈夫勤快，体贴妻子，家庭气氛温馨；母亲温和，喜欢在宁静的环境中工作和休息；饮食不高档但注意卫生、可口；整个孕期内母亲心情愉快，时时想着孩子……这些都是胎教，是实行了无意胎教。

无意胎教虽有一定作用，但科学性和实际效果都有一定限制。为此，需要推广有意胎教。

### 有意胎教

有意胎教就是自觉地、有意识地实施胎教，追求胎教的质量。

有意胎教对儿童心理发展的影响是很显然的，主要方法和作用如下：

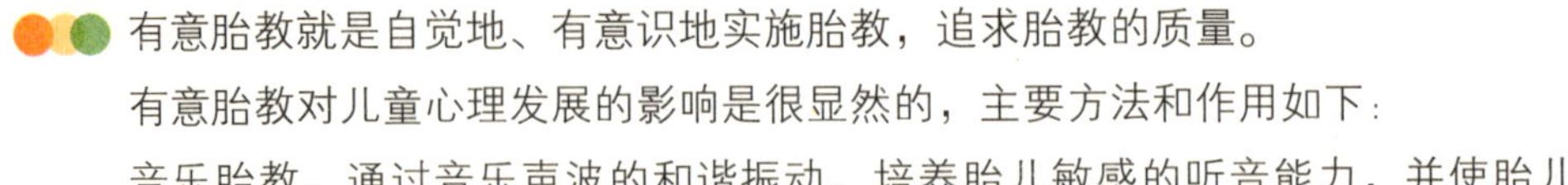

音乐胎教，通过音乐声波的和谐振动，培养胎儿敏感的听音能力，并使胎儿

形成外界环境是美的感觉。

触摸胎教，通过父母对胎儿的谈话、讲故事，培养亲子感情，并在胎脑中储存语言信息，有利于开发胎儿潜能。

学习胎教，通过“宫内学习”形成胎儿良好的条件反射能力，在胎儿脑中积累一定的信息，以便于出生后在接受知识方面比其他孩子领先一步。

现代超常儿童越来越多，与父母的有意胎教有一定关系。一代人比上一代更聪明，能力更强，是人类社会进步的大趋势。

当然，最根本的一点是，有意胎教的根本目的并不是专门造就天才，而是为了提高下一代的综合素质，提高人口质量。

### 良好的胎教需经营

男、女双方在结婚之前的20多年生活中，来自不同的家庭环境与背景，两人一定要对“新生命”的来临有共识和周全的准备。

需要了解双方家庭中每个成员的心事，并不是个人的事，更何况孕育下一代这样重大项目。

## 建立母体与胎儿的理想环境

对于胎教的作用，难免会有疑问：为什么以前人们不讲究胎教，也能出人才?

今天的人们重视胎教的作用，市面上关于胎教的相关产品种类繁多，让人眼花缭乱，选都选不过来。在实施胎教的过程中，要注意以下几点：

- 均衡营养的饮食。
- 在安静、舒适的环境中受孕；放松自己，灯光要柔和，营造幸福的氛围。
- 保持愉快、平稳的情绪，在家人的祝福和关怀中，享受即将成为母亲的幸福。
- 规律的生活，避免感冒。
- 听音乐：胎儿在5～7个月时，听觉正发育成长中，音乐有助于心智发展。
- 胎儿谈话：用爱关心胎儿，与胎儿谈话、打招呼，看树、看花，并且告诉胎儿今天的天气、妈妈在做什么等。
- 适度的运动，促进血液循环，提供胎儿适当的营养和健康成长的氛围，对脑部的发育成长有效。
- 建立属于母体与胎儿的母子理想环境，做一做手工，学习庭园盆景，或学习纸艺、黏土制作，捏塑一个想象中的孩子的脸庞，或带着胎儿一同欣赏美的事物等。

从起跑线上就让孩子优秀，超前一步，让宝宝能领先一生，自然是每一个家庭养育孩子的希望和目标。胎教，则是从新生命诞生以前、律动之后，就开始实施的百年育人大计的最初阶段。

## 实用胎教日程

怎么样安排一天的起居和作息时间呢？全职孕妈妈可以参考这样做。

这里提供一个孕妈妈一日作息时间表，整个计划考虑到胎教基本要素，即运动胎教、音乐胎教、情绪胎教、语言胎教、环境胎教、抚摸胎教、美学胎教等相关内容。

职业孕妈妈可以参考这个日程，安排一天的起居、进餐、活动，在晚上放松时段听一听胎教音乐，做一做抚摸胎教。

### 上午

- 7时起床。
- 7时~7时半户外散步。
- 8时~9时吃早餐、饭后休息。
- 9时进行音乐胎教：可以根据自己的实际情况分为上午和下午两个胎教音乐方案：上午适合听一些舒缓平稳的音乐，比如民族音乐《江南好》、《春风得意》；听一些开发胎儿大脑的音乐，比如莫扎特的《莫扎特弦乐小夜曲》、《摇篮曲》，贝多芬的《献给爱丽丝》。下午天气比较燥热，可能心情会烦躁，可以选择抒情性强的民族音乐，比如《春江花月夜》、《平沙落雁》，还有莫扎特的《幻想曲》、《摇篮曲》，巴赫·古诺的《圣母颂》。
- 9时半休息喝水、吃水果、零食等。
- 10时进行语言胎教。具体内容：听一个童话故事，或者朗诵一首古诗，阅读图画美丽的幼儿画报、与胎儿问好……
- 11时漫游在网海，随意休闲、浏览。
- 12时~13时半做午饭、吃午饭。
- 饭后，在小区花园中散步20分钟。

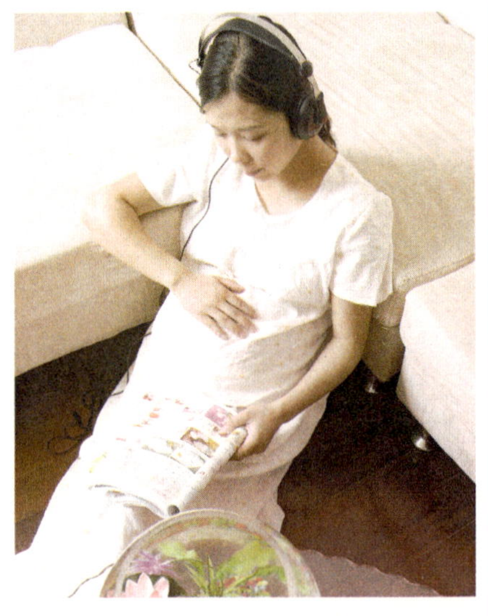

下 午

- 14时开始午休。
- 15时起床，喝水吃零食、水果。
- 15时半音乐胎教。
- 16时阅读报纸、书籍半小时。
- 17时漫游网海。
- 18时户外散步半小时。
- 19时吃晚饭。
- 20～21时户外散步。
- 21时看电视和家人聊天。这可是交流感情，对胎儿实施情绪胎教、环境胎教的好时机。
- 22时半洗澡准备睡觉。
- 23时准时睡觉，同时进行抚摸胎教。因为一般胎儿宝宝在这个时候动的时间最久，所以，适合做抚摸胎教。当然，同时可以伴有准爸爸的语言对话，作为“伴奏”。

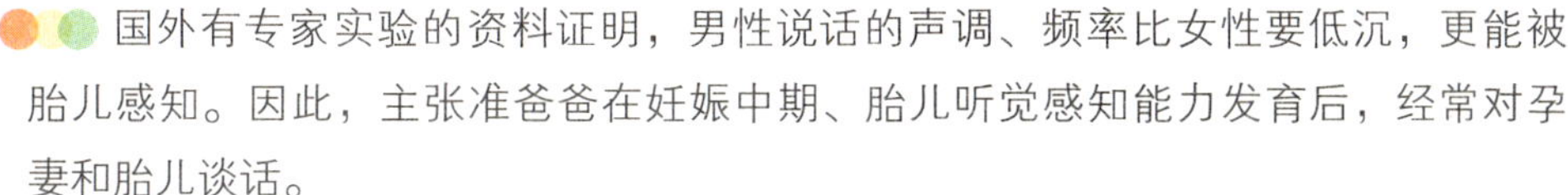

## 准爸爸的语言胎教

国外有专家实验的资料证明，男性说话的声调、频率比女性要低沉，更能被胎儿感知。因此，主张准爸爸在妊娠中期、胎儿听觉感知能力发育后，经常对孕妻和胎儿谈话。

这样做的显著好处是：一方面，可以让胎儿熟悉父亲的声音，培养亲子感情联系；另一方面，“全家”一起关注、实施胎儿的语言胎教，能提供温馨、和谐的家庭氛围，对孕妈妈和胎儿都是良好的外部环境胎教元素。

准爸爸抑扬顿挫的讲话，孕妈妈全神贯注地倾听，有了问题当场询问，要努力去弄懂丈夫讲的内容，因为这是决定孩子父亲参与胎教有效程度的关键。

由于讲话的对象是孕妈妈和胎儿两个人，所以不能离得很远，最好离开50厘米左右的距离。对话时注意，突然用很高、很大的声音不行，这样会使胎儿受到惊吓。应当以平静的、亲切的、柔和的语调开始，随着对话内容的展开再逐渐提高音量，尽量使胎儿对这声音产生安全和信赖感。

作为前期课程，与父亲对话的关键不是传递知识，而是让胎儿熟悉父亲的声音，从而产生一种安全感。这是因为，胎儿一天24小时接触的主要是母亲的声音，对低沉的男性声音是不很熟悉的。

出生不久的婴儿常常会有这样的情况，即使陌生的女性逗也会笑，而父亲逗就会哭。这正是从胎儿时代到出生后的一段时间里，不熟悉男性声音造成的。为了消除孩子对男性，包括对父亲所持有的不信任感，妊娠中期进行父胎谈话，让胎儿习惯和喜欢听到父亲的声音也很重要。

# 04 本月生活与饮食指导

## 如何做产前运动

简易产前运动，也是专门针对孕期设计的活动项目，适宜在家庭环境中随处、随意、随时做活动。具体运动包括：

足踝交叉，坐在地上，交叉的足踝尽量靠近身体，以舒服适度为原则。保持这个姿势坐几分钟，每天做两三次。

采取类似坐姿，但足踝不交叉，使双脚的脚掌相对，坐好，用双手自外侧托住双膝，双腿及膝部用力朝下压，双手用力上托。做的同时慢数节拍，随后双手和双膝一起放松。反复做数次，刚开始可以量力而行，逐渐增加到能做10次左右，每天早晚各做一回。

双腿向前平伸，坐在地上，双足相距35厘米左右。弯身试用双手触及右脚，然后坐直，再弯身试用双手触及右脚，反复练习。开始也不必多做，逐渐增加到10次左右，每天早晚各做一次。

取坐姿，坐定后试着收缩骨盆肌肉，从底部开始用力，然后逐渐向上收缩。配合骨盆收缩，慢数节拍，数到10以后，骨盆肌肉已经由下向上全部收缩紧张。然后，沿着相反顺序，使骨盆肌肉由上朝下逐步放松，同时数节拍由10到1。数完以后，骨盆肌肉完全放松。每天做两三回，每回坚持数分钟。锻炼骨盆肌肉收缩舒张自如的能力，有益于未来分娩。如果做得正确有效，在上厕所时，试着收缩骨盆底部肌肉，如果能止住小便，则为正确有效。

## 产前呼吸训练法

产前训练主要是做一些呼吸方法，做一做用力和放松练习，有的练习可以从现在起，趁着行动还不是太不方便的时候开始做。

仰卧屈膝，平静呼吸，深吸气，吸满后由口腔缓慢呼出。学会做深呼吸放松肌肉动作，一边呼气，一边放松紧张的肌肉，减轻局部疼痛感。

通过扩张胸部吸气，腹部不动，微微张口。呼气与吸气的方法相同，每天做三四次，每次做一两分钟。

疼痛消失之前，张口轻轻呼气，腹部不用力。疼痛开始时，做深呼吸和闭口吸气，稍加停顿，使腹压加大，以利于减轻疼痛。

放松腹部和双腿肌肉，做喘息式的短促呼吸。

侧卧，上侧手臂在前，下侧手臂朝后，下肢屈膝向前。采用这种体位可以放松全身肌肉和关节。在疼痛的间隙，可以利用这种体位休息和放松身体。

为避免溢尿症状发生，加强骨盆肌肉的锻炼很重要。采用提肛动作，轻轻吸气，并用力缩紧肛门，直到再也使不出劲为止。稍维持片刻，然后逐渐放开。开始时每天至少练习2次，熟练以后可以在任何时间练习，坐着站着均可。坚持做下去，对分娩有帮助作用。

## 自我按摩——调整不适感

自我按摩，是缓解疼痛、舒展肌肉组织、放松身体的良方。可以经常适度做一些自我按摩，调整种种不适感。

以下几种面部按摩，对于消除皱纹，解除疲劳有很好的效果，可以经常做一做自我按摩和夫妻按摩。

**前额**

双手四指并拢，手指向上，用指腹从眉毛向上轻推额部到前发际，重复10次。

双手示指、中指并拢，用指腹按额头中央，向两边做按揉，到太阳穴时轻按压一下再返回到额头中部，重复5次。

双手示指、中指并拢，右上左下相贴按在额头中央，同时向上、下方向按压皮肤，直到整个额部。

左手中指置眉上，食指置前发际下，同时轻轻用力把额部皮肤撑开，右手食指、中指并拢，沿皱纹轻轻纵向按揉，渐到整个额部。

四指并拢，用指面轻轻拍打额头1分钟。

**眼周**

双手食指端按住双眼内角睛明穴，每秒强按压1次，共5次。

双手食指端垂直按眼眶下承泣穴，每秒按压1次，共5次。

双手食指端按双眼外角瞳子穴，每秒1次，按压5次后闭上双眼，再向外按此穴后放松，共10次。

双手食指腹沿眼眶周围做小幅度按揉，共5圈。左手示指、中指把眼周有皱纹处皮肤撑开，右手食、中指并拢用指腹在皱纹处轻轻按摩，共5次。

用三手指轻轻拍打眼周围皮肤数分钟。

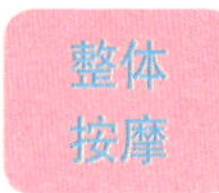


日常生活中，自己按摩和适度压迫腰部，能使酸痛的腰部感到舒服。分娩时，按摩腰部配合正确的呼吸方法，有助于顺利进行分娩。

按摩腹部，同时伴以鼓腹式深呼吸，吸气时双手沿腹部向上抚摸，呼气时向下方抚摸。

用拇指按压腰肌，呼气时用力压，吸气时放松，反复做数次，能缓解腰酸痛症状；也可以用同样方法，按摩脊背疼痛部位。

由上而下用手指推、擦、按、揉，或用毛刷推擦膝盖下足阳明胃经脉络5次，按揉足三里穴1分钟。

用手指或毛刷推擦揉按膝盖下足三阴经，包括脾经、肝经、肾经脉络，从上到下5遍，按揉三阴交和血海穴各1分钟。

从上向下用手掌推擦腰背部经络，依次按摩脾俞、胃俞、肝俞、肾俞穴半分钟。

以脐下至耻骨中心为轴，用手掌顺时针方向旋转，按摩腹部5~10分钟。

## 日常生活中的烦恼——便秘

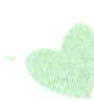

便秘，几乎是妊娠期间，每一个孕妈妈都会遇到的难题。排便的憋气与用力，毫无疑问要运用下腹部和会阴部肌肉群，直接威胁腹中的胎儿。偏偏在妊娠期间，以前从来不便秘的女性，也往往不得不面对排便的烦恼。

什么是便秘？怎样才算排便正常？

没有便意、排便次数太少，3天以上才排便一次或每周少于3次，就可以算是便秘。反之，即使一天排便3次或是一周排便3次，只要是没有腹部胀痛或其他相关症状，例如食欲不振、虚弱等，都能算做排便正常。

### 远离便秘这样做

远离便秘，并没有特别的绝招。在日常生活把握几个细节，自然能够远离便秘。

**少吃辛辣刺激的食物：** 就算因为怀孕口味变重，也要少吃！孕妈妈更需要降低咖啡因的摄取量，诸如咖啡、浓茶等。此外，太过辛辣燥热的食物也应适度避免。

**每天不少于 4 杯水（500毫升 / 杯）：** 豆浆、蜂蜜水都可以……每日饮用 2 000 ~ 2 500 毫升水，可让粪便维持适当的软硬度，尤其是起床后喝一杯温开水或无糖热豆浆，都能有助于排便。

**定时上厕所：** 培养自己在固定时间的便意，很多人喜欢边看杂志边大便，无形中拉长排便时间，“最想上厕所”的便意一淡化，更容易便秘了。

**冥想法：** 培养自己在固定时间的便意，利用心理影响生理的方式：因为现代人的情绪长期处于紧张的状态，所以利用心理影响生理的方式，先让自己情绪放松。

**顺时针轻轻按摩腹部：**针对怀孕中、后期的孕妈妈不适症状，洗澡后顺便按摩效果会加倍：每日顺时针环形按摩腹部，可以使胃肠得到适度的刺激，使排便功能恢复正常。

**爬楼梯：**不仅能帮助肠蠕动，还有提臀的功效，也适合怀孕后期严重便秘的孕妈妈。爬楼梯的时候，腹部自然会用力，加上全身运动，自然也能刺激肠胃蠕动。孕妈妈不妨试试看多爬楼梯，增加平时运动量，下楼时再改乘电梯，减少膝关节的负担。

**吃糙米饭：**糙米饭纤维丰富，如果不习惯糙米口感的话，可以先试着依比例混进白米饭中：纤维素具有吸水及膨润粪便的效果，可以刺激胃肠蠕动，有利通便。因此，每天至少需要摄取5份（每份以一小碗为度）以上的新鲜蔬菜和水果。此外，五谷杂粮、黑枣及葡萄干也富含许多纤维素，有助排便。

**每天固定运动30分钟：**多次运动，累积起来也可以够量，孕妈妈更需要保持运动习惯，以增强体能及腹肌的收缩能力。

**一有便意就上厕所：**千万不要忍！如果经常忍着便意，将会使身体对排便的信息混淆不清。

从生活习惯上着手，根本防治和改善便秘情况，是预防痔疮的最佳方案，也是保持身体正常的新陈代谢，保证皮肤光洁、减轻痘斑、孕斑的有效措施。

## 预防便秘的食疗法

由于激素的影响，孕妈妈肠胃的蠕动会变得较慢，这样就更需要多吃高纤维食物来防止便秘。孕妈妈可以放心地食用高纤维蔬果，不过要避免食用太多木耳类的食物，因为木耳有可能会影响胚胎的安全。如果担心食物比较寒凉，可以在料理时加入姜。

### 1 牛蒡泡菜

**功效：**帮助排便。

**材料：**牛蒡1条、黑白芝麻数十粒。

**做法：**牛蒡去皮刨细丝，马上浸入盐水中，半分钟后捞起，再用沸水汆烫1分钟后沥干。牛蒡丝与红糖、醋、盐及麻油拌匀，洒上黑白芝麻粒，放入冰箱冷藏半天即可。可当做正餐的佐菜。

牛蒡根部内含丰富的菊糖，有助于胰岛素的分泌，最适合糖尿病患者食用，并能刺激肠道蠕动，防止便秘。另外，牛蒡含有大量的膳食纤维木质素，能抑制体内有毒代谢物的形成，降低胆固醇，防止细胞突变，预防癌症的发生。

## 2 荸荠西瓜汁

**功效：**改善排便不顺、水肿。

**材料：**荸荠10粒、西瓜300克。

**做法：**荸荠去皮切半，用沸水氽烫30秒捞起。西瓜去绿色外皮，将西瓜肉与白色内皮用榨汁机榨汁。将西瓜汁与荸荠用果汁机拌匀即可。宜趁鲜饮用。

中医学认为，荸荠具有清凉解毒、利尿通便、消食除胀等功效，能治腹胀、便秘等症。此外，荸荠是蔬菜类中热量较高者，含有大量淀粉及磷质，能促进大肠蠕动，调理人体酸碱平衡，增进牙齿、骨骼、神经组织的健康。

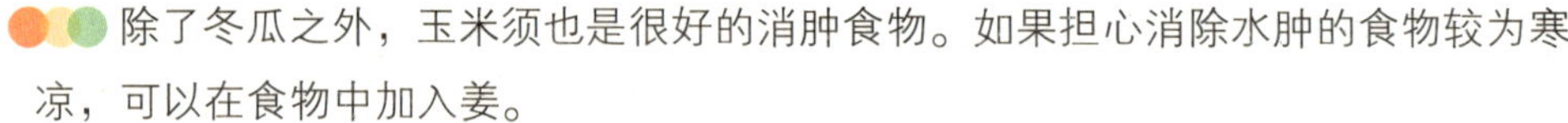

## 去水肿的食疗法

除了冬瓜之外，玉米须也是很好的消肿食物。如果担心消除水肿的食物较为寒凉，可以在食物中加入姜。

## 1 玉米须瓜皮汤

**功效：**改善肾炎水肿、孕期水肿。

**材料：**老玉米须30克、西瓜白色内皮250克、冬瓜皮250克、赤小豆150克。

**做法：**老玉米须彻底洗净，并用沸水氽烫1分钟，沥干备用。将老玉米须放入药袋中，连同西瓜皮、冬瓜皮、赤小豆加水3 000毫升，武火煮滚后转文火续煮约半小时，滤渣后饮用。老玉米须一般中药房有售。

中医学认为玉米具有补中健胃、滋养、利尿功效。玉米须能清热、利尿、平肝，能改善高血压、糖尿病、肾脏炎、水肿、黄疸、肝炎、胆结石或溽暑引发的小便困难等。

## 2 凉拌萝卜洋葱

**功效：**利尿消肿。

**材料：**洋葱1/8个、小黄瓜1条、白萝卜1/4条、醋50毫升、冰糖30克、葡萄干60克。

**做法：**洋葱、白萝卜去皮切丝；小黄瓜切片。洋葱、小黄瓜、白萝卜、醋、冰糖拌匀，食用前再加入葡萄干即可。宜尽快吃完。

洋葱可以提高胃肠道张力、促进胃肠分泌消化液，有助于整肠健胃，促进食欲。

小黄瓜所含的钾能利尿消肿，排除体内多余的盐分与废物，使血液净化、改善高血压。

白萝卜生吃能解毒、利尿，并有良好的清热退火作用；熟吃能改善腹胀，促进肠道蠕动。

## 托腹带减轻身体负担

怀孕进入中后期，逐渐变大的子宫会使得孕妈妈的腹部越来越突出，腰部和下肢承担了很大的重量，这时候就可以考虑用托腹带了，可以减轻孕妈妈身体，尤其是腰、腿部的重力负担。

托腹带是一条有弹性的宽带子，使用时，围在孕妈妈的腰腹部，可以从下腹部微微倾斜地托起增大的腹部，阻止子宫下垂，保护胎位，并能减轻腰部的压力。

托腹带可以帮助孕妈妈调整身体越来越重的下垂力量，改变腰、腹部负担过重的受力，减轻妊娠中、后期身体的负担；还能对付令人望而生厌的妊娠纹，托住腹部，免得下坠的腹部皮肤有裂纹。

使用托腹带的时间有早有晚。有些情况可以提前使用。比如多胞胎或胎儿过大，有非常明显的骨盆或腰部酸痛，托腹带都能起到帮助作用。

如果一切正常，妊娠六七个月以后，可以考虑开始使用。

尽管托腹带好处多，但为了不影响胎儿发育，托腹带在选购和使用中，有几个注意事项。

1 使用时不可包得过紧，晚上睡觉时应解开。

2 尽量选择穿戴方便，最好是能随腹部增大调整长度和松紧度的。

3 要挑选透气性好的，特别是夏季不会造成过度闷热，否则容易引起疾病或过敏。

市场上有一些前腹加护的内裤，也在腹部增加了弹性，这种内衣非常适合孕妈妈。不过因为厚度和弹性有限，并不能真正替代托腹带。

使用托腹带以前，最好在产前检查的时候，找医生咨询正确的使用方法。特别注意不要强行为了遮蔽腰腹部的凸显，勒得太紧，让宝宝在腹内舒展不开身子。

## 孕中期每日营养素需要量

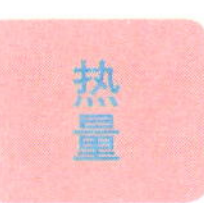


我国膳食营养素每日供给量建议，妊娠中期每天增加热量摄入836千焦（200千卡），相当于每天比平常增加2个鸡蛋和100毫升牛奶。

热量摄取和分配的适合比例：糖类占60%～70%，脂肪占20%～25%，蛋白质占15%～20%。

| | |
|---|---|
| 蛋白质 | 从妊娠4个月开始，每天应另外增加15克的蛋白质；妊娠7个月后，每天应增加蛋白质25克。 |
| 维生素和矿物质 | **维生素A：** 每日摄入量为1 000微克。<br>**维生素D：** 每日膳食供给量为10微克。<br>**微生素E：** 推荐供给量为每日12毫克。<br>**维生素$B_2$：** 供给量为每日1.8毫克。<br>**维生素$B_1$：** 供给量为每日1.8毫克。<br>**烟酸：** 烟酸的膳食供给量应与维生素$B_1$保持合适比例，每日膳食供给量应为18毫克。<br>**叶酸：** 每天400微克。<br>**维生素$B_6$：** 每日膳食供给量为2.2毫克。<br>**钙：** 孕期钙摄入量应比孕前增加1倍，每天需要量约为1 500毫克。<br>**铁：** 孕妇和胎儿在妊娠期和分娩时，共需要铁约1 000毫克。其中，350毫克满足胎儿和胎盘的需要，450毫克为孕期红细胞增加的需要，其余用以补偿铁的丢失。铁的膳食供给量由每日18毫克提高到每日28毫克。<br>**锌：** 孕中期应增加锌摄入量，由15毫克增至20毫克。<br>**碘：** 孕中期和末期膳食的碘摄入量，由150微克增加到175微克。 |

## 吃全谷、根茎食物好处多

稻米、小麦、大麦、玉米、燕麦、荞麦等，统称为全谷杂粮，这些食物是人类最早的食物来源之一，能提供碳水化合物碳水化合物（糖类）中的主要成分则为淀粉。全谷杂粮含有大量对人体有益的营养成分，不仅能提供孕妈妈孕期所需的各种营养素，更能够对抗和预防各种疾病，如癌症、心血管疾病、糖尿病与肥胖等。

真正的全谷物类食物，包括燕麦、大麦、小麦或其他谷物，包含谷物的3个部分：

**麸皮：** 是谷物的外层，又称为糠。有益健康、富含纤维，含有维生素B族、矿物质、蛋白质和其他植物性化学物质。

**胚乳：** 谷物中间部分。含有碳水化合物（糖类）、蛋白质及少量的维生素B族。

**胚芽：**谷物的核心。营养丰富，含有维生素B族、维生素E和植物性化学物质。

在孕期必须增加蛋白质、钙、铁、维生素$B_1$、维生素$B_2$及维生素C的摄取量，而全谷杂粮含有丰富的维生素B族及铁、磷等矿物质。同样地，根茎类中的马铃薯（土豆）与红薯不仅有丰富的维生素C，也含有钙、钾等矿物质，对于孕妈妈来说，食用五谷根茎类食物是最好的选择。

不要以为全谷杂粮只含有维生素B族与矿物质，全谷杂粮也能提供丰富的蛋白质，尤其是黑糯米、糙米、大麦、燕麦、荞麦和小米中含量更是丰富。全谷杂粮再搭配上豆类，就能摄取到完全蛋白质，是孕妈妈在肉类之外获取蛋白质的优良来源。

## 01 防止发胖

全谷类食物含有的纤维素，能延缓胃排空的速度，以及肠道对葡萄糖的吸收，避免胰岛素过度分泌，不仅能控制血糖，还能降低热量转变成脂肪储存在体内，很适合担心发胖或是有糖尿病的孕妈妈食用。

## 02 强化胃肠功能

全谷、根茎类食物有利通便，能防止或改善孕妈妈便秘现象，因为这些食物含有许多粗纤维，糙米与薯类均是代表性食物。薯类的外皮中还含有一种不溶解于水的黏多糖成分，有整肠、通便效果，而马铃薯（土豆）还能改善肠胃道消化不良的情形。

全谷类中含有的果寡糖与菊糖的功能与水溶性纤维相同，能改变肠道的细菌生态，降低有害细菌，并且增进有益菌的生长，进而保护肠道组织，提高人体的免疫力。

## 03 与豆类混合能摄取完全蛋白质

全谷杂粮加薯类一起烹煮，孕妈妈可以从中获取到完全蛋白质，也就是人体必须从饮食中摄取的8种必需氨基酸，这一点对于习惯吃全素食的人尤其重要。不过，全谷杂粮与豆类的混合分量比例以3：1为佳，因为豆类分量过多较不易消化，而且尿酸值容易增高。

## 04 混合种类求变不求多

孕期除了要避开食用薏苡仁之外，可任意选取不同的全谷类食物做搭配，但并非种类越多越好，过多可能会引起消化不良。一般来说，五六种谷物就已足够，重点是要多变化每天食用的种类。

孕期食物多变化，每天吃多种食物，才能从不同的食物中获得不同的营养素。再者，若每天吃同一种食物，也可能会产生害处。举例来说，薯类虽然属于主食，但甜度较高，也容易产气，不建议天天吃；包括怀山药，虽能促进激素分泌，也不能天天吃。

### 05 连皮一起吃更好

根茎类的食物如果新鲜，鼓励清洗干净后连皮一起吃。根茎类食物除了纤维素较高之外，升糖指数也会降低。不过，如果发现外皮有发霉，还是去皮为佳。

## 什么症状不宜吃全谷根茎

有一些病症或现象不宜吃五谷根茎类食物，如：

**有肠胃疾病：**假使有肠胃疾病，如胃溃疡、肠胃炎者，必须减少或暂停食用全谷杂粮，因为它们的纤维素较高，会刺激肠胃蠕动。等到肠胃功能恢复正常之后，再食用全谷杂粮。

**痛风、肾脏病：**这是因为全谷杂粮中含有嘌呤，不适合痛风与肾脏病者食用，一般人则没有这个限制。肉类所含的嘌呤最高，而全谷杂粮所含的嘌呤甚至比豆类低，三餐所吃的全谷杂粮中所含的嘌呤总量，可能还没有一块肉高，因此天天吃杂粮不会有问题。

**糖尿病须避开：**多数的全谷杂粮食物均为低升糖指数食物，但是根茎类除了薯类之外，马铃薯（土豆）、怀山药、芋头均属升糖指数较高的食物。不过，这些食物如果连皮一起吃，升糖指数会较低。再者，如果孕妈妈没有尿糖高的问题，还是可以放心地食用。

### 有胀气感很正常

如果刚开始食用五谷根茎食物有胀气感，可能是因为肠道内的细菌群发生了改变，通常这种现象会在一个星期内改善，体内的气体会随着排便而排出。排出来的气体如果有臭味，提示肠道不健康，但只要坚持食用有益肠道环境的食物，如全谷杂粮、薯类或酸奶等食物，一般一个星期以后，肠道环境应能获得改善。

没吃过全谷杂粮的孕妈妈，可以先和白米饭混合着吃，或煮成粥、用搅拌器磨成浆，这样不仅耐受程度提高，肠胃也好消化。在进食的次数上，每天有一餐吃糙米或根茎、杂粮谷物，就有益身体健康。

# 本月精选菜谱

## 腰果炒鸡丁

**原料：** 鸡腿肉150克，腰果100克，鸡蛋1个，胡萝卜小半根，葱末、姜末、蒜末各1小匙，料酒2小匙，蚝油、淀粉各1小匙，白糖、盐各半小匙。

**做法：** 1.将鸡腿肉洗净，切成1.5厘米见方的小丁备用；将鸡蛋磕破，取蛋清加入鸡丁中，加入1小匙料酒、蚝油、淀粉和少许盐，腌制10分钟。

2.将腰果洗净，投入沸水中氽烫5分钟，捞出沥干水备用；胡萝卜洗净，切成小丁备用。

3.锅内加入植物油烧热，倒入腰果用文火慢慢炸熟，捞出控油；继续加热油锅，倒入鸡丁，文火炸熟，捞出控油。

4.锅中留少许底油烧热，倒入葱、姜、蒜爆香，加入鸡丁、腰果，烹入料酒，加入盐、白糖，武火炒匀即可。

### 营养功效

腰果具有润肠通便、降压、利尿的功效，其中所含的油脂还能起到润肤美容的作用；鸡肉中含有大量的磷脂、蛋白质和维生素A。两者搭配食用对提高孕妈妈和胎宝宝的免疫力具有重要意义。

## 奶汤鲫鱼

**原料：** 鲫鱼2条（约500克），熟火腿3片，豆苗15克，笋片15克，白汤500毫升，精盐、味精、料酒各适量，葱段、姜片各少许，植物油50毫升。

**做法：** 1.鲫鱼去鳃，去鳞，去内脏，洗净，用刀在鱼背两侧每隔1厘米划出人字形刀纹。

2.炒锅置武火上，放入植物油25毫升，烧至七成热，下葱、姜炸出香味，放入鱼两面略煎，烹入料酒稍焖，加白汤及清水150毫升，熟猪油25克，盖盖煮3分钟左右，见汤汁白浓，转中火煮3分钟，焖至鱼眼凸出，放入笋片、火腿片，加精盐、味精，转武火煮至汤浓呈乳白色，下豆苗略煮，去掉葱、姜，出锅装盆，笋片、火腿片齐放鱼上，豆苗放两边即成。

### 营养功效

汤味鲜美，鱼肉香醇。此菜含有丰富的蛋白质、脂肪、碳水化合物（糖类）和钙、磷、铁、锌、烟酸、维生素C等多种营养素，尤其含钙、磷较多，对胎儿骨质发育有较好的作用，并能预防幼儿软骨病等。

## 瘦肉燕窝汤

**原料：** 瘦肉600克，中等燕窝75克，猪骨50克，精盐、生抽适量。

**做法：** 将瘦肉和猪骨洗净，先放沸水内，煲煮约1个半小时，然后捞起猪骨，放入预先泡开、拣净之燕窝同煲半小时，用盐、生抽调味。

**营养功效**

此汤补血益阴，滋阴润肠。其中，猪骨含丰富钙质，对孕妇及胎儿都有好处；燕窝、猪瘦肉营养丰富，富含多种氨基酸、蛋白质和维生素$B_1$，能助长发育。

## 当归生姜羊肉汤

**原料：** 羊肉650克，当归、生姜片各20克，精盐6克，料酒15毫升，酱油3毫升，味精5克。

**做法：** 1.将当归洗净，切成片，待用。羊肉剔去筋膜，放入沸水锅内焯去血水后用清水洗净，用刀斩成小块，待用。

2.将瓦煲洗净，加入清水适量，置于火上，用武火煮沸，加入当归片、羊肉块、生姜片、料酒，煲加盖，用文火煲3～4小时，点入精盐、味精调味，即可食用。

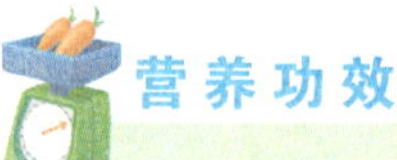

**营养功效**

补气养血，温中暖肾。

## 香椿饼

**原料：** 面粉500克，五花猪肉200克，香椿芽150克，花生油适量。

**做法：** 1.将猪五花肉切成黄豆粒大小的丁；再将香椿芽用水浸泡、清洗干净，切成碎末，与肉丁一起放在盆内，加入花生油，拌匀成馅心。

2.将面粉加入清水250毫升揉成面团，揉匀揉透后，搓成长条，揪成每个重45克的面剂，擀成直径约15厘米的圆形面皮，包入馅心一份，收口捏紧，轻轻按成圆饼。

3.将平锅置于炉火上烧热，放入饼坯干烙，烙好一面再烙另一面，待两面烙至金黄色，饼已熟时即可出锅食用。

**营养功效**

此饼金黄酥脆，清香味美。含动物性和植物性蛋白质及糖类（碳水化合物），还含有多种维生素和矿物质等。

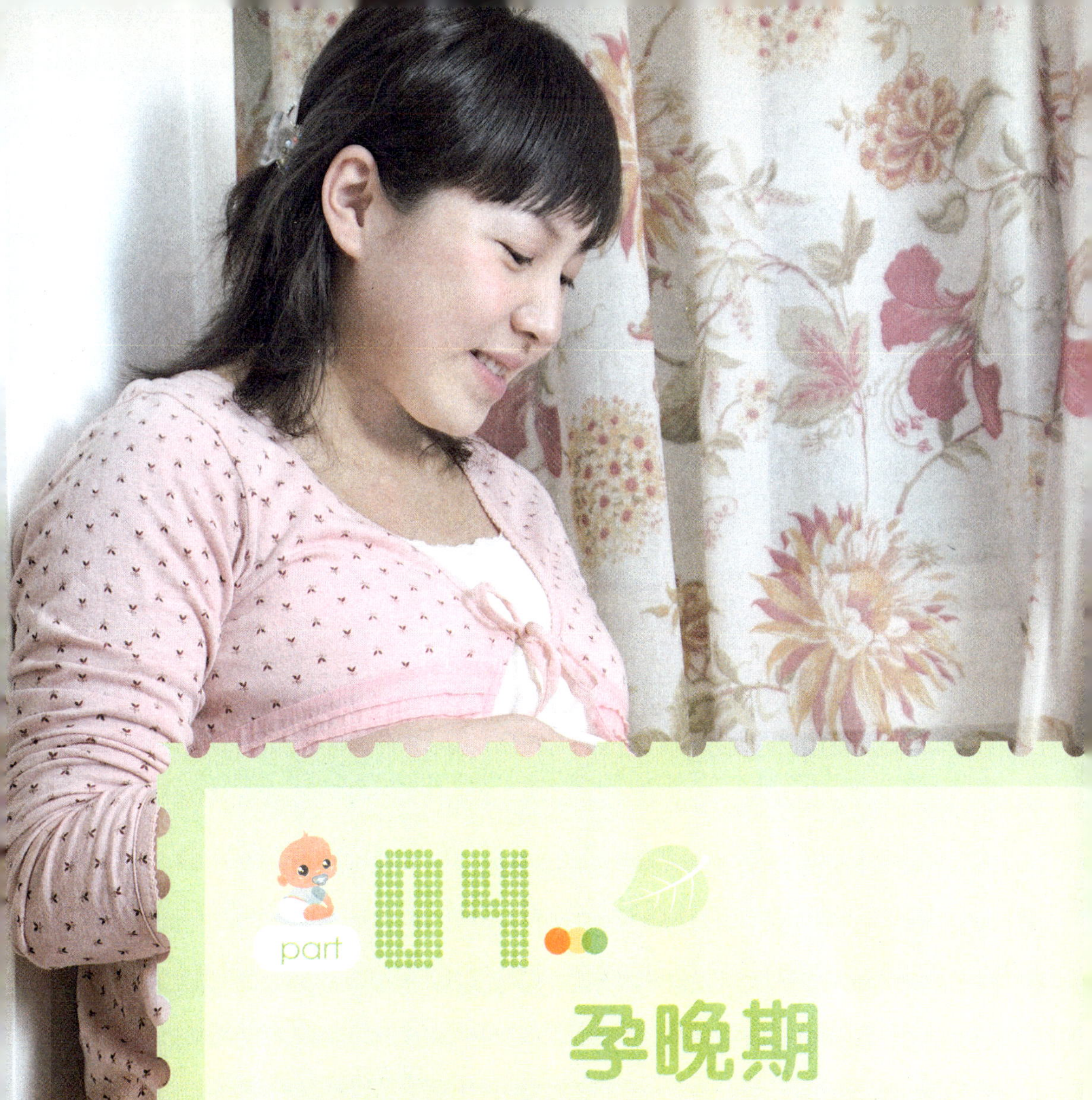

part 04

# 孕晚期

进入孕晚期，胎儿的活动空间越来越小，不高兴时，顽皮地踹一下妈妈的肚子，给孕妈妈带来一点疼痛，但更多的是幸福。新的生活即将开始，一定要把胎教坚持到底，同时还要经常做检查，时刻关注胎宝宝的“一举一动”。

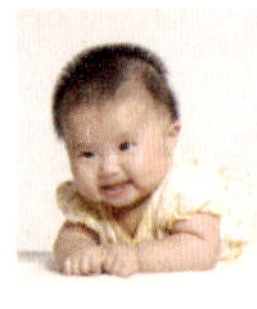
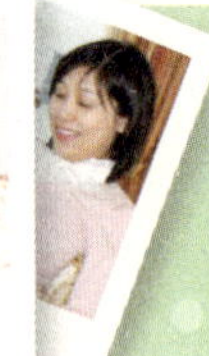

# DI BA GE YUE（29~32 ZHOU）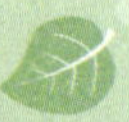

# 第8个月（29~32周）

## 01 胎儿和母体的变化

### 胎儿情况

胎儿身长约40厘米，体重1 500~1 700克。胎儿主要的器官已初步发育，胃、肠、肾等功能已达到出生后的水平；覆盖在皮肤上的细绒毛消失，被胎脂取代；眼球表面的薄膜被眼睛吸收；皮肤深红，脂肪增多，位置开始稳定。生存能力比7个月的胎儿强多了，如果此时出生，在适当的护理下能存活。

胎儿在这个妊娠月份，会自己调整位置，很好动。因此，会让孕妈妈担心小家伙头朝上还是朝下、胎位正不正。

这个月，胎儿会自己经常变化在母体中的体位。有时候头向上，有时候又向下，还没有到固定下来的时候。当然，大多数胎儿都会因为头部较重，自然形成头向下的位置。如果需要纠正，产前检查时医生会给予适当指导。

### 母体情况

子宫底高达到25~27厘米，孕妈妈会感到身体沉重，经常腰背及下肢酸痛，在仰卧时会感到不舒服；乳晕、脐部和外阴色素加深。此时，宫底的高度在脐与剑突之间。初产、高龄妊娠和多胎妊娠要注意，这段时间是妊娠中毒的多发期，主要症状为高血压、水肿、蛋白尿等。如果1周内体重忽然增加500克以上时，便要怀疑是否妊娠中毒。这段时间如果有腹痛或阴道出血现象，要立即去医院诊治。

孕晚期，身体行动不便，举止受限，实施胎教会感到很辛苦。如果收不到胎儿的反馈信息，会让孕妈妈产生怀疑，甚至会有放弃继续坚持胎教的想法。准爸爸应当起到鼓励坚持的作用，激发孕妈妈持之以恒，克服懈怠和急功近利的心理。

胎动会越来越多，有时候甚至“拳打脚踢”地吓妈妈一跳，引起腹痛。孕妈妈的肚子偶然会一阵一阵地发紧、发硬，出现假性宫缩，也属近期内的正常现象。

由于离临产越来越近，孕妈妈对分娩既充满期待，又心存顾虑；既盼望早日和宝宝见面，又担心分娩时会出现异常情况，这种心理是普遍性的，尤其是初产孕妈妈。

# 02 本月优生知识

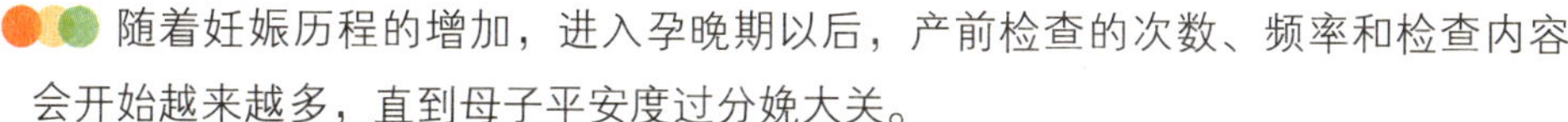

## 孕晚期产前检查

随着妊娠历程的增加，进入孕晚期以后，产前检查的次数、频率和检查内容会开始越来越多，直到母子平安度过分娩大关。

定时定期做产前检查，是防止早产、前置胎盘和发现妊娠高血压综合征的最佳途径。每一次做产前检查，医生都会为孕妈妈测量血压，化验尿液和称量体重，同时会仔细检查孕妈妈是否有腿部水肿现象。这些都是判别是否患上了妊娠高血压综合征的最重要指标。如果稍有异常，即能马上发现，医生可以及早地进行对症治疗。

进入妊娠后期以后，孕妈妈身体会越来越笨重，行走不便，食欲不振，有时吃完饭还会有胃部不适感。但令人欣慰的是，胎儿更加强健有力，胎动明显，甚至能在腹壁上看出明显的胎动。

孕晚期，妊娠高血压综合征、早产、前置胎盘等孕期特有疾病最易发生，定期检查会随着孕周的增加而不同。孕36周前每2周检查1次，36周以后每周检查一次，临近预产期则要根据具体情况，改为每2~3天检查1次。发生异常情况的孕妈妈，要比规定时间提前住院观察。

妊娠后期，一定要按照医生的约定时间，及时进行产前检查。

检查项目包括，常规检查项目，如身高、体重、血压、宫高、腹围、胎位、胎心等，与孕中期相同。此外，辅助检查项目，如尿常规、血常规等，根据孕妈妈是否有水肿、高血压、贫血等需要重复检查，以便诊治。B超检查在37周以后要重复检查一次，如果有条件要做三维超声检查，可以看到比较清晰的胎儿情况。

对查出胎心异常者，可能需要做胎心监护。

大部分医院都会在妊娠37周左右进行全面检查，为分娩作准备。有的检查项目需要的时间比较长一些。高危孕妇的检查时间和项目，由医生根据具体情况决定。

## 孕晚期自我监护

按时去医院做产前检查，以便及时发现异常情况，及时采取治疗措施。

多吃营养丰富的菜肴，尤其要注意摄入蛋白质、钙、铁及微量元素。

妊娠后期汗腺分泌旺盛，要勤洗澡，勤换衣。但要洗淋浴，不宜洗盆浴。每天要清洗外阴，换内裤。

在妊娠8个月后停止性生活，以防早产和产后感染。

妊娠后期身体负担加重，容易疲乏，要注意休息。睡眠姿势宜取左侧位，有利于子宫、胎盘血液供应，使胎儿发育良好，还能减少水肿。

从妊娠32周起，每天计算胎动。双手放于腹部两侧，感到一次或连续几次胎动计数为一次胎动。如果胎动每小时少于3次或胎动突然频繁时，应当再持续计数1小时。如果没有出现好转，应当立即去医院。

出现以下情况之一时，要立即去产科医院：

阴道流水及流血。

5分钟左右一次有规则的子宫收缩、腰痛、下腹坠胀、腹痛及有血性分泌物，表示产程即将开始。

预产期超期10天或胎动异常。

下肢水肿明显增加，头晕、血压增高。

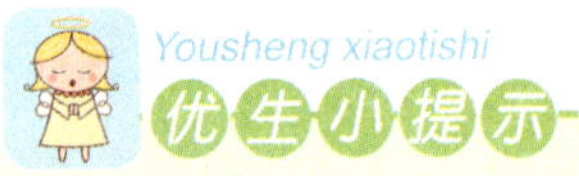


随着妊娠日期的逐渐增加，母体各种与产科有关的并发症都会出现，形成对母婴的最大威胁。在这个阶段的例行产前检查中，产科医生除了会继续观察胎儿的发育外，还会观察胎盘功能和胎儿宫内情况，结合并发的高危因素如妊娠高血压综合征、心脏病、甲亢、过期妊娠等综合分析，决定按计划正常分娩或是引产。

## 第2次妊娠反应

从现在起，开始进入了比较困难的阶段，身体开始笨重、行动不便，饿得快、一吃就饱，因为腹中胎儿越长越大，占据了腹腔里的空间，把肠胃的容量减小了。

从妊娠第8个月开始，进入了怀孕晚期，孕妈妈身体到心理上都会发生更加明显的变化，有很多人会出现类似怀孕初期的生理反应，称为“第2次妊娠反应”。

随着胎宝宝日渐生长发育，母体子宫迅速增大，子宫底上升到肚脐以上，孕妈妈的腹部会更显得突出，重心前挺，不论平常站立还是行走，都会因为腹部的外突和重量而不得不挺胸昂头，不得不放慢脚步，向两侧摇摆来平衡越来越显得笨重的身体。

由于腹中子宫已经上升到整个腹部，迫使胸腔内心脏向左侧偏移，心脏和肺部受到压迫。加上孕晚期母体内血液输出量增加，心率加快，会出现心慌、气喘的现象。

升高变大的子宫向上压迫心、肺之外，还向下压迫肠道和膀胱，使孕妈妈出现排尿次数增多、食欲下降现象，还会出现便秘。

母体子宫底升高到肚脐与剑突之间，直接挤压胃部，则会使孕妈妈的食欲受到极大影响，使胃容量受限，饭量明显变小。偶然间子宫挤压到腹部的大血管，会使人猝然发生神志昏迷。同样，因为变大的子宫在腹腔中占有空间的原因，孕妈妈会出现一系列类似孕早期的各种不适症状，包括失眠、恶心、呕吐等。

这一系列生理变化，会引起种种不适感，一般被称做“第2次妊娠反应”期。

## 功课天天做——减轻妊娠纹

妊娠纹的发生与体质有关，并非每一位孕妈妈都会有妊娠纹，妊娠纹的严重程度也会因人而异。

然而，有妊娠纹毕竟不是令人高兴的事，孕期出现了，产后也不一定能恢复。因此，防患未然，尽量减轻、减少妊娠纹的影响很重要。在妊娠后期，减轻妊娠纹就成了坚持不懈努力做的功课之一。

### 能减轻妊娠纹的措施包括

**远离甜食与油炸类食物：**要避免摄取过多的甜食及油炸类食物，摄取均衡的营养，便能改善皮肤的肤质，并帮助皮肤显得比较有弹性。

**控制体重增长：**孕期体重增长的幅度方面，每个月的体重增加不宜超过2千克，整个妊娠过程中，体重增加总量应控制在11～14千克内。

**慎用保健品：**目前，有一些保健品主要是供孕期使用的，可以促进真皮的纤维生长，增加皮肤弹性，预防妊娠纹，但对于已经形成的伸展纹，至今还没有可以消除的方法。建议不要随便用药，可以找医生帮忙。否则误食激素类药物，还会造成类似的萎缩纹。

**淡纹方案：**适度按摩，像对付伸展纹与肥胖纹一样，使用精油及专业纤体产品进行局部按摩可以增加皮肤弹性。配合除纹霜同时使用，不仅让按摩更容易进行，并保持肌肤滋润，避免过度强烈的拉扯。从怀孕3个月开始到生产后的3个月内坚持腹部按摩，可以有效预防妊娠纹生成，或者淡化已形成的细纹。

**微晶磨皮去纹：**实施激光微晶磨皮手术，可以淡化甚至消除妊娠纹，但价格比较昂贵。如果妊娠纹实在明显影响美观，不妨考虑在产后进行磨皮手术。建议选择专业的整形护肤机构，并要在手术前做好全面的咨询了解。当然，必须在分娩后的产后恢复期再做。

# 03 本月胎教方案

## 本月语言胎教

分娩的日期，眼看着一天一天的临近了。孕妈妈因为身体开始臃肿、行动不便，做事情会变得举止迟缓。这种变化，也会影响到平时说话的语速和语调，而这种节奏徐缓、声调悠然的喃喃细语，正是适合进行语言胎教的对话方式。

进入妊娠后期，父母每天坚持与腹中的胎儿对话，是一种积极有益的胎教手段。虽然，胎儿还听不懂父母谈话的内容，却能通过听觉，感知父母的声音和语调，感受到父母的愉悦交谈和对胎宝宝的呼唤。因此，用语言胎教的方式，刺激胎儿听觉神经系统和大脑，对于大脑发育无疑是有益的。

到了这个月，胎儿的听觉已经能完全区分出声音频率的高低。如果说父亲经常和胎儿对话，胎儿熟悉父亲特殊、低沉的声音以后，就能作出相应反应。而且，胎儿能在出生以后，迅速识别出自己父母的声音，对自己熟悉的父母的呼唤有亲切感，自然而然地会有所表示。这对于做父母的来说，会有很令人欣喜、激动和自豪的收获。

对于胎宝宝自身来说，出生后降临陌生、嘈杂的世界里，能听到熟悉的声音，在心理上和情绪方面，无疑能得到巨大的安慰和抚慰，消除和减轻因为适应环境突然改变带来的紧张和不安。

亲子谈话、语言胎教，重点在于建立稳定的家庭成员之间的感情联系，塑造良好的家庭氛围，享受血浓于水的天伦之乐。

## 本月音乐胎教

胎儿能感知到每天听到的声音，并且能有所记忆，包括听到母体内血液流动和母亲说话的声音，是进行音乐胎教的物质基础。

妊娠第8个月的时候，胎儿与大脑连接的神经回路更加发达，而因为胎体增大，母亲的腹壁和子宫壁则会变薄。所以，胎儿更加容易听到外界的声音，而且能区别声音的差异，分辨出声音的强弱。

当然，胎儿虽然能听懂声音变化，但只能听得出节奏，真正能听得懂音乐的旋律与和声，则必须要等到出生3个月以后。

进行胎教的各种方法里，音乐胎教应当是最好的一种胎教方式。因为，欣赏了听到的音乐，对于人的生理、心理和情感会产生一定的影响。而给胎儿听胎教音乐，正是利用音乐的这种积极作用，来促进胎儿健康成长。

### 独特性格音乐

健康优美的音乐，对于陶冶人的情操和性格，加强个人修养，促进身心健康，以及激发想象力等多方面都具有良好的作用。甚至可以说，没音乐的世界，是单调、苍白的世界。音乐作品众多，怀孕期间，选择好胎教音乐，对于孕妈妈和胎宝宝具有重要意义。

胎教音乐的选择，应当根据自己的身体状况、兴趣爱好，结合胎儿的承受能力来综合考虑，不能仅凭自己的一时兴趣。选择优美的音乐，经常沉浸于优美的音乐旋律中，能使孕妈妈分泌更多的乙酰胆碱等物质，改善子宫的血流量，从而促进胎儿的生长发育，同时还能促进胎儿在子宫内安稳。

不同的音乐，听了会对人有不同的影响。欢愉明朗的音乐，听了会让人的心情舒畅起来；平静沉稳的音乐，听了会让人紧张情绪得到放松；抒情音乐，听了会让人情绪舒畅；活泼轻快的音乐，听了能让人解除抑郁；军乐、进行曲，听了能让人精神振奋；催眠曲、安魂曲一类音乐，听了能让人放松并且有助眠功效等。

胎儿和成年人一样，也有着自己独特的性格气质，有好动的，也有好静的，这种特质在母体内就已经开始形成。选择音乐，则也应当因材施教。

8个月的胎儿，已经能区分声音的差异，对于声音强弱和节奏的变化，能作出不同的反应。实施音乐胎教时，在听音乐、欣赏乐曲的同时，可以伴着音乐的旋律和节奏，朗读抒情诗歌、散文，轻声吟咏伴唱。这样做，同样能有较好的怡情效果。内容比较丰富的胎教音乐作品中，往往会把器乐、歌曲、朗读三者有机组合，有条不紊，有张有弛，流畅生动，声情并茂，和谐怡然，欣赏起来能为母胎带来美的享受。

除了给胎儿听胎教音乐、自己欣赏音乐之外，孕妈妈可以在音乐旋律的伴随下，或者完全不用音乐经常为胎儿吟唱，如摇篮曲、儿歌、安魂曲、民歌小调甚至地方戏曲，都是音乐胎教的方式。作为音乐胎教方式，吟唱的同时，陶冶了自己的情绪，抒发美好的心境，获得了良好的胎教心理环境。和谐又愉悦的身心环境，能使胎儿得到感觉和情感上的双重满足，有益健康。

## 胎儿的听觉、视觉、触觉

胎儿的感觉系统发育，是进行下一步胎教的基本前提。

进入妊娠第8个月的胎宝宝，以脑为主的神经系统和肺、胃、肾等脏器发育已经近于成熟。宝宝的听力增强，对外界的强烈声音有反应，内部主要脏器和脑、神经系统都发达到了一定程度。胎教可以着手进行提升胎儿的智能、加强胎儿能力的操作方式。

**听觉**

胎儿的听觉在这个阶段已经成长得相当成熟。听到声音时，胎心变化也是正常的事。通常，根据母亲的情绪变化，胎儿的反应分为心跳没有变化的抑制型和心跳有变化的反应型两类。除了能分辨节奏、声音的高低和强弱，胎儿对于日常生活中的各种声音都会有一定反应，已经能区分父亲的声音和母亲的声音，并且储存在记忆中。如果听到类似玻璃破裂的声音或者他人突然的高声叫喊，胎儿不仅会吓一跳，而且还能作出相应的动作。这个阶段，孕妈妈对胎儿温柔地、喃喃说话，胎儿也会有所反应和动作。

**视觉**

近期内，胎儿的视觉也基本形成，通过母亲的神经系统信息，能感觉到白天与黑夜的不同，还产生了苦味和甜味等味觉能力。当孕妈妈空腹的时候，胎儿会不断地做出吮吸手指头、张开小嘴做出想吃东西的动作。胎宝宝的大部分反应，几乎已经和新生儿完全相同。

**触觉**

胎儿的触觉是出现最早的，甚至要早于感觉能力最发达的听觉。由于母体内黑暗的子宫环境，限制了胎儿视力的发展，所以，触觉和听觉就相应更为发达。

皮肤，是胎儿在羊水中活动，自己发育而成的，母亲拥有温柔敦厚的情绪，则有助于胎儿健康成长。

在这个月龄，胎儿区别声音强弱的神经功能已经发育全，即使不知道外界声音的意义，但是，却能通过母亲说话的语调来辨别情绪。因此，如果在这个时段中，夫妻发生口角，胎儿是能感觉到并且受到不良影响的。

胎儿的感官功能，在促进大脑的发展方面起着重要作用。通过感觉功能的发展，也相对促进了大脑的发育。但是，值得注意的是，感觉功能在胎儿期只是奠定基础，发展到一定程度，真正成熟要到出生以后再继续完成。尤其是视觉功能，要到7岁时才完成，与其他感觉相比较，发展得非常迟缓。因为在所有的感觉功能中，视觉是最高等、最复杂的感官能力，包括远近、立体、浓淡、色感等多项复杂的内容。

胎教期间，对于胎宝宝的感觉能力发展，不必刻意去强求或期望过高。

### 胎教小提示

进入妊娠后期，胎儿发育逐渐成熟，每一天的胎动已经成为母胎交流的重要生活内容。可以开始进行全方位的胎教，各种方法都可以实施，包括音乐胎教、语言胎教、游戏互动胎教、美育胎教等。

## 04 本月生活与饮食指导

### 养胎良方——坚持运动

进入妊娠后期，孕妈妈已经成为家庭中的重点保护对象，家务劳动不让做，活动和锻炼也普遍减少和受到限制。

身体越来越笨重，腹部膨起，行动迟缓，孕妈妈本人也会变得慵懒许多，通常会能坐不站，能靠不坐，能躺不靠。成天卧床静养时间加长，活动量减少，成为一个“养”的对象。

其实，适当的活动、适量的运动能增强对于各种不适症状的抵抗能力，还能减少难产的发生概率。每天保持一定的户外活动时间，去空气清新的公园、郊外、田野里、江河畔，呼吸新鲜空气，接受充足的阳光照射，有助于机体合成维生素D，促进胎宝宝的骨骼生长发育。

越是进入行动不便的妊娠后期，孕妈妈坚持运动更有益于身体。适度合理的运动，能促进消化吸收功能，为腹中的宝宝提供充足营养，孕妈妈自己也会有充足的体力顺利分娩，还能在分娩后迅速恢复体形。

适当活动可以促进血液循环，提高血液携氧能力，消除身体的疲劳和不适感，保持精神焕发和心情愉悦。

孕晚期的适度运动能刺激腹中胎儿的大脑、感觉器官、平衡器官和呼吸系统良好发育，能促进母体和胎儿的新陈代谢，增强孕妈妈体质，加强胎儿的免疫力。

孕晚期坚持运动，保持适度运动量，能令孕妈妈的肌肉和骨盆关节等保持活力，受到锻炼，能为顺利分娩创造条件。

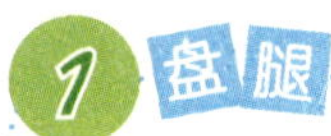

## 学做4款孕妇体操

### 1 盘腿

放松耻骨联合与股关节，伸展骨盆底肌肉群，让胎儿顺利通过产道。

笔直坐好，双脚合十，用手拉向身体，双膝上下活动，宛如蝴蝶振翅，做10次。

用同一姿势，吸气伸直脊背，呼气身体稍向前倾，做10次。

### 2 猫姿

振动骨盆的运动，可以缓解腰痛，锻炼腹部肌肉，更好地支持子宫。

趴下，手与双膝分开，边吸气边拱起背部，头部弯向两臂中间，直至看到肚脐。

边呼气边恢复到趴姿，边吸气边前抬上身。

边呼气边后撤身体，直至趴下，重复10次。

### 3 吹蜡式

锻炼腹肌。产后可恢复松弛的腹肌。

仰卧，曲起双膝，将手指立于离嘴30厘米处。把手指视为蜡烛，为吹灭烛焰而用力呼气。

## 4 电梯式

练习收缩阴道肌肉。要领与活动骨盆底肌肉群相同，收缩臀部和阴道肌肉，如开动电梯一般上抬腰部。从“1楼”到“5楼”分5层上抬，在“5楼”处保持2~3秒后，一边呼气，一边分5层放下腰部。

需要特别注意的是，猫姿和电梯式在妊娠后期、胎头入盆或胎位固定以后，就不能再做。

如果要抽出专门的时间来练习体操，许多人会嫌麻烦而不能坚持。因此，可以一边看电视，一边做操；还可以每天请准爸爸陪着自己，为自己喊口令来做。

## 孕晚期的特殊着装

进入妊娠后期，日常生活中的行动会变得越来越不方便。最后的12周时间里，为了保持正常的日常起居，为自己选择适合妊娠后期特殊需要的着装，显得十分重要。

### 01 鞋

孕晚期，足、踝、小腿等处的韧带松弛，应当选购鞋跟较低、穿着舒适的便鞋。身体越来越笨重后，要穿平跟鞋以保持身体平衡。从现在起，足、踝等部位会出现水肿，可以穿大一点的鞋子，鞋底要能防滑。

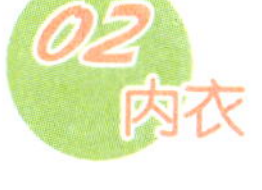

### 02 内衣

应当选择大小合适的纯棉质的支撑式乳罩。妊娠后期乳房变化很大，婴儿出生或断奶后，乳房还容易下垂，买一个有支托作用的乳罩，背带要宽一点，乳罩窝要深一些。先买两副，然后可以根据乳房的变化情况再买合适的，同时可以备用几个夜用乳罩。

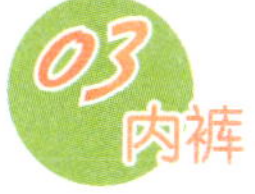

### 03 内裤

不宜再选用三角形、有松紧带的紧身内裤。宜选择上口较低的迷你型内裤或者上口较高的大内裤。内裤前面一般要有弹性纤维制成的饰料，有一定的伸缩性，以满足不断变大的腹部需要。

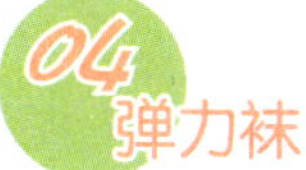

### 04 弹力袜

弹力袜能协助消除疲劳、腿痒等症状，防止脚踝肿胀和静脉曲张，尤其是对于孕期需要坚持上班工作的，效用会更加明显。

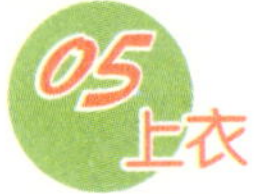

## 05 上衣

上衣要保证宽大和长度，如宽松下垂的T恤、圆领长袖运动衫或者无袖套领恤衫等。这类上衣看上去好，穿着舒适，分娩后仍然能穿。

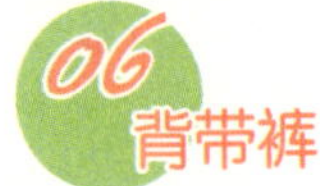

## 06 背带裤

选用质地、造型、款式适合的背带装，或裙或裤，从视觉效果上修饰日渐臃肿的体型。

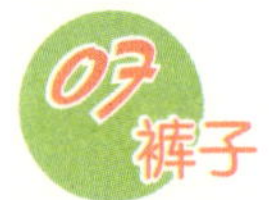

## 07 裤子

运动装裤子既舒服又无拘束，只需要把裤腰处松紧带拆掉改为背带，做成宽大的背带裤，就能适应妊娠后期变大的腰围。

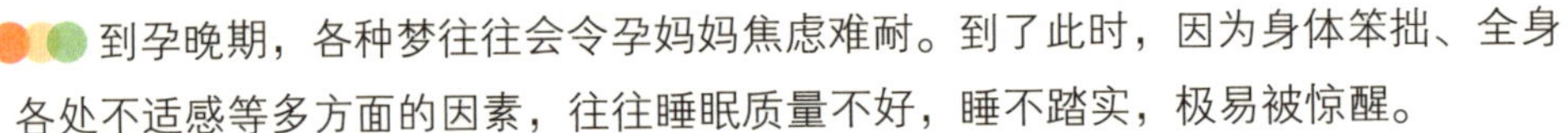

# 多梦的孕晚期

到孕晚期，各种梦往往会令孕妈妈焦虑难耐。到了此时，因为身体笨拙、全身各处不适感等多方面的因素，往往睡眠质量不好，睡不踏实，极易被惊醒。

出自生理特点和心理上的压力感，会使孕晚期孕妈妈夜间休息时，经常处在浅睡眠期。浅睡眠期里，虽然身体处在休息状态，但大脑却并没有完全休息，部分大脑区域尚且因朦胧睡意却分外活跃。日常生活中一些琐碎小事，潜意识中担忧的一些恐惧感，往往会在这种情况下出现在梦境中，并且会被夸大和渲染，内容还会随着每一个人想象力和经历、见识不同，极尽丰富多样化。

因为孕晚期身体的种种生理不适感，孕妈妈心理上焦虑和恐惧的事比较多，会经常梦见遭遇难产，生了怪胎，会梦见孩子被人抢走，会梦见自己生了孩子以后，没有奶水哺育……种种夸张和变形的梦境，是孕妈妈自身潜意识中的担心和对忧虑事情的反映。

因此，对噩梦的困扰，不必忧心忡忡，整天自寻烦恼。要明白，梦境并没有预示未来的功能。孕期多梦，而且多种相同内容的梦境重复出现，只是反映出孕妈妈本人潜意识中的焦虑因素，这些夸张和渲染的噩梦梦境，具有缓解孕期的精神压力的作用。

明白了这些道理，通过梦境，就可以了解到自身不完全明白的隐藏疑虑，进行自我疏导，对症解决，从而加倍小心，保护好自己和腹中胎儿。

## 保持孕期规律作息

**卧室舒适温馨：**孕期体温比常人稍高，卧室应保持清凉宜人。卧室最好采取一些隔音和遮光的措施，以避免噪声和强光影响睡眠。

**睡前不运动：**运动后，人体处于兴奋状态，如果没有足够的时间使身体恢复，就会影响睡眠。睡前运动会缩短深度睡眠的时间，使人得不到充分休息，醒后依然感到疲劳。

**适当午休：**午饭后小睡15～60分钟能起到提神、增强记忆力的作用，提高下午的工作效率。孕妈妈由于身体负荷较重，易疲劳，午间更应抽空休息。午睡一般不宜超过1小时，否则会影响晚上睡眠质量。

**按时作息：**有规律的作息，对平衡人体的生物钟至关重要。应尽量在轻松、闲适的气氛中进晚餐。饭后听听音乐、看看书、洗个热水澡，都有助于身心放松，容易入眠。

**床只用于睡觉：**有些人长期养成在床上看书或看电视的习惯，容易导致视力疲劳。床是睡觉的场所，睡前多花些时间和丈夫温存、谈心，有利于增进夫妻间的感情，放松情绪和身体。

**远离忧虑：**孕晚期情绪容易焦虑，会对家庭生活、夫妻关系、未来孩子的抚养、教育和开支等产生想法和打算。建议喜欢想事的孕妈妈，把每天想到的问题用记事本记下来，在晚饭前就把问题搁置一边，想不通的事情，留到第2天再解决。

**睡不着干点别的：**一般人在躺下20～30分钟后还无法入睡，容易变得烦躁不安。不要继续辗转反侧，以免更加难以入睡。不妨起床，到书房安静地听一段音乐或看一会儿杂志，到困倦时再上床睡觉。

**睡前点心缓冲恶心：**被恶心、呕吐所困的孕妈妈最好在正餐之间吃些小吃和点心，如牛奶、面包、饼干等。尤其是在睡前，不要空着肚子上床。

**避免难消化和辛辣：**辣椒、番茄等辛辣、酸性的食物易引起心口灼热和消化不良，晚餐要尽量少吃。如果临睡前吃得过饱，也会导致相同的症状。饮食宜清淡，避免暴饮暴食或忽饱忽饿。

**晚上少饮水：**由于体内水分增多，容易出现尿频和夜尿增多的现象。为减少夜间起床上洗手间的次数，最好在上午多喝水，下午和晚上相应减少水的摄入量。

**左侧躺卧：**向左侧躺卧有助于母体血液和养分流向胚胎和子宫，可帮助肾排出废物和尿液。最好孕早期就开始训练向左侧睡，以便腹部渐渐隆起后睡得更香。

# 远离黑眼圈、水肿、皱纹

黑眼圈、眼皮水肿、眼周围又多了一条皱纹……这些令人烦恼的皮肤细节，会不会留下永久的印记呢？保养眼部和眼睛周围的皮肤，防止出现衰老迹象，当然是女性最关注的事。

眼部肌肤，因为许多的原因容易发生变化，基本上可分为皱纹、黑眼圈、眼袋及水肿几大问题。在保养品的选择上，要挑选针对不同眼部问题所设计的眼部专用保养品。

## 眼部皱纹

眼部皱纹分为动态和静态两类。

**表情纹（动态纹）：**也就是俗称的鱼尾纹，常见于外眼角。因为眼部长久的表情动作，如眯眼、眨眼、哭笑等，造成眼部肌肉习惯性的紧缩。

**增生皱纹（静态纹）：**这一类皱纹常见于眼部周围肌肤，产生的原因包括内在的老化及外在的刺激，如阳光、自由基等，使得眼部肌肤真皮的胶原蛋白（负责肌肤的抵抗力）产生断裂，肌肤丧失弹性，因而造成皱纹增生。

## 黑眼圈

黑眼圈按照形成原因，分为两种：

**血管性黑眼圈：**鼻塞、熬夜、生活作息不规律，都会让眼部肌肤血液循环不佳，造成血红蛋白沉积，因为带氧力不足而造成血红蛋白颜色变深，就会出现青黑色的黑眼圈。

**色素性黑眼圈：**阳光中的紫外线、长期使用眼部彩妆（尤其烟熏妆）、眼部卸妆不完全、卸妆过度的刺激及遗传因素，都很容易在眼部周围形成一圈茶褐色的黑眼圈。

## 眼袋水肿

眼袋的形成原因基本上可分为两种：

**水肿性眼袋：**眼部充水，是造成水肿眼袋的主要原因。造成水肿的原因包括过敏、缺乏睡眠、不当的饮食、抽烟喝酒，都会影响血液及淋巴液的循环。此外，使用过于油腻的眼部卸妆或保养品，由于渗透压的影响，也会造成眼部水肿加剧。有时候一早醒来，看见双眼肿得厉害，就是因为晚上睡觉眼皮呈密闭不活动的状态，少了眨眼的动作，无法进行眼部淋巴液循环，才会让眼部积水现象严重，变成泡泡眼。

**松弛性眼袋：**这一类眼袋的成因，主要是由于肌肤老化使得眼部周围的肌肉松弛，压迫到眼球下部脂肪，造成脂肪往前突出，在视觉上就会看到下眼睑部位鼓出，加上肌肤松弛，就容易令人看起来既苍老又疲惫。

眼袋主要是因为血液循环不好、保湿不好而使肌肤松弛、压力、疲惫等原因造成。日常护理可以利用冷热敷来加强血液循环，譬如早上用冷热水交替洗脸，或使用具有保湿效果的眼霜，让眼部肌肤充满水分，舒缓眼部肌肤，让眼袋看起来不明显。不过，平日作息还是要注意，不要摄取过多盐分，临睡前不要喝太多的水。

如果因为疲惫而不自觉眨眼造成眼部细纹，或因为作息时间不规律、熬夜致使血液循环不好造成的黑眼圈，可以先调整作息时间，保证正常睡眠之后，再依照眼部的状况使用适当的眼部保养品。

## 01 眼部肌肤需要专门保养品

眼部肌肤需要专门保养品：眼部的角质很薄，眼部肌肤的表皮层、真皮层和皮下组织也比脸部其他部位的皮肤要细薄得多。因为眼部肌肤下的组织结构比较松弛，且脂肪包含在周围，一般面霜虽然能提高皮肤的保湿度与紧实度，但是对于眼部肌肤来说，若是面霜的分子细致度不够，眼部肌肤不易吸收而产生小肉芽。

## 02 延缓眼周细纹

由于眼睑活动频繁，当皮肤开始老化，眼周围的细纹也随之出现。眼睑组织是全身皮肤中最薄弱、最敏感的部位，由于眼部周围的血液、淋巴容易循环不良，使多余的水分淤积在眼睛下方，便容易形成泡泡眼；而不当的眼部彩妆或清洁、保养品，也容易引起眼部肌肤过敏、皮肤发炎，造成色素沉淀，让黑眼圈更严重。

## 03 慎选适合肤质的眼部保养品

市面上，眼部保养品的有效成分相当多。例如，维生素A及其衍生物、维生素C及其衍生物、维生素E，还有当红走俏的胶原蛋白等。但是在促进肌肤新陈代谢、活化焕肤的同时，可能会发生过敏刺激，甚至出现红肿发炎的情况；或在加强滋养时，因为质地不适合，会长出难以祛除的小脂肪粒，常常觉得无法达到广告宣传的神奇功效。因此，照顾眼部肌肤，一定要选择最适合自己的产品。

眼部保养法：使用眼部保养产品时，可取适量以无名指轻点眼周肌肤，切忌用拉扯的方式，不然，会拉出小细纹。此外，当眼周疲劳显得晦暗时，可以用中指由内而外轻压眼穴。

## 职业孕妈妈注意的问题

职业女性在怀孕期间，并不是都能全职在家休养。因此，上班途中的安全、8小时以内的自我保健，必须引起重视。

职业孕妈妈需要加强自我保护意识，对于上班途中可能碰到的意外情况，要有充分的心理准备，保障自身安全。

### 上班途中安全

对于职业孕妈妈来说，上班途中常常会遭遇到许多常见的意外情况。因此，上班之前提早出门，加强自我保护意识，对于途中可能碰上的意外情况要有心理准备，就能保障自身安全。

一般来说，上班途中容易碰上的意外情况有：

鲁莽行人：上班途中，忌低头慢行，应当眼观四方，发现对面有行色匆匆的行人走过来时，立刻避让，免得被撞过来而躲之不及。

打滑地板："腹荷"加大，使得孕妈妈的身体重心发生变化，胎儿的重量会使孕妈妈身体向前，如果在打滑的地板上行走，要稍稍向后倾，以抵消向前的重力，以免摔倒。

摇椅：不要在办公室里坐摇椅，摇来摇去极可能导致失去平衡而跌倒。

自己开车上班的孕妈妈，要牢记系好安全带。正确的系法是：横带一段箍在腹下及大腿骨之上，把带子紧贴盆骨，可以在身后加坐垫，以减轻腰背的压力。

搭乘出租车上班的孕妈妈，不要坐在车前头，以防撞伤腹部。

搭乘地铁或公交车上班的孕妈妈，应选择待在车头或车尾位置，空气流通好，而且可以尽量避免被人碰撞到。

### 久坐须运动

妊娠期间，孕妈妈背部下方及骨盆的肌肉会拉紧，长时间挺住腹部的负荷坐着工作，颈、肩、背和手腕、手肘酸痛比平时多得多。所以，工作中时常偷闲做一做一些小运动，非常有必要。

改善颈痛：颈部先挺直前望，然后弯向左边并将左耳尽量贴近肩膀；再把头慢慢挺直，向右边再做相同动作，重复做两三次。

改善肩痛：先挺腰，再把两肩往上耸以贴近耳，停留10秒后，放松肩部，重复两三次。

改善“腹荷”：将肩胛骨往背后方向下移，然后挺胸停留10秒，重复两三次。

改善手腕痛及手肘痛：手部合十，把手腕下沉至感觉到前臂有伸展感，停留10秒，重复两三次，接着再把手指转而向下，把手腕提升到有伸展的感觉为此，重复两三次。

## 职业孕妈妈减压法

现代女性普遍要扮演数种角色，身兼数职——为人妻、为人媳、为人女、为同事、为下属或为上司……以至于现代社会中，心理减压已经成为一个普遍的话题。对于身处职场上的怀孕女性来说，心理上需要减压的情况更为重要。

缓解压力，要从全方位着手，除了基本的配合饮食调整之外，生活作息和睡眠质量也是现代人讲究生活质量的重要课题。此外，多接近大自然，听音乐，培养兴趣等，都是孕妈妈身心放松的方式。

身在职场的孕妈妈，除了要面对怀孕时生理的变化，还有面对工作的压力和接踵而至的疲惫。这里提供几种舒缓压力的方法，帮助孕妈妈轻松减压。

### 01 给自己放一天假

不少孕妈妈除了白天上班，晚上回家还有做不完的家事。遇到假日加班的话，连喘息的时间都没有了。建议偶然让自己缓一口气，不要为自己排任何固定行程，只做自己想做的事情，去吃自己想吃的东西，把家事托付给丈夫代劳，或是干脆和他安排一场约会，都能帮助孕妈妈转换心情。

### 02 朋友聚会

不少孕妈妈都有相同的经验，自己怀孕之后，因为行动上的不便加上怀孕时生理上的不适，久而久之，参加朋友聚会的次数也变得越来越少。其实，孕妈妈更需要朋友的关心和陪伴。认识新朋友或参加聚会，都是很好的减压方式，现在也有很多提供孕妈妈交换怀孕心得或是育儿心得的网站或博客。在“大家都是孕妈妈”的前提下，彼此不但多了共同的聊天话题，也能互相分享怀孕的心情和过来人的经验，增加更多放松心情的方式和场所。

## 03 适度运动很重要

到郊外或公园散步，对孕妈妈和腹中的宝宝的健康有很大的助益。孕妈妈如果能始终坚持适度运动，譬如每天散步10分钟，能帮助孕妈妈在生产时更加顺利。除此之外，利用休假时，到郊外踏青，或喝一杯下午茶，不仅能让自己的心境得以转变，也能趁机和准爸爸好好温存一下。

## 04 饮食减压

建议工作压力过大的孕妈妈，多补充有安定神经功能的食物，帮助自己调整情绪。

适当补充蛋白质或维生素：如维生素$B_1$、维生素$B_2$、维生素$B_6$、维生素$B_{12}$和烟酸、泛酸、叶酸，都具有稳定神经、消除疲劳、增强肌力的功效。

多吃蔬菜、水果：现代人生活节奏快、饮食精致化，导致消化不良普遍存在，不是常腹泻就是常便秘。因此，建议多食用高纤维素的蔬菜、水果，可以祛火、缓解症状，并补充维生素C。

多喝牛奶：每天早晨饮用一杯鲜奶，除了能预防骨质疏松外，鲜奶中所含的镁、钙等矿物质，还能帮助稳定情绪。

## 05 让身体动起来

呼吸、吐纳、瑜伽、快步走等运动方式，对消除或缓解身心压力、恢复神经系统平衡都有帮助。

有氧运动：所谓的运动，可不是随便动两下就好，一定要流汗才算数。例如，夫妻可一起打乒乓球，不仅能减压、增加呼吸量、使内分泌平衡、增强肌肉耐力，还能增进夫妻默契！千万不要拿没时间当借口，尤其是职场孕妈妈，更需要多多运动！

放松肌肉：哪里酸、哪里痛，就运动哪里。举例说，颈部酸就做颈部运动，转一转、捏一捏，减压效果也相当好。当然，求助于丈夫，请他来帮自己揉一揉、捏一捏、按一按酸痛的肌肉，不仅放松了紧张的肌肉，还能愉悦情绪，沟通感情联系，共享温馨。可谓一举多得，为什么不试一试呢？

夫妻按摩，是一件既浪漫，又能解除压力的良方。通过按摩，还能增进亲情，融洽感情，沟通心理，真是一举多得，值得一试。

## 孕晚期的饮食原则

进入妊娠后期，与宝宝见面的时间越来越近。由于孕妈妈的体重会以每周增加约500克的速度直线上升，所以，应当养成不偏食的习惯，并保持适当的运动，为顺利分娩作准备。

妊娠后期是指从妊娠29周到分娩时刻，这个阶段胎儿成长最为快速，而母体子宫及乳房组织的成长，足以提供后期战备所需。这个时期可以称作“诞生的前奏”，孕妈妈每周体重约增加500克，各类营养素的增加量要与中期的量相同。

### 少量多餐，多吃营养价值高的食物

妊娠后期因为子宫体上升而压迫到胃部，容易造成胃部不适、食欲下降，应避免油腻及油炸食物。另外，用餐时要保持愉快、轻松的氛围，有助于提高用餐意愿。随着胎儿的成长、发育，进食时会感到不容易吞咽。建议少量多餐，吃些营养价值高和容易消化的食物，如瘦肉类、海鲜类、奶类、蛋品、豆腐等。

高价位食物并不代表营养价值就高——只要均衡、适量地选择当季食物，即可取得足够的营养素。

### 补铁

孕妈妈因为全身血液循环量增加，为避免在生产时大量失血，所以要储备足够量的铁质，因为铁质是红细胞中血红蛋白生成的重要成分。此外，补充铁质也可预防缺铁性贫血及避免影响胎儿发育。含铁质丰富的食物包括肝脏、红肉、深绿色青菜等。

增加铁质吸收率的方法：与含维生素C的食物一起食用。

会影响铁质吸收的食物：含茶碱、咖啡因及单宁酸的食物（如茶品、咖啡、可乐）会影响铁质的吸收，要避免与含铁食物或铁剂一起食用。

### 补钙

在营养良好的状况下，胎儿对钙质的需求并不会对孕妈妈造成负面影响。若平时对含钙食物摄取不足，这时候就要选择含钙丰富的食物，必要时可补充钙片。

要注意：钙与铁两者的吸收会相互竞争，所以含铁及含钙食物最好分开吃，尤其是铁剂和钙片。

### 补充蛋白质

母体需要蛋白质来生长本身组织、成长胸部、弥补分娩时血液的流失，也可防止全身性水肿；胎儿也需要蛋白质来构建组织，所以蛋白质的量一定要增加。孕妈妈每天要增加含量10克的饮食，如1杯牛奶+30克肉类或蛋，半碗饭+1个蛋，1份豆制品+1盘青菜。

### 不要摄取过多盐分

为了预防罹患妊娠高血压综合征，含盐分高的食物不能摄取太多。例如尽量不吃腌渍品、加工食品、罐头制品。烹调时，选择新鲜食材，清淡烹煮为宜。

### 摄取适量水分

饮用过多水分，是造成身体全身性水肿的原因之一。一天所需的水分，可依食物摄取热量数做参考，摄取4.18焦（1卡）热量就要摄取1毫升水分。也可以计算前一天的尿液量，再加500毫升即为应摄取的水分。一般如果有水肿发生，可以减少水分到与尿液等量；若已减少但仍无法消除水肿情况，则应请医生查明水肿原因，或咨询营养师来调整饮食。

### 适量摄取奶类

奶类是钙质与维生素D的最佳食物来源，若每天能摄取2～3杯牛奶或2～3份乳制品，钙质、B族维生素都可以达到建议量。营养美味的乳制品包括西式浓汤、巧克力饮品、奶酪、优酪、酸奶，也可制成各式各样的水果牛奶：木瓜、酪梨、香蕉、苹果等，风味和口感都不错。

### 饮食禁忌

如果孕妈妈没有特殊的疾病，除了怀孕晚期的恶心、呕吐时要避免油腻及重口味食品外，一般没有特别的饮食禁忌。

怀孕是一个漫长的过程，需要耐心、细心的经营，为了健康活泼又可爱的宝宝降生，等待是值得的。再过没多久，可爱的宝宝就要出生，要好好营养身体以储存体力。

## 孕晚期的日常营养食物

进入孕晚期以后，膳食应当在孕中期的基础上相应调整，多吃富含蛋白质、维生素、矿物质及增加热量的食物，要控制食盐的摄入量，防止水肿。

孕晚期是妊娠第29~40周，是胎儿生长最快的阶段，胎儿体重的增长约为初生时的70%。这时，除满足胎儿生长发育所需要的营养外，孕妈妈和胎儿体内还要储存一些营养素，因而孕妈妈的进食量大幅度增加。这段时间内，膳食应当在孕中期的基础上作相应调整，多吃富含蛋白质、维生素、矿物质等可以增加热量的食物，要控制食盐的摄入。

在孕晚期，饮食中应当常包括以下食物：

**鲜奶**

牛奶、羊奶含有丰富的必需氨基酸、钙、磷和多种微量元素，还有维生素A、维生素D和维生素B族。条件许可者每天饮用鲜奶250~500毫升，应当鼓励不喝奶的孕妈妈从少量喝奶开始，逐渐增加。喝奶以后如果有胀气不适，可以煮沸稍冷后，加入食用乳酸、醪糟汁或浓酸果汁制成酸奶食用。如果喝奶后引起腹泻，则不要强求饮用。

**蛋**

蛋是提供优质蛋白质的最佳天然食品，也是脂溶性维生素及叶酸、维生素$B_2$、维生素$B_6$、维生素$B_{12}$的丰富来源，铁含量亦较高。食用蛋类不仅烹调方法简单多样，甜、咸均可，且易于保存。凡条件许可者，每天吃鸡蛋1~3个。

**鱼、禽瘦肉及动物肝脏**

这些都是蛋白质、无机盐和各种维生素的良好来源。孕妈妈每天饮食中应供给50~150克。如果有困难，可用蛋类、大豆及豆制品替代。鱼和蛋是最好的互换食品，可根据季节选用。动物肝脏是孕妈妈必需的维生素A、维生素D、叶酸、维生素$B_1$、维生素$B_2$、烟酸及铁的优质来源，也是供应优质蛋白质的良好来源，每周至少食用1~2次，每次100克左右。

**大豆及豆制品**

这是植物性食品蛋白质、维生素B族和无机盐的丰富来源。豆芽含有丰富的维生素C，农村或缺少肉、奶供应的地区，每天进食豆类及豆制品50~100克，以保证孕妈妈和胎儿的营养需要。

**蔬菜水果**

绿叶蔬菜如冬寒菜、小白菜、豆苗、青菜、菠菜等，黄红色蔬菜如甜辣椒、胡萝卜、红心红薯等都含有丰富的维生素、无机盐和纤维素。每天应当摄取新鲜蔬菜250~750克，其中有色蔬菜应占一半以上。水果中带酸味者，既合孕妈妈口味，又含有较多的维生素C，还含有果胶。每天供给新鲜水果150~200克，瓜果类蔬菜中黄瓜、番茄等生吃更为有益。蔬菜、水果中含的纤维素和果胶，对防治妊娠后期便秘十分有利。

**海产品**

应当经常吃一些海带、紫菜、海鱼、虾皮、鱼松等海产品，以补充碘，内陆缺碘地区应当食用加碘食盐。

芝麻、花生、核桃、葵花籽、榛子仁、松子等，蛋白质和矿物质含量与豆类相近，亦可经常食用。各种食品的供给量，以中等身材、从事脑力工作的孕期女性为例，为适应妊娠中、后期热量需要量的增加，在上列食品均能按要求提供的前提下，每天需摄取主食400~500克，炒菜用油40~50毫升。

妊娠中、后期曾有孕期水肿、低钙血症等并发症的孕妈妈，还有糖尿病患者妊娠时的饮食，都有一定的特殊性，可以咨询营养学专家或遵医嘱。

## 05 本月精选菜谱

### 凉拌豆角

**原料：** 嫩豆角400克，精盐、酱油、醋、香油、味精和大蒜适量。

**做法：** 1.将豆角掐去两头，洗净、切成3厘米长的段，放入沸水锅内烫一下，捞出控水，放入盘中。

2.将大蒜剥皮、洗净、捣成蒜泥，放入精盐、酱油、醋、香油、味精后调匀，浇在豆角上，拌匀即可。

**营养功效**

脆嫩新鲜，咸香清口。含有多种维生素、矿物质，还含有较多的植物蛋白质和粗纤维，是适宜孕妇常吃的家常凉菜。

### 红豆粳米粥

**原料：** 红豆50克，粳米100克，白糖适量。

**做法：** 1.将红豆洗净后放入锅中，加适量水，文火煮20分钟，放粳米再煮30分钟。

2.加白糖拌匀即可食用。

**营养功效**

红豆是利水消肿的佳品，还有清热、祛暑、解毒的作用。孕期食用，可以预防和缓解孕妈妈经常出现的下肢水肿现象。

### 小米花生粥

**原料：** 小米50克，麦粒25克，花生仁50克。

**做法：** 1.将麦粒、花生仁浸泡4小时。

2.用锅加水2 000毫升放在火上烧沸，加入淘洗干净的小米、麦粒、花生仁，开后改用文火煮30分钟，到小米发黏时即可食用。

**营养功效**

醇香浓郁。含维生素$B_1$、锌及碳水化合物（糖类）。

## 水晶肘子

**原料：** 猪肘子1个，猪肉皮150克，精盐、料酒、大茴香、花椒、葱白、姜和鸡汤适量。

**做法：** 1.把猪肘子用温水泡30分钟，用刀刮净皮上的毛和油泥，洗净后剔去骨头，放入沸水中煮七成熟取出。

2.将肉皮用刀刮净，清洗，放入沸水中氽一下，捞出后再洗净切长条。

3.将葱白洗净切成段；姜洗净后切成块用刀拍一下。

4.将肘子皮朝下放在大碗中，加入肉皮、葱段、姜块、大茴香、花椒、精盐、料酒并添汤，放入笼屉内蒸烂出锅。

5.将肘子捞入另一个大碗内，把汤内的葱、姜、肉皮、大茴香、花椒去掉，用3层纱布滤去杂质，倒在肘子碗内，放凉，凝结成冻。吃时把肘子带冻切成0.5厘米厚的片，放在盘内即可。

### 营养功效

鲜香凉爽，滋味鲜美，肉烂不腻。不仅含有优质动物蛋白质和脂肪，而且也是铁、磷、维生素B族、烟酸和胶原蛋白的良好来源。

## 海带猪肾汤

**原料：** 猪肾2个，海带20克，盐少许。

**做法：** 1.将海带泡发洗净，切块备用；猪肾洗净，切片备用。

2.将锅置于火上，加入适量清水烧沸，放入猪肾氽烫约3分钟，捞出沥干。

3.把猪肾、海带一起放入煲内煲熟，加适量盐调味即可。

### 营养功效

海带中含有大量的甘露醇，具有利尿消肿的功效，其中所含有的优质蛋白质和不饱和脂肪酸，对心脏病、糖尿病、高血压有一定的防治作用。猪腰与其煲汤食用，具有清热祛毒、活血降压的功效，还可以缓解孕妈妈的妊娠期水肿。

## 清蒸鳝鱼羹

**原料：** 活鳝鱼1 000克，玉兰片40克，板油10克，葱白和豌豆苗适量。

**做法：** 1.将鳝鱼处死，去头、骨及内脏，用清水洗去污血，放入沸水锅中烫一下，用清水漂洗干净，切成6厘米长段，背面剞十字花刀，摆在盘中。

2.将葱白切段，玉兰片均匀切成片，板油切成小丁，都撒布在鳝鱼上，然后加入高汤、精盐、料酒、味精，上蒸锅蒸15分钟，将原汤滗入锅中，再加高汤煮沸勾芡浇在鱼身上，撒豌豆苗作点缀即可食用。

### 营养功效

滋补壮阳，养血通络，尤其对体虚、肝肾虚损、腰膝疼痛者有效。

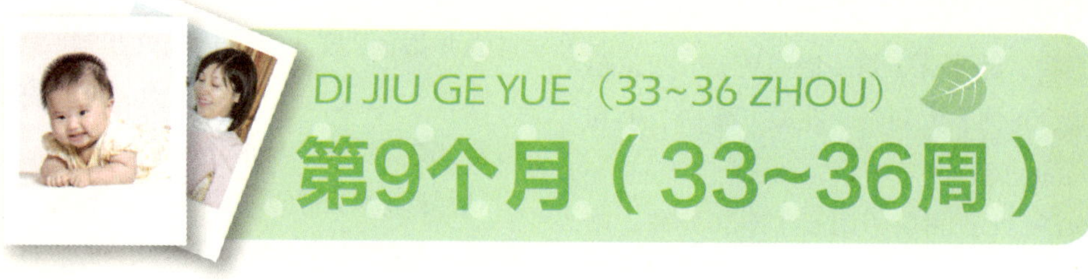


# 第9个月（33~36周）

## 01 胎儿和母体的变化

### 胎儿情况

胎儿身长45~46厘米，体重2 300~2 500克，皮肤为玫瑰色，指（趾）甲已达指（趾）尖，能啼哭，也能吸吮。全身浑圆，皮下脂肪较多，身体上被覆的毳毛明显减少，面部皱纹消失。

此时，胎儿头部大都朝下，进入临产前准备姿势。胎儿已经充满整个子宫，因而子宫不能再扩大。胎儿在子宫内也难以翻身了，但体重会继续增加。此时出生，存活率较高。

有的胎宝宝的头部已经开始下降，进入母体盆腔，有的胎儿已经长出了一头的胎发，指甲也长到指尖。胎儿的体重已经超过2 000克，在妈妈子宫中显得很拥挤，活动余地变少。

宝宝对于外界的声音，尤其是母亲的声音有了心跳速度变化的反应，对光照也有了明显的反应，胎儿的意识开始萌芽。因此，适宜继续实施综合的光照、对话、运动、音乐胎教。

### 母体情况

越来越感觉到身体沉重，因为子宫向上挤压心脏和胃，引起心跳、气喘或胃胀，影响食欲。小便次数频繁，阴道分泌物增多。腹重的增加会引起腰、背痛，足部的扎痛感也会明显。腿脚水肿更重，甚至会出现在面部和手臂上。孕妈妈会懒于活动，容易疲惫；会有轻微的子宫收缩，子宫底高度在剑突下二横指。

孕妈妈身体负担变得沉重，行动不方便，弯腰和下蹲困难，人也变得容易疲倦、浑身无力且懒于动弹。种种生理上的不适感，引起孕妈妈多少会有一些焦躁情绪，盼望着早一点把宝宝生出来。当然，这可是急不得的事儿，如果不及时排遣这种心理，会影响到胎儿的心智发育。

# 02 本月优生知识

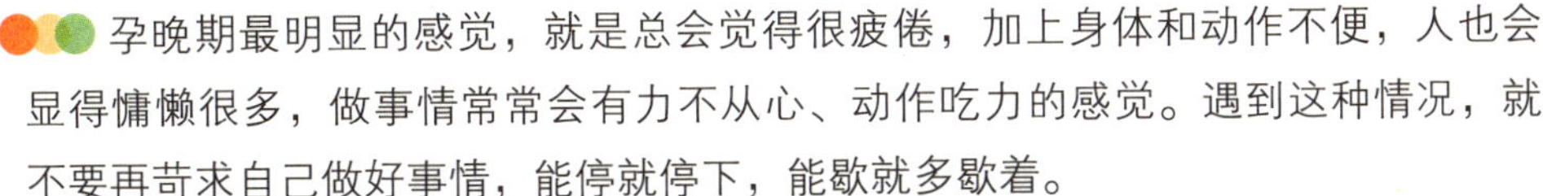

## 孕晚期的自我调适

孕晚期最明显的感觉，就是总会觉得很疲倦，加上身体和动作不便，人也会显得慵懒很多，做事情常常会有力不从心、动作吃力的感觉。遇到这种情况，就不要再苛求自己做好事情，能停就停下，能歇就多歇着。

孕晚期最主要的任务，应当是保持体力。每天的睡眠时间可以适当加长，能睡10小时左右最好。如果失眠、睡不着也没关系，躺下休息对保持体力也有助益。

当然，保持体力和注意休息，并非要成天都躺着，适度做一做孕妇操，每天活动，去户外散散步，更有益于保持旺盛精力。

只要不是遇到恶劣天气，每天都坚持去户外散步，能舒活全身筋骨，转换心情，会油然产生怡然自得、心旷神怡的感觉。而保持良好心情，对于克服种种不适感、对腹中胎儿的健康都有益处。

最明显的不适症状，是出现双脚或膝关节以下的水肿，上腹部总是有饱胀感，胃部常会有烧灼感，呼吸变得粗重、动辄喘吁吁，便秘或痔疮也会显得更重。

应对种种不适，要注意避免长时间站立，休息时有意把双腿抬高一点，晚上睡觉时可以把双脚垫高，对于缓解水肿会有帮助。

每一餐都不要吃得过饱，吃到七成饱就可以。每天可以改一日三餐为五六餐，如果条件限制，可以在两次正餐之间吃一些零食。

饮食方面，在继续注意保持营养均衡的同时，注意多吃一些开胃、纤维素含量较高、容易消化吸收的食物。这样做有助于缓解胃部不适感，减轻便秘和痔疮的烦恼。

因为生理上的特殊情况，日常生活中必须格外小心谨慎。

坚持定期去医院做产前检查，出现特殊情况按照医生预约时间复检。

留意下肢或身体其他部位水肿情况，观察休息之后水肿是否减轻和消失。

避免劳累，每天坚持午睡1小时。

坚持计数胎动，掌握胎动的规律，发现胎动异常则尽快就医。

注意饮食调理，保证新鲜蔬菜和水果的摄取量，不要吃咸菜，每天用盐量控制在6克左右。

节制性生活，最好避免性爱。

注意个人卫生，勤换内衣，保持乳房、外阴部清洁。

## 哪些症状应卧床安胎

对于容易发生早产或流产现象的孕妈妈，医生通常会嘱咐卧床安胎休息。卧床休息可以改善子宫内的血液循环，进而改善胎儿的养分及氧气的供应，对生长迟滞的胎儿相当有帮助。因此，“卧床安胎”在产科临床上是很重要的！

卧床休息，意味着必须减少活动，或者必须整天躺在床上，后者即所谓“绝对卧床休息”。对于容易发生早产或流产现象的孕妈妈，医生通常会嘱咐卧床休息，以避免子宫和胎儿的重量直接对子宫颈造成压迫和引发子宫收缩。

同时，卧床休息可以减少热量的消耗，增加静脉回流，使心脏输出血液量增加，改善子宫内的血液循环，进而改善胎儿的养分及氧气的供应，尤其是对生长迟滞的胎儿是相当有帮助的。

怀孕期间，医生常常会鼓励孕妇左侧躺卧，以改善静脉回流，减少头晕、虚弱无力的现象，也有助于胎儿的生长发育。

怀孕早期出血：一般常见的是先兆性流产，只要稍事休息即可。卧床休息并不需要受到太大的限制，除非往后有其他的并发症，否则并不需要长期的卧床休息。

前置胎盘：常发生于怀孕中、后期的无痛性出血，而且每次出血大多没有预警且量多。为避免失去急救的先机，没有出血的时候，尽可能在家休息，避免无端的意外，如撞击、跌倒和性行为等。只要出现出血状况，医生通常会嘱咐要绝对卧床休息，甚至要住院一直到生产为止。因为一旦发生出血以后，常常会反复性地

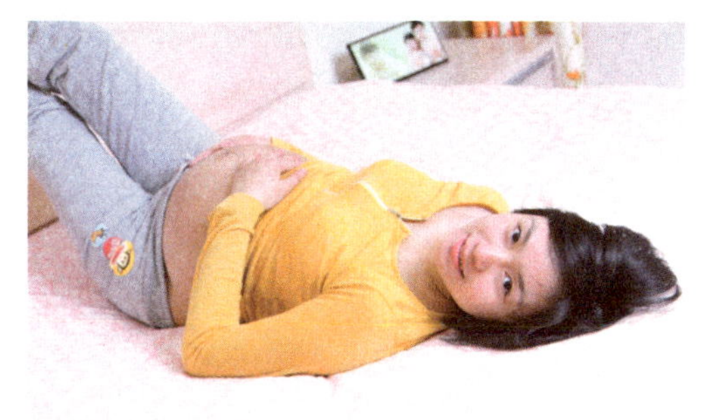

出血，甚至造成母体和胎儿的窘迫现象，增加临床处理的困难和复杂度，所以卧床休息是避免这些困扰的可行方式之一。

**子宫颈闭锁不全：**通常发生在怀孕中期以后，因为子宫颈承受不了增大的子宫压力而发生流产或早产。如果能及早发现，经过手术缝合之后，一般可以从事一些简单的工作，平常生活起居方面不至于受太大的限制，但须避免提重物以免增加腹部的压力。如果未经手术缝合，子宫颈因为无法承受子宫及胎儿的重量，可能引发早产或流产。而且一旦子宫颈口已经自行扩张到3厘米以上，或羊膜囊已经突出在阴道内，会增加手术的难度，而使成功率下降，就有必要绝对卧床休息一直到生产为止。

**子痫前症：**又称“妊娠高血压综合征”（简称妊高征），通常发生在怀孕中晚期。需要让身心尽量保持平和，以避免刺激造成血压上升，甚至引发颅内出血（俗称“中风”）、抽搐和癫痫。除了卧床休息之外，还要避免过强的光线和噪声的刺激。无论是外来或内在的刺激都会引发高血压，而且子痫前症的胎儿一般会发育得比较小，即所谓“子宫内生长迟滞”，此时卧床休息对胎儿成长有相当的正面效果。由于这一类患者的病情会随着怀孕周数增加而使病情更加恶化，必须等到生完产、胎儿离开子宫以后，才有痊愈的机会，因此，孕妈妈常常无法出院，必须在医院卧床休息至临产过后、血压恢复正常才可出院。

**过早的早期破水：**由于胎儿尚未达到足月，生产之后可能会因为胎儿肺尚未成熟，产生呼吸窘迫而造成缺氧，所以处理的目标就是避免引起早产。而避免引起早产的方法就是卧床休息和控制感染。卧床休息虽然对减少羊水流出没有特别的帮助，但可以减少因不当的活动造成脐带的压迫，甚至发生脐带脱垂的危险。所以，尽量卧床休息直到生产时机成熟，以减少对脐带的压迫，并维持脐带适当的胎儿供氧能力是有必要的。

**子宫内胎儿生产迟滞：**有时常常找不到胎儿过小的原因，孕妈妈的饮食和生活也都正常，医生可能会建议孕妈妈辞去工作，在家卧床休息养胎，甚至连家务事也不要做，完全放松，减少热量的消耗，增加胎盘的血流，对胎儿成长常常有意想不到的效果。

## 卧床安胎需要多久

卧床休息必须视状况而定，有些孕妈妈需要卧床休息至生产为止，有些孕妈妈只需要卧床数天或数周。不同状况的安胎对策如下：

**症状轻微：**只要稍事休息即可，如偶发的头晕、心悸、下腹痛或小腹闷坠，这些症状大多是因为被撑大的子宫压迫下腔静脉，引起静脉回流不足所致，只要休息减少压迫症状，即可消除，并无危险性。

**有流产或早产之虞：**可能要休息数天或数周至症状消失为止，如先兆性流产、早发性宫缩（即早产）、胁迫性早产。若有出血症状，则需休息至出血停止为止；有子宫收缩则休息至子宫收缩受控制为止，平日尚可从事一些简单的工作，对日常生活的影响不大。

**症状严重：**要休息到临产为止，常见的有前置胎盘、未经手术的子宫颈闭锁不全、子痫前症、早期破水、子宫内胎儿生长迟滞等。

## 作好母乳喂养的准备

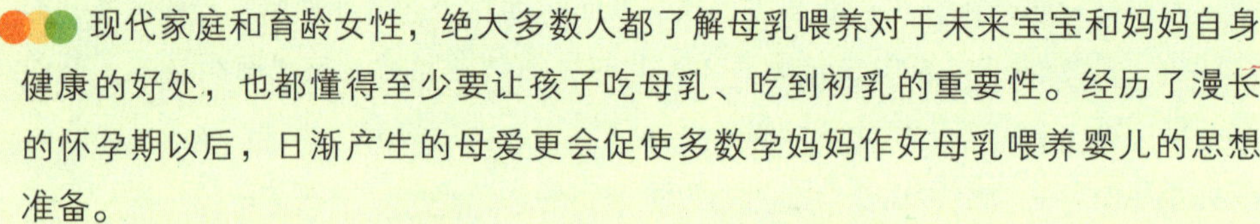

现代家庭和育龄女性，绝大多数人都了解母乳喂养对于未来宝宝和妈妈自身健康的好处，也都懂得至少要让孩子吃母乳、吃到初乳的重要性。经历了漫长的怀孕期以后，日渐产生的母爱更会促使多数孕妈妈作好母乳喂养婴儿的思想准备。

如果准备要用自己的乳汁喂养宝宝，那么，从妊娠后期开始，就应该为将来的母乳喂养作好各方面的准备。

### 注意营养

母亲营养不良会造成胎儿宫内发育不良，还会影响乳汁的分泌。在整个孕后期和哺乳期都需要足够的营养，多吃含丰富蛋白质、维生素和矿物质类的食物，为产后泌乳作好营养准备。

### 注意乳头、乳房的保养

乳房和乳头的正常与否，会直接影响产后母乳喂养。在孕晚期要做好乳头的准备，在清洁乳房后，用羊脂油按摩乳头，增加乳头柔韧性；由外向内轻轻按摩乳房，以便疏通乳腺管；使用宽带子、棉制乳罩支撑乳房，能防止乳房下垂。扁平乳头、凹陷乳头的孕妈妈，应当在医生指导下，使用乳头纠正工具进行矫治。

### 定期产前检查

发现问题及时纠正，保证妊娠期身体健康及顺利分娩，是孕妈妈产后能分泌充足乳汁的重要前提。

了解母乳喂养知识，取得家人特别是丈夫的共识和支持，树立信心，下定决心，母乳喂养才能更容易成功。

## 什么是胎位

预产期一天一天的临近，胎位、胎盘、羊水、胎膜、脐带等知识，随着产前检查次数的增加，越来越拉近了孕妈妈生活距离。其中最需要了解的，应当是胎位知识。

所谓胎位，通俗地说就是胎儿在子宫内的位置和姿势。胎儿出生前，在子宫里的姿势非常重要，关系到孕妈妈是顺产还是难产。子宫内的胎儿浸泡在羊水中，由于胎儿头部比胎体重，所以胎儿多数是头下臀上的姿势。

母体的产道，是一个纵行、长而且弯的管道，如果胎儿身体的纵轴和母体的长轴互相平行，叫纵产式。最先进入骨盆入口的胎儿部分，叫先露。如果纵产式的胎儿头在下方，臀在上方，就是头先露，这样的胎位叫头位。胎儿背朝前胸向后，两手交叉于胸前，两腿盘曲，头俯屈，枕部最低，医学上称枕位的是正常胎位。

如果胎儿头和臀颠倒过来，臀在下头在上，是臀先露，这种胎位叫臀位。臀位分6种：单臀位、混合臀位、全膝位、不全膝位、全足位和不全足位。

正常的胎位应该是胎头俯屈，枕骨在前。分娩时头部最先伸入骨盆，这种胎位分娩一般比较顺利。不过，有些胎儿虽然也是头部朝下，但胎头由俯屈变为仰伸或枕骨在后方，就属胎位不正。至于分娩时臀部先露即臀位，或脚或腿部先露，甚至手臂先露的横位等，便属于胎位不正。

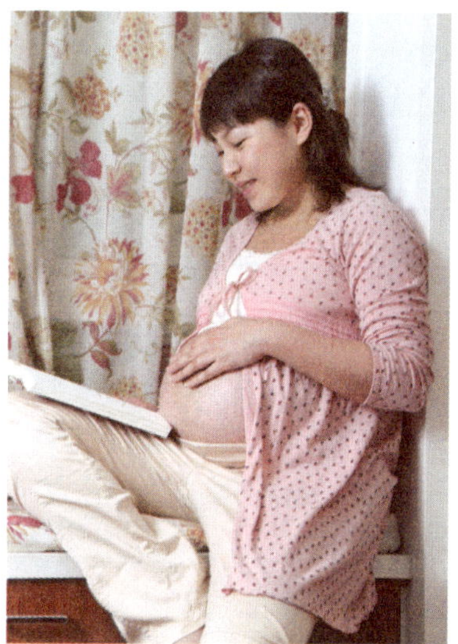

这些不正常的胎位，在孕妈妈本来就很有限的分娩通道中设置障碍，容易导致难产。例如，臀位容易导致胎膜早破，造成脐带脱垂或分娩时的出头困难，从而危及胎儿安全。再如横位，由于分娩时先露部分不能紧贴宫颈，对子宫的压力不均匀，容易导致子宫收缩乏力，会致使胎儿宫内窘迫或窒息死亡。

## 胎位纠正法

引起胎位不正的原因，有早产、胎儿畸形、羊水不正常、胎儿生长过慢、脐带过短、子宫畸形、胎盘不正常、骨盆狭窄、多胎等。发现胎儿胎位不正后，医生会详查胎儿与孕妈妈的身体状况。

矫正的方式，一般只要按规定做产前检查，胎位不正可以及时发现。发现胎位不正后不必惊慌，一般采取以下措施解决：在妊娠28周前，可以做胸膝卧位操纠正，每天早晚各1次，每次做10分钟，连续做1周，胎位就可以转正。

### 01 胸膝卧的姿势

胸膝卧的姿势：把胸部贴在床上，双膝及小腿也贴在床面上，两腿分开，小腿与大腿呈90°直角，以胸部和膝部力量支持全身。初练习从5分钟开始，逐步加长至10～15分钟，每天早晚各做1次。做完之后，静静地侧躺着在床上休息。

用艾卷灸两小脚趾外侧的至阴穴，每日15次，每次15～20分钟，连续做1周。注意艾卷离皮肤不要太近，以免烧伤皮肤。

### 02 倒转术

如果以上两种办法不见效，医生会考虑从外部进行倒转，让胎儿来个180°的翻转，然后用腹带布把腹部包裹起来，维持头位。具体做法是用手在腹壁上摸到胎儿的头后，把胎儿的头慢慢转到骨盆腔里，再把臀部推上去。当然做这种治疗必须由医生来做，如果自己乱来，弄不好，会导致脐带缠在胎儿脖子上或发生胎盘早剥。

假如胎儿的臀、足已经伸入小骨盆，倒转困难，或者在倒转时胎心有变化，就不能勉强，就只好让“固执”的小家伙立着出生。

自疗注意事项：孕妈妈不宜久坐久卧，要增加诸如散步、揉腹、转腰等轻柔的活动。胎位不正是常有事，而且完全能校正，孕妈妈不必焦虑、愁闷，因为情绪不好不利于转变胎位。忌食寒凉性及胀气性食品，如西瓜、螺蛳、山芋、豆类等。大便要畅通，每日定时排便。

需要提醒的是，上列的疗法如果能够帮助异常胎位转正固然很好，如果转不了也不必紧张，因为现代医学已经有较先进的方法保障胎儿及孕妈妈安全。不过，需要在预产期前1～2周住院待产，由医生根据孕妈妈的具体情况决定分娩方式。

## 什么是产前、产后抑郁症

几个月前，刚刚得知怀孕的消息时，曾经令人兴奋得好几天都睡不好觉。但快乐的情绪却延续不久，随着妊娠后期的来临，孕妈妈会发现自己的情绪越来越差，出现经常性失眠，成天头脑昏昏沉沉，胃口不好、浑身乏力；而且开始了数不清的担心，担心这种坏情绪会影响到胎儿宝宝，担心自己会因为生育而变丑、变胖，担心自己会失去幸福的一切……

在女性的生命历程中，怀孕和生产是相当重要而关键的时刻。在这个阶段，生理上的变化绝对不亚于初潮或停经期，而心理层面所承受的压力，可能会远远超过人生其他阶段，焦虑情绪和抑郁症状往往不期而至。

抑郁症症候在产前、产后，临床特征和严重程度没有差别，忧郁症出现在产后，不会比妊娠期间更严重。怀孕第32周的抑郁指数最高，产后第8个月指数最低。

在整个怀孕、生产、育婴过程中，抑郁症状随时都可能向妈妈袭来，甚至在妊娠后期降临，因此，千万不可掉以轻心。临床根据这个时期孕妈妈们的情绪障碍程度，分为3种疾患：

### 1 短暂性情绪失调

80%的孕妈妈都会出现这种现象，通常伴随有意志消沉、精神不佳、对未来感到焦虑、缺乏安全感等。如果家人能及时给予精神支持和保障，短暂时间内多数能自动康复。

### 2 产前、产后忧郁症

有10%～20%的孕妈妈可能出现较严重的抑郁状态，症状包括失眠、爱哭泣、自责、无望感、无助感、食欲差等，严重的会影响到日常生活和产后独自育婴的可能性。

### 3 产前、产后精神病

前期症状主要表现为易怒、情绪不稳、坐立难安等，后期表现为多疑、思路不连贯、情感表达不确切等，甚至会出现妄想和幻觉症状。这种疾患有可能属潜存的精神疾病，由妊娠期间体质上的变化诱发。

产前、产后忧郁症发生的原因多样且复杂，而治疗方式却常常会使孕妈妈们担心，莫过于药物不良反应对于胎儿发育、哺乳计划可能造成影响。除少数情绪障碍十分严重，甚至会危及母胎安全的个例外，一般都不需要药物治疗。

# 03 本月胎教方案

## 本月胎教重点——调节情绪

着重情绪的调节和作好产前的良好心理准备，是这个月的胎教内容重点。

根据自己的爱好和性格特点，可以通过一些能放松身心的活动来消除消极因素，消除畏惧难产、担心胎儿不健全等情绪，同时还能起到胎教的好效果。类似的有益活动包括唱歌、绘画、看艺术展、看电影等。

不能因为预产期临近而放松了胎教，现在胎儿发育已经近乎完善，接受各种胎教的效果会更好，孕妈妈对各种胎教方法运用得也会比较熟练，可以轮流使用，让胎儿在母体中最后阶段过得愉快和轻松。

妊娠后期，需要做好产前心理疏导，排除恐惧与紧张的情绪，保持良好的心态，有利于顺利分娩。母亲散步、心情愉快舒畅时，胎儿会体察到母亲恬静的心情，随之安静下来。母亲盛怒时，胎儿会变得躁动不安。可以根据自己的爱好及特点，参加一些娱乐活动，如唱歌、绘画、编织等项目，以分散注意力，消除身心的消极情绪。

## 本月美育胎教

美育能陶冶性情，净化环境，开宽眼界，具有奇妙的魅力。

生活中处处充满了美，把美的信息传递给胎儿的过程，就叫做美育。美育，是母亲与胎儿交流的重要内容，也是净化、美化胎教氛围的必要手段。

对胎儿的美育就是音乐美、色彩美和形体美的信号输入。轻快柔美的抒情音乐能转化为胎儿的身心感受，促进脑细胞的发育。大自然对促进胎儿细胞和神经的发育也是十分重要的。另外，孕妈妈可欣赏一些绘画、书法、雕塑及戏曲、影视文艺作品，接受美的艺术熏陶，把内心的感受给腹中的胎儿描述。

临产的不安，可以用系统学习分娩知识和做练习来解除，如练习呼吸法，或是准备住院必要物品等。虽然已经学了好多次了，现在不妨和准爸爸再一起学一次吧！

此外，现在可以考虑到出院后的生活，动手改变一下家里的布局。看着婴儿床，整理一番准备好的婴儿用品，想象着婴儿天使一般的笑脸，一定会幸福得不得了！

自家先生想成什么样的爸爸？自己想成什么样的妈妈呢？想必大家都决心要成为世界上最好的父母。

在今后的生活中，除了“两人世界”的照片之外，将要增加一个“第三者”的照片，他（她）的到来会给家庭增添无穷乐趣。

育儿的开始，也就是胎教宣告结束，自我检视一番，是不是充满了期待、充分准备好了迎接宝宝？

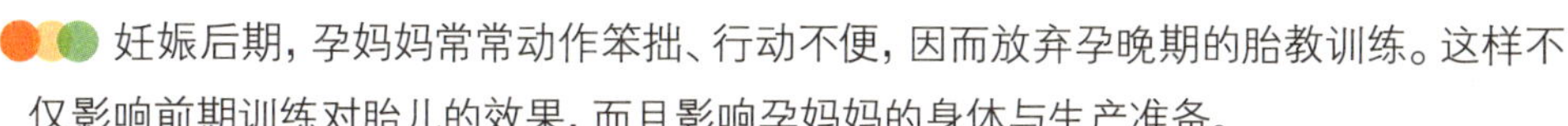

## 坚持各种胎教训练

妊娠后期，孕妈妈常常动作笨拙、行动不便，因而放弃孕晚期的胎教训练。这样不仅影响前期训练对胎儿的效果，而且影响孕妈妈的身体与生产准备。

因此，孕妈妈在孕晚期最好不要轻言放弃，自己要坚持运动和对胎儿的胎教训练。因为，适当的运动可以给胎儿躯体和前庭感觉系统自然的刺激，能促进胎儿的运动平衡功能。

为巩固胎儿在孕早期、孕中期对各种刺激已形成的条件反射，孕晚期更应坚持各项胎教内容。

### 继续与胎儿对话

继续与胎儿对话：妊娠后期，不仅可以在前几个月的基础上有计划地继续进行对话，还可以结合实际生活出现的各种事情，不断扩大对话的内容和对话的范围。

可以把生活中的每个愉快的生活环节讲给孩子听，通过和胎儿共同生活、共同感受，使母子、父子间的纽带更牢固，并且为今后智力发展打下基础，使胎儿对母亲、父亲和其他人有信赖、安全感，生活适应能力强，感受到人世间的幸福。

针对分娩即将来临的特点，主动进行沟通。比如，可以告诉胎儿：“我的小宝宝，不久以后你就要出生了，妈妈好盼望这一天。你一定很想和妈妈见面了，是吗？”或者夫妻一起对胎儿说：“爸爸妈妈为迎接你的诞生，已经准备了整整10个月。外面的世界很美丽，你一定会喜欢的。”……通过对话，促进情感的建立和心灵的沟通。

### 触摸胎教

妊娠9个月后，由于胎儿的进一步发育，孕妈妈或准爸爸用手在孕妈妈的腹壁上，便能清楚地触到胎儿头部、背部和四肢。

可以轻轻地抚摸胎儿的头部，有规律地来回抚摸胎儿的背部，也可以轻轻地抚摸胎儿的四肢。当胎儿可以感受到触摸的刺激后，宝宝会作出相应的反应。

触摸顺序可由头部开始，然后沿着背部、臀部至肢体，要轻柔有序，有利于胎儿感觉系统、神经系统及大脑的发育。

触摸胎教最好定时，可选择在晚间9 时左右进行，每次5~10 分钟。

触摸时，要注意胎儿的反应。如果胎儿是轻轻的蠕动，说明可以继续进行；如胎儿用力蹬腿，说明被抚摸得不舒服，胎儿不高兴，就要停下来。

## 准爸爸的胎教任务

准爸爸和孕妻一起，已经度过了200多天的胎教里程，临产时间越来越近，身为一家之主，下面提示的事，是孕晚期应当策划好，准备到位，尽力做到的：

临近生产，要经常向妻子和胎儿传达爱的信息。多为孕妻做腿部及腰部按摩，鼓励和增加妻子顺利生产的自信心，与胎儿进行交谈。怀孕后期易增加体重，因此要多陪妻子一起散步，做运动胎教。多想象和讨论几次即将出生的孩子的模样，与妻子一起准备生产和婴儿用品。因为随时会发生早产，要把自己的行踪告诉妻子，以便随时都可以联系到自己。到医院所需要的时间、交通状况要事先计划好，最好能实地勘查，走一走，试一试。要做好准备，一旦有了临产的症状能及时去医院，必须提前准备好必需用品。妻子不在家的期间，要预先做好家中一切必要的准备。抽出时间，给妻子读一些幼教读物或童话。

胎教的方法很多，自始至终坚持不懈地胎教，对夫妻双方和孕妈妈都不是一件容易的事情。但相信每一个迎接宝宝的家庭，都会为了自己的孩子付出加倍的爱、耐心和时间，别人能做到的事情，自己也一定能做到。

# 04 本月生活与饮食指导

## 孕晚期的锻炼方式

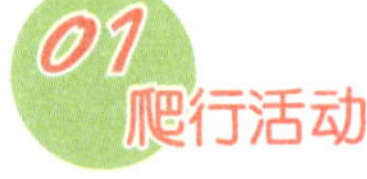

### 01 爬行活动

爬行，并不是婴幼儿的专利，孕妈妈也可以用来作为妊娠后期的锻炼方式。

长期的直立会使人体极易诱发脑血管病变和脊椎、腰肌劳损。孕晚期进行适度

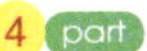

的爬行，能增强腹肌力量，预防难产。产后爬行则会有利于子宫复位。

练习爬行前要注意，爬行时穿着宽松、舒适的衣物；给膝盖戴上护膝；爬速宜慢，爬幅宜小，重复两三次，间歇20~30秒。

妊娠30周以后，如果胎儿还是臀位，也不必过于担心。此时孕妈妈不能强行伸展腹部，可以在征求医生意见和指导下，使身体呈胸膝卧位，通过改变胎儿的重心，增加胎儿转为头位的可能。

## 02 保健操三款

预防小腿抽筋的操：用手指头沿着脚趾头向上，一直到膝盖，逐一按摩小腿。然后，沿着手指头按摩顺序，逐一不停地按压小腿。再双手握紧拳头，由下朝上轻轻锤打小腿，使腿部肌肉放松后，用一手按住膝盖，另一手轻轻拉扯脚趾头，抻拉舒展小腿筋肉。

## 03 松弛运动

能使关节和肌肉更柔软，减轻临产前阵痛，为分娩作准备。可以在家自己做，或去孕妇产前运动班操练。

在开始操练时，如果已过了妊娠反应期而进入各方面都正常的阶段，也不必担心。不要认为现在再做开始得太迟。只要逐步建立起做松弛练习的习惯，做到每天至少能练习20分钟。

学习松弛训练很重要，可以使情绪平静下来，有效地应对以后的临产阵痛阶段，对缓解紧张有效，还可以增加胎盘的血供。即使平时并不喜欢运动，也可以试一试。

# 适度运动有助分娩

适当的活动、适量运动能缓解各种不适症状，还能减少难产的发生概率。每天保持一定的户外活动时间，去空气清新的公园、郊外、田野里、江河畔，呼吸新鲜空气，接受充足的阳光照射，有助于机体合成维生素D，促进胎宝宝的骨骼生长发育。

越是进入行动不便的妊娠后期，孕妈妈坚持运动更是有益于身体。适度合理的运动，能促进消化吸收功能，为腹中的宝宝提供充足营养，孕妈妈自己也会有充足的体力顺利分娩，还能在分娩后迅速恢复身材。

适当活动可以促进血液循环，提高血液携氧能力，消除身体的疲劳和不适感，保持精神焕发和心情愉悦。孕晚期的适度运动，能刺激腹中胎儿的大脑、感觉器官、平衡器官和呼吸系统良好发育，能促进母体和胎儿的新陈代谢，增强孕妈妈体质，加强胎儿的免疫力。

## 运动时注意的问题

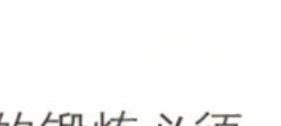

运动和锻炼会增加母体各个系统的负担。因此，孕妈妈在妊娠后期的锻炼必须注意适度和适量。注意事项如下：

妊娠后期3个月，任何剧烈和过重的运动均有可能引起早产，一定要选择轻松、稳妥的运动，避免挤压和震动腹部。

避免仰卧运动，以防沉重的子宫压迫腹内下腔静脉血管，使血液运行受阻。睡觉起床的动作最好也改为侧卧位。起身时，先用手臂支撑上身改成侧身斜卧状态，然后再缓缓移动起身。

避免做需要平衡的运动，以防因为体态改变而影响身体平衡，发生跌倒摔伤。

避免做关节紧张的运动，保护好孕晚期已经变得较松弛的关节韧带。不要做伸展运动，防止腰部损伤。可以做腰胯运动，直立，双手叉腰，向前、后、左、右推动胯部活动，或者扭动胯部，做圆周运动。这样可以锻炼腹肌和背肌，以承受胎儿对于母体腹部的压力。

可做会阴肌肉运动，运动时采取仰卧位，双膝屈起，尽量使会阴部收缩，保持一会儿，然后放松。这项运动可以重复20次，每5次一组。

运动时注意要量力而行，不要过度劳累，中间适度休息后再接着做，不宜一次做得过于劳累。

## 家务劳动也健身

到了妊娠后期，身体笨重，行动迟缓，日常生活和起居受到很大干扰。然而，每天在家里做一些家务事，也是有益于健康的。

家务劳动可以随时随地做，想做就做、需要停就停，应当是最适合妊娠后期的活动项目。

做家务的基本原则是安全、舒适，量力而行，根据家庭各个场所的不同，特别要注重体力和安全：

**客厅**

擦地、拖地时，选择清洁工具相当重要，最好使用不需要弯腰的器具，打扫时要避免蹲下或跪在地上。可以用吸尘器来代替扫把，站立式吸尘器能根据使用者高度来调整长度，很省力。如果喜欢使用拖巴，最好用长度在腰部，介于胸部与颈部之间的长柄式拖巴。

**浴室**

不主张孕妈妈清洁浴室，除非浴室中有防滑设备，否则很容易滑倒。由于清洗浴室需要许多弯腰的动作，顶多擦一下嵌在墙上的玻璃镜子就行。清洁厕所、浴室、洗脸盆的活儿，交给先生去做。洗衣服时，贴身小衣物可站在浴室的洗脸池旁搓洗，大件衣物还是交给洗衣机好。

**阳台**

做家务时，千万不要过度屈膝或过度伸展；晾衣物时，以腹部为中心点、双手向上或往下的姿势太多，会牵扯到腹部，要尽量避免类似动作。

晒衣服：个子矮小或晾衣架太高，踮起脚尖来够衣架会很危险，最好使用可以升降的晾衣架，使用方便、安全。

**厨房**

因为妊娠反应，通常会对油烟味反感，不宜到厨房做饭和洗碗。

倒垃圾：不适宜提过重的东西。提东西时，两肩费力提拉的，使用腹肌力量会让肚子感到紧绷。一定不要让物品的重量超过自己一般能负荷的能力。

除油烟：如果必须使用化学清洁剂才能清除厨房墙壁、器皿上的油烟，不如用类似锡箔纸类贴到墙上，只需撕掉纸，轻松方便地达到清洁墙壁的效果。抽油烟机的清洁可以购买滤网整面铺上，油垢太多时撕掉，换一张新的就行。

**卧室**

一般家庭中床的高度，对于孕妈妈太低，腹部隆起时不方便，可以采用下蹲姿势铺床单，两脚叉开与肩同宽，膝盖弯曲，蹲马步似的，重心往后，不致因为腹部太大而前倾。最好与家人共同完成铺床单的动作，在妊娠28周以后，更不适合做这种家务事。

取棉被：家庭收藏棉被尽量不要放得太高，取棉被时最好有家人帮忙，以免从高处取物动作牵拉到腹部，最好使用轻巧、保暖的被子。

叠衣服：折叠衣物时，谨记“能坐就不站，能靠就不坐”的原则，尽量不要弯着身子，让腹部承受压力。

**餐厅** 如果餐桌不靠墙放置，桌子的面积又大，收拾碗碟和擦桌子时，先把桌面分成四等份，让胳膊配合腹肌的伸展幅度缩小。宁可移动身体转着圈擦桌子，也不要用腹部紧靠桌面，拼命去够擦桌子对面。如果是圆桌，就围着圆心擦，不要因为偷懒动作而牵拉到腹部肌肉。擦拭桌面的时候，双脚要勤移勤换。

## 缺乏营养素的危害

**叶酸：** 叶酸能预防胎儿脑神经管发育异常，孕期若缺乏叶酸，则容易造成胎儿患无脑症或脊椎裂症。

日常生活中，绿色蔬菜、芦笋、肝、豆类等都是叶酸含量较高的食物。不过，蔬菜中的叶酸容易随着烹调时间及包装处理而逐渐流失。因此，烹调时应尽量避免高温烹煮。

此外，酒精会让体内储存的叶酸排出，并减低人体对叶酸的吸收力，因此孕期更应减少酒精的摄取，诸如调料酒、以酒烹调的料理都要少吃。

**钙：** 孕期钙质摄取不足，则容易影响胎儿骨骼与牙齿发育，也会影响新生儿的智力与神经系统发育。孕妈妈缺乏钙质，也会容易发生抽筋、腰腿酸痛、骨关节痛、水肿等现象，甚至可能导致高血压、难产、骨质疏松、软骨症、产后乳汁不足等情况。

平日的饮食方面，奶酪、奶类、绿色蔬菜都含有丰富的钙质。一杯（240毫升）牛奶有约300毫克的钙质，小鱼干及棒骨汤也是不错的钙质来源。

**铁：** 孕期为了供应胎儿成长及体内循环的需要，血液需求量增加，铁质的摄取量更加重要。若孕期对铁的摄取不足，则容易产生早产或新生儿体重不足的状况。

食物中，肝脏、牡蛎、贝类、瘦肉、蛋类、豆类、全谷物和绿色蔬菜都含有丰富的铁。需注意的是，茶和咖啡中的咖啡因，会抑制人体对铁质的吸收。因此，孕期应减少饮用。

### 复合维生素B片不可取代正餐

市面上可以购买到孕期专用的复合维生素B片。但是，复合维生素B片只能当做正餐以外的营养补给品，绝对不可代替正常饮食。其实，最佳的营养补品是食物杂一些，种类多一些，均衡摄取各种营养素。

孕期调理饮食时，应当把握中庸之道，尽量避免猛吃同一类食物。例如，像知道了某样食物对胎儿发育有帮助，就拼命吃，如此一来，反而会造成孕妈妈的健康负担。

## 改善贫血食疗法

孕妈妈比一般人需要摄取更多铁质，提到富含铁质的食物，人们总会想到牛肉、猪肝。不过除了这些食物之外，植物性的食物如紫菜、黑豆、龙眼肉、金针菜及红糖等都含有丰富的铁质，而紫菜更是其中的佼佼者。

### 1 马铃薯（土豆）补血什锦汤

**功效：**改善贫血。

**材料：**马铃薯（土豆）1个、胡萝卜半条、干海带5厘米长、红枣10枚、当归1片、干金针菜10克。

**做法：**马铃薯（土豆）与胡萝卜去皮切块；红枣泡软切开去核。

海带泡软切细丝；金针菜以沸水汆烫1分钟后捞起沥干。

全部材料加水1 000毫升，武火煮沸后转文火续煮20分钟，酌加盐、淀粉与香油调味即可，宜趁热进食。

胡萝卜有清热解毒、润肠通便的功效，并有补血、明目作用，能改善下半身怕冷的症状，尤其是对病后体虚或是孕妈妈有食疗滋补的功效，也有助于孕妈妈产后补充母乳。

金针菜富含β-胡萝卜素、磷、钙、铁、维生素$B_1$（硫胺素）、烟酸、维生素$B_2$（核黄素）等，日本把金针菜列入植物性食物中最具有代表性的健脑食物之一，适合孕妈妈进食，对胎儿脑发育十分有益。

### 2 紫菜芝麻糊

**功效：**改善缺铁性贫血。

**材料：**紫菜（干）10克、甘草粉2克、黑芝麻粉5克、黑糖10克。

**做法：**紫菜加水300毫升，武火煮沸后转文火续煮5分钟，关火待凉，然后加入甘草粉、黑芝麻粉与红糖，以果汁机拌匀即可。

紫菜除了含有丰富的铁质之外，也富含钾、钠、钙与食物纤维，其独特的滑溜成分为褐藻酸，一旦进入胃中就会因胃酸而释放出钾，进入小肠后会排出多余的钠，能有效防止高血压。而紫菜所含的粗纤维，有助于排泄坏的胆固醇（高密度脂蛋白胆固醇），可防止动脉粥样硬化与高脂血症的发生。

# 05 本月精选菜谱

## 珊瑚藕

**原料：** 鲜藕800克，白糖、醋、酱油、香油、姜末和干椒丝适量。

**做法：** 1.将藕洗净后削去外皮，从中间一劈两半，再顶刀切成薄片，用清水再冲洗一次后，放沸水锅中烫一下，捞出用凉水过凉控水，盛在盘中。

2.炒勺内香油烧热，放入姜末和辣椒丝炸出香味，烹醋，加酱油、白糖和少许清水，熬煮片刻，浇在藕上即可。

### 营养功效

有甜、酸、辣三种味道，开胃爽口。含有较多的糖分和多种维生素、矿物质，有清热滋阴，利尿消肿等功能。

## 薏苡仁绿豆老鸭汤

**原料：** 老鸭1只，薏苡仁、绿豆各40克，陈皮2片，盐适量。

**做法：** 1.老鸭洗净切掉鸭尾，放入沸水中氽烫一下捞出。

2.陈皮放入温水中浸软，刮去瓤备用；薏仁、绿豆均洗净备用。

3.将砂锅置于火上，倒入适量清水煮沸，将所有材料放入煲内，用武火煮20分钟，再改用文火熬2小时，调入盐即可。

### 营养功效

薏苡仁性味甘、寒，具有健脾利水、清热利尿等功效；绿豆具有清热解毒、止渴健胃、利水消肿的功效，而且绿豆中所含的蛋白质、磷脂均有兴奋神经、增进食欲的功效。孕妈妈多喝此汤能够起到安神补胎的作用。

## 莲藕花生骨头汤

**原料：** 莲藕250克，花生仁100克，猪骨500克，红枣10个。

**做法：** 1.将莲藕节洗净，切小块；花生、红枣洗净；猪骨洗净，切小块。

2.把全部用料一齐放入沙锅内，加清水适量，武火煮沸后，文火煮3小时，调味即可。

### 营养功效

汤香，味醇厚、鲜美，含钙量高，对于骨骼生长有很好的营养作用。具有健脾补气、止血调经之功效。

## 奶油冬瓜

**原料：** 冬瓜500克，牛奶100毫升，精盐、味精、料酒、姜片、葱段、水淀粉各适量，鸡汤250毫升，鸡油15克，大料少许。

**做法：** 1.冬瓜去皮、去瓤洗净，切成长6厘米、宽4厘米、厚1. 5厘米的片，瓤面向上依次码放汤碗中，加入鸡汤、大料、葱段、姜片、精盐，上笼蒸烂。

2.取出蒸碗，去掉大料、葱段、姜片，把碗内冬瓜连汤倒入锅内，加少量鸡汤，上武火烧沸，找好口味，撇去浮沫，加入牛奶、味精、料酒，用水淀粉勾芡，淋入鸡油，盛入盘内即成。

**营养功效**

白绿相间色泽美，味道清淡入口鲜。此菜含有蛋白质、多种维生素和微量元素。冬瓜有明显消水肿、利尿、消炎、祛痰等作用。

## 干炸虾肉球

**原料：** 虾仁300克，鸡蛋2个，口蘑25克，肥猪肉15克，面粉50克，葱、姜末各2小匙，料酒2小匙，盐半小匙，鸡精少许。

**做法：** 1.将肥猪肉、口蘑、虾仁洗净，剁成末备用；鸡蛋打入碗中，搅成蛋液。

2.将肥猪肉、口蘑、虾仁、蛋液、葱、姜放入一个比较大的盆中，加入面粉、料酒、盐、鸡精，顺同一方向搅成馅。

3.锅内加入植物油，烧至五成热，将调好的虾肉馅制成大小均匀的小丸子，下入油锅中用文火炸至金红色，捞出来沥干油即可。

**营养功效**

虾肉中所含的钙不但是胎儿骨骼和牙齿的重要构成成分，还具有降低孕妈妈神经细胞的兴奋性，预防抽筋、水肿，促进孕妈妈体内多种酶的活动，维持体内酸碱平衡的作用。

## 牛奶粳米饭

**原料：** 粳米75克，小米75克，鲜牛奶250克。

**做法：** 将粳米、小米淘洗干净，放入锅中。米锅里倒入鲜牛奶，用武火烧沸后，改用文火焖熟。

**营养功效**

米饭柔软，洁白油亮，奶香扑鼻。含有丰富的动物性和植物性蛋白质、碳水化合物（糖类）、钙、磷及维生素（维生素$B_1$、维生素$B_2$）等。

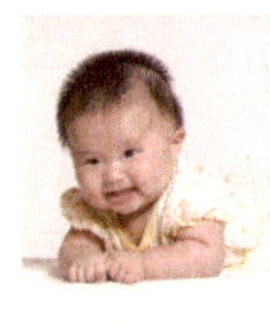
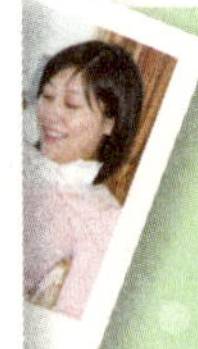

DI SHI GE YUE（37~40 ZHOU）

# 第10个月（37~40周）

## 01 胎儿和母体的变化

### 胎儿情况

在这个月出生的胎儿，称为足月胎儿或成熟胎儿。胎儿已发育成熟，身长约50厘米，体重3 000克以上。皮肤呈粉红色，皮下脂肪发育良好，外观体型丰满。除肩、背部外，其余地方的毳毛均脱落，指甲已超过指尖，能脱离母体很好地独立生活。

胎宝宝现在以每天20~30克的速度，继续增长体重，身体会努力从母体摄取降生前的营养储备。在妈妈体内，胎儿以睡眠为主，很少活动，已经表现出随时准备好面对外部世界的状态。

在母体子宫内这最后几周，宝宝继续从妈妈的血液里、脐带里，也从羊水里吸取生存最重要的物质——抗体。抗体能提供免疫力，对抗许多疾病。

从本月开始，胎儿在妈妈的子宫里每多待一天，会获得14克脂肪。

到37周末以后，胎儿如果降生，就称为足月儿。从妊娠满38周开始到42周内降生的新生儿，都称为足月儿。

### 母体情况

90%以上初产妇，在预产期前2~6周，胎先露部位下降到骨盆入口平面以下，胸腹憋闷的症状得以缓解，食欲变好。子宫较宽，宫底降至脐与剑突之间。

进入了怀胎十月的最后阶段，意味着已经接近于完成妊娠使命，宝宝随时可能降临人世间，母子血脉相通数月之久，马上就要见面了！

子宫变得柔软而富于弹性，在为胎儿的出生作准备，外阴分泌物会增多，有些人还会出现宫口提前张开的现象。要充分保持心神稳定，注意观察身体的细微变化。

时常会有腹部收缩性疼痛，如果属于不规则性的疼痛，就应当判定并非阵痛，而是身体为适应生产阵痛而出现的正常状况。

胎儿在母体内的位置不断下降，会导致母亲逐步形成腹坠胀感，不规则的宫缩出现的频率增加。孕妈妈会总是想上厕所，排便次数增加，阴部分泌物也会更多，要注意充分保持身体的清洁卫生。

最重要的事情是充分休息，吃好睡好，保持旺盛精力和充足的体力，迎接随时随地可能发生的分娩。

## 02 本月优生知识

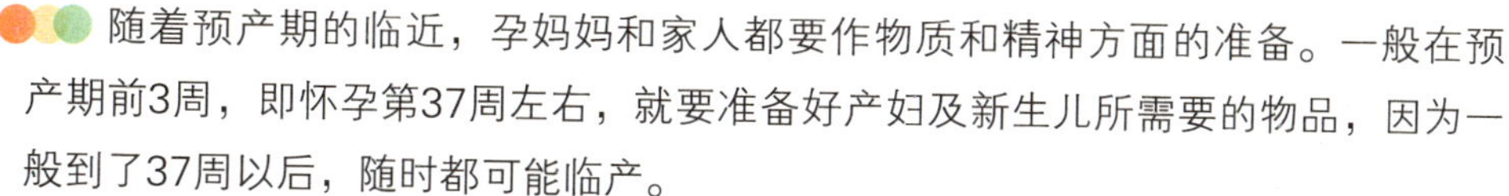

### 什么时候去医院待产

随着预产期的临近，孕妈妈和家人都要作物质和精神方面的准备。一般在预产期前3周，即怀孕第37周左右，就要准备好产妇及新生儿所需要的物品，因为一般到了37周以后，随时都可能临产。

除了物质上的准备之外，还要作好思想准备。夫妻两人都要事先阅读一些有关分娩方面知识的书籍，对分娩的过程有一个大体的了解，做到心中有数。

孕妈妈要坚定信心，安定乐观，睡眠充足，休息充分，以充沛的精力和愉快的心情来迎接新生命的降临。

在临产期即将来临前，孕妈妈和家人应当事先选择好一家条件比较好、离家较近的医院，免得到时临阵磨枪慌了手脚。事先还要了解好，临产后到医院需要办理哪些手续和办手续的准确地方，同时还要了解清楚哪些情况下孕妇应当去医院准备生产，以免耽误入院时机。

一般人们都在到了预产期后，才去医院住院待产。然而，有许多情况下，不到预产期的孕妈妈会出现腹胀腹紧、阴道流水或流出血性分泌物（俗称“见红”），即使不到孕40周，也必须住院待产。

孕晚期，如果孕妈妈出现头昏、眼花、胸闷、气短等不适感，也要及时去医院查诊。这个阶段的孕妈妈宁可被视为“娇气”、“过度小心”，也不敢轻易放过任何不适感，以防止引起威胁到母子健康的情况发生。

到了妊娠后期，不一定非要等到预产期才去医院待产，只要出现不适，一定要及时去医院就诊，防止意外。

## 家庭产房

在自己的家里生产分娩，是不少现代家庭选择的分娩方式之一。

孕育大事，对于每一个家庭来说都是首要大计。因此，如果选择在家生产，分娩前的各种准备工作一定要做得细致周全，以免到时会手忙脚乱，忙中出错，甚至束手无策。

在家生产的准备工作以细致、周全为原则。

妊娠后期，必须经过产科医生检查，确认为妊娠正常后，方可以确定在家分娩。

预约具有经验的接生员或产科医生到家，做生产帮助工作，以防到时出现麻烦或危险。

准确无误的掌握预产日期，并提前与医生或有经验的接生员勤联系，确定分娩方案，作好各种临产细节的应对准备，以免分娩时慌乱。

在家庭中准备好一间合适的产房，要求卫生条件良好，通风，明亮，暖和，安静，不潮湿也不干燥。

准备一张宽敞的床铺，床垫不宜太软，备好消毒过的全套床单、被褥等卧具，且要有更换备用的。

准备好交通工具，看好行走路线，以备万一分娩中出现意外时，可以及时把产妇送往医院。

准备好足够用的卫生用品、用具，严格消毒好接生用具。

## 哪些生理现象有危险

怀胎十月，在临产前的这个月，要特别小心一些生理现象，防止意外。

头痛、水肿、看东西模糊，这些症状是典型的妊娠高血压综合征的表现。特别是头痛剧烈，伴有眩晕、胃痛、呕吐，则是子痫症的信号。

### 01 血压增高

如果孕妈妈原来就有高血压，孕晚期要积极控制血压。如果血压增高同时，伴有蛋白尿、水肿，则应当警惕妊娠高血压综合征。

### 02 体重增加

孕晚期，体重增加要适当，每周不宜超过500克。如果体重增加过快，要设法查明体重过快增长的原因。若单纯因为饮食过量造成，则必须适当减少饮食摄取量。

### 03 阴道流血

无论阴道流血量多少，都属于异常表现。特别要注意有无发生前置胎盘、胎盘早剥等情况，发生流血，必须找医生检查。

### 04 阴道流液

是胎膜早破的表现，而发生破膜之后，随时都可能发生宫缩，应当及早住院。

### 05 腹痛

单纯发生腹痛而无其他症状，可能属于卵巢囊肿蒂扭转、阑尾炎等急腹症。如果腹痛伴有阴道流血，则可能是胎盘早剥。腹痛还要警惕早产的可能。

### 06 胎动减少或频繁

胎动有一定的规律性，如果比较平时有减少或过度频繁的情况发生，则胎儿可能有危险，要尽快去医院。

### 07 胎动消失

胎儿有危险，必须快速就医。

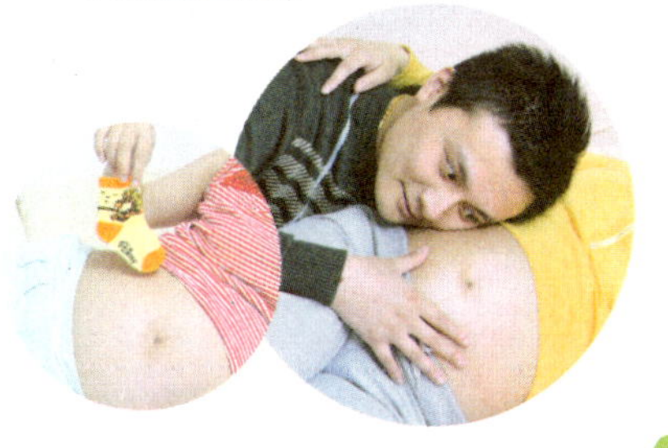

## 本月准爸爸做些什么

临产时，孕妈妈因为分娩前阵痛来临，有可能因为生理疼痛和心理上紧张兼而有之，很难清楚地表达自己的状况。此时，作为准爸爸需要及时给医生通报相关的所有内容。

在入院之初，就要把孕妈妈的详细健康状况报告给医生，尽可能地配合做好医生的临产检查。准确的报告内容包括：

什么时候开始有宫缩，每次的持续时间和间隔时间。

有无见红的情况，流血的时间、量、颜色等状况。

有无破水的状况，破水的发生时间、羊水颜色、变化等。

自我感觉有无头痛、呕吐、心悸、气喘等症状。

曾经患过的病症，如有无高血压、有无阴道流血史、有无肝功能异常等。

分娩开始后，准爸爸也扮演着很重要的角色，除了要为妻子准备好第一产程中需要的食物、水等外，还要及时给予产妇精神上的鼓励与支持。即使产妇因为宫缩疼痛难耐而脾气暴躁或说气话，准爸爸也一定要宽容忍耐。

此外，如果准爸爸曾经和妻子一起上过孕育知识课程，就会大有用武之地，可以和临产的妻子谈一谈话，引导较理性地分散注意力，合理调整呼吸，或为妻子做一点按摩以减轻疼痛，直至成功分娩。

住院时，可以带上一些能使孕妈妈得到心理安慰的东西，比如平时喜欢的娃娃、衣服、小摆设等，让孕妈妈即使在医院里，也能感觉到熟悉和温馨。

## 什么是拉梅兹生产法

生产的疼痛，自然被公认为是最剧烈的痛楚。因此，越临近产期，孕妈妈的心情就会越紧张、害怕。现代围生医学研究成果表明，拉梅兹呼吸法是公认能有效减痛的方式。孕妈妈如果能勤加练习，绝对有助于顺利生产，减轻分娩时令人难以忍受的疼痛。

拉梅兹生产法，最早由苏俄发明，俄国心理学家称为“心理预防法”，目的在于训练产妇利用放松技巧和各种呼吸技巧，来应付子宫收缩时的痛楚。而后，法国产科博士拉梅兹又根据临床实践加以研究改进，成为目前使用广泛的“拉梅兹生产减痛法”。

拉梅兹运动法包括：神经肌肉控制运动，产前运动，呼吸技巧的运动。

其中，呼吸运动是进入分娩产程时，最广泛被使用的减痛方式。

在怀孕7个月后，就可以和丈夫，或其他陪产者一起接受呼吸技巧训练，持之以恒地练习有以下好处：夫妻共享怀孕及生产过程，培养默契，增加亲密感；减少对生产的陌生及恐惧，并拥有足够的信心迎接生产。

生产时，利用呼吸技巧，控制子宫收缩引起的产痛，维持镇定及保持体力，使生产过程更顺利。

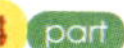

## 神经肌肉控制运动

### 1 控制运动原则

1.选择清静、不受干扰的环境练习，才容易进入情况。

2.与同伴一起练习，随时检查放松情况，才容易达到效果。

3.每天练习，才能熟练。

4.须习惯于同伴的指挥。

### 3 控制运动练习步骤

1.缩紧右臂。

2.缩紧左臂。

3.缩紧右腿。

4.缩紧左腿。

5.缩紧右手右腿。

6.缩紧左手左腿。

7.缩紧右手左腿。

8.缩紧左手右腿。

### 2 控制运动方法

1.孕妈妈背部平躺在地板上，头下、膝下各垫一个枕头，或坐在地板上，深深地吸气和呼气，全身放松(如果只练习手部放松，站立亦可)。

2.进行廓清式呼吸。

3.缩紧身体某部位（如右臂、左臂、右腿、左腿）。

4.放松同一部位。

5.进行廓清式呼吸。

6.轮流练习缩紧与放松四肢，亦可应用到全身任何一个部位的肌肉。

## 拉梅兹呼吸法

呼吸运动是进入临产状态以后，最有效、也最有利的加快产程和减轻产痛的方法，能够为各个产程的顺利完成而充分调动产妇的能力，科学有效地保证顺产。

在练习拉梅兹呼吸法之前，孕妈妈要遵守以下几个原则：

选择在坚固的硬板床或地板上做练习，避免在弹簧床或是软床上练习。

运动前先排尿，排空膀胱。

穿着较宽松的衣服。

空腹或饭后2小时做。

次数由少逐渐增多，并配合个人身体情况，避免过于疲倦。

练习环境要保持温暖。

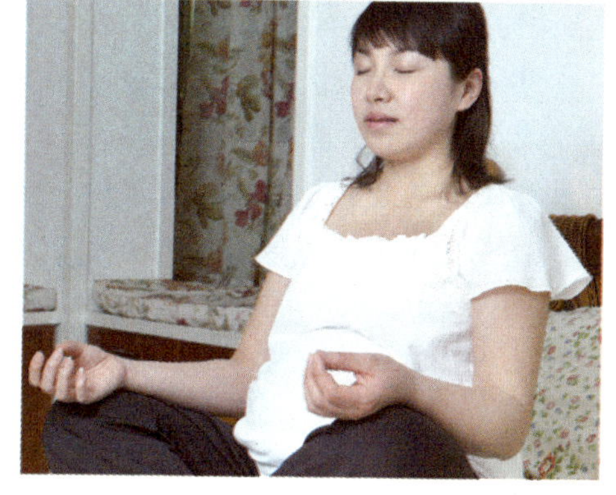

## 01 廓清式呼吸运动

适用时间：在所有的运动开始及结束前，需做一次廓清式呼吸。

方法：鼻子慢慢地深吸一口气，再从口中缓慢吐出，并全身放松。

练习姿势：孕妈妈如果上了产台(产床)，通常身体会呈现半躺的姿势，在家中练习运动时，可采取坐姿练习，最重要的是熟悉控制身体与呼吸的方式。

## 02 拉梅兹呼吸法的注意事项

想要练习拉梅兹呼吸法的孕妈妈，必须先做到下列事项，才能发挥拉梅兹呼吸法的减痛功效：

胎位正常，无任何危险妊娠征兆，可自然生产，并通过产科医生同意。

建立基本生产过程（包括产兆）概念，以配合呼吸技巧应用。

怀孕满7个月后开始练习呼吸技巧，需要反复练习至技巧熟练。

需丈夫(同伴)一起陪同接受训练和练习。

## 胸式呼吸法

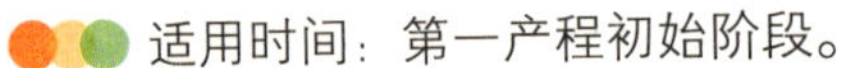

适用时间：第一产程初始阶段。

当孕妈妈开始有不规则阵痛(有时伴随有腰酸)的现象，但每次阵痛的时间间隔较久，且阵痛的程度较低时，便可进行。

此时子宫颈变薄扩张，开2～3厘米，子宫收缩30～50秒，收缩间隔(两次阵痛的间隔时间)5～20分钟(持续8～9小时)。

### 胸式呼吸方法

1. 身体完全放松，眼睛选定一个定点凝视。
2. 进行廓清式呼吸。
3. 鼻子吸气5秒，再从口中缓慢吐气5秒，腹部保持放松。
4. 一次吸气、吐气过程约10秒，并进行6～9次胸式呼吸，直到子宫变软、不痛为止，结束后再做一次廓清式呼吸。
5. 每天进行5次，每次约60秒。

### 胸式呼吸口令

“收缩开始”、“廓清式呼吸”、吸二……三……四，吐二……三……四(进行6～9次后)、“廓清式呼吸”、“收缩结束”。

## 浅而慢加速呼吸法

适用时间：第一产程加速阶段。

此时进入规则性阵痛，子宫收缩压力增大，孕妈妈感受到的阵痛更强烈，孕妈妈的脾气会变坏。

子宫颈变薄扩张约开4～8厘米，子宫收缩60秒，收缩间隔（两次阵痛间隔）2～4分钟(3～4小时)。

### 浅而慢加速呼吸方法

1. 完全放松，眼睛选定一个固定点凝视。
2. 先做廓清式呼吸，放松身体。
3. 鼻子吸气，再从口中缓慢吐出，腹部保持放松。
4. 配合子宫收缩的强弱，来决定呼吸的快慢，子宫收缩增强则加速呼吸速度，子宫收缩减缓则减慢呼吸速度。由于子宫收缩程度会由弱至强，再由强至弱，因此，呼吸的速度应由慢而快，再由快而慢。
5. 吸气吐气过程配合子宫收缩持续时间，为45～60秒，最后以廓清式呼吸结束。
6. 每天5次，每次以60秒为计。

### 浅而慢加速呼吸口令

“收缩开始”、“廓清式呼吸”。吸二……三……四，吐二……三……四。吸二……三，吐二……三。吸二……，吐……二。吸……吐，吸……吐(再逐渐减缓呼吸速度至吸二……三……四，吐二……三……四)。“廓清式呼吸”、“收缩结束”。

## 浅式呼吸法

适用时间：第一产程转换阶段。

孕妈妈阵痛最剧烈的时刻，会感觉到产道有东西，或有想大便的感觉，产妇可能会失去耐性，发脾气、大喊大叫。

子宫收缩最强烈，子宫颈变薄扩张约开8～10厘米，子宫收缩60～90秒，收缩间隔30～90秒。

### 浅式呼吸方法

这个时候因为产妇已痛到无法吸饱一口气，因此要分段吸气，再一次吐完气，确保胎儿拥有足够的氧气。这个阶段无论宫缩程度大小，均维持快速吸吐的速度。

1. 完全放松，眼睛选定一个固定点凝视。
2. 进行廓清式呼吸。
3. 微张开嘴巴吸吐发出“嘻嘻嘻”的声音。
4. 连续四～六个节拍的快速吸气，再吐一次气，以一吸一吐为一个循环，并反复进行，直到子宫收缩结束。
5. 随子宫收缩强度调整速度。
6. 吸和吐的气的量需一样(即分段将气吸饱，再一次将吸饱的气吐完)，避免换气过度。因为孕妈妈如果换气过度，会使体内二氧化碳过度排出，造成手脚麻的不适情况。
7. 再以廓清式呼吸做结束。

### 浅式呼吸口令

“收缩开始”、“廓清式呼吸”、吸吸吸吸吐、吸吸吸吸吐……吸吸吸吸吐、“廓清式呼吸”、“收缩结束”。

## 闭气用力运动

适用时间：子宫颈全开，胎儿随时娩出时。

产妇是否能正确地用力，将决定这个阶段的时间长短，正确方式是在子宫收缩时用力，宫收间歇时停止用力并完全放松，以便获得力量继续奋斗。

### 闭气用力运动方法

1. 孕妈妈平躺在地板上，或坐在地板上，两腿跷高贴放在椅子或沙发上，两膝屈曲，两腿分开，臀部移近椅子边缘，手握住椅子的脚。坐在地上，双腿张开的姿势亦可。
2. 大口吸气后憋气，往下用力将力用在肛门上，像排解较硬的大便一样。
3. 头抬高看肚脐，下巴向前缩。

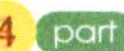

4 憋气20～30秒，吐气后马上再憋气用力直到收缩结束。

5 预产期前3周每天练习2次即可，但切记在做练习时不可真的用力。

### 闭气用力运动口令

“收缩开始”、“廓清式呼吸”、吸一口气、憋气、往下用力、用力…… 吐气。吸一口气、憋气、往下用力、用力…… 吐气……、“廓清式呼吸”、“收缩结束”。

## 哈气运动

适用时间：不能用力却不自主用力时。

1 子宫未扩张而有强烈的排便意，想要用力，用哈气运动，以避免子宫颈水肿，延迟产程。

2 当胎头已娩出2/3，但为了避免冲力太大造成会阴撕裂伤而要求产妇不要用力，此时可使用哈气运动，口张开连续喘气，直到想要用力的冲动过去时为止，并等待医护人员再次提示。

### 哈气运动方法

1 嘴巴张开像喘息式的急促呼吸。

2 不可憋气，并全身放松。

### 哈气运动口令

不要用力，哈气（要练习到有很快的本能反应才行）。

# 03 本月胎教方案

## 产前听音乐

现代围生医学研究成果推广应用快捷和广泛，一般都有在产房中播放音乐，来缓解产妇分娩疼痛的试验。熟悉、优美、能唤起愉快情绪的音乐，有助放松肌肉、减轻疼痛，这种试验的效果已经被认可。

最好在产前就进行音乐训练，以便在产程中挑出产妇最喜欢、最熟悉、最能唤起愉快情绪的音乐，起到最佳的镇痛效果。

通常，产前训练部分最好在妊娠36周开始，可以每周训练三四次，包括听音乐配合身体运动练习、音乐配合呼吸练习（腹式呼吸和哈气练习）等。

听音乐配合身体运动练习，目的是使孕妈妈在音乐的带领下，动员身体各个部位。此外，还有助于改变对分娩的消极期待心理。

在音乐的节奏中，用手依次轻拍大腿、腰部、手臂、手腕和头部，活动全身。

这是一种比较轻松的运动，可以在坐姿下进行。在选择乐曲上，最好挑一些速度稍快、节奏均匀、轻松的音乐类型，比如克莱德曼的《爱的协奏曲》，轻快节奏的轻音乐、室内乐也可以采用。

音乐配合腹式深呼吸，可以帮助产妇放松身体，进入到一种舒适的状态。训练时，先慢慢将气吸入腹部，然后再缓慢张嘴吐出。吸气和吐气各自占4拍节奏。

哈气练习，则可以帮助产妇能够在生产过程中迅速换气，有助于分娩时向下用力。在这个练习中，孕妈妈要保持躺卧姿势，随着音乐节奏哈气，寻找向下用力的感觉，但不要真的用力。进行练习时，应该选用一些长拍子、轻松、速度在每分钟60拍左右的音乐，比如巴赫的《勃兰登堡协奏曲》等乐曲，一般巴洛克音乐作品就非常适合。

如果熟悉和了解音乐，产前的音乐训练可以自己练习做。如果条件允许，最好找专业音乐治疗师指导。

## 胎教衔接早教——跟进新生儿教育

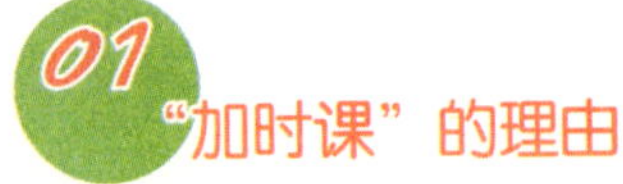

### 01 “加时课”的理由

孩子出生的时候，大脑的重量和体积只有成年人的1/3，神经细胞尚未成熟，神经纤维也没有形成完善的髓鞘，而且相互之间的联系几乎没有形成。所以，在出生后的新生儿期，只有把大量的刺激信息传输到感觉器官中，再通过感觉细胞传达到大脑，才能促进神经细胞成熟。因此，尽管胎儿根本不懂语言的意思，却也还是要给予各种声音的刺激，包括语言和音乐的刺激。当然，除了声音刺激外，还要同步提供足够的视觉、触觉刺激。及时给予胎儿较为适宜的感觉、视觉、触觉刺激，就是胎教的“加时课”。进行加时课的目的，是为早期教育做好衔接。

胎儿生长到第10个月时，已经发育成熟，自主性变强，每一个动作都能自主地做。由于胎头已经进入母体盆腔，活动减少，睡眠增多，因此，这个阶段的胎教应当以孕妈妈保持良好的情绪、维持环境为主，不宜再实施过多、过重的接触式胎教。

## 02 睡眠模式

在胎儿出生前两三周里，用仪器检查脑波，发现这个阶段的胎儿也有深度睡眠和浅睡之分。这种睡眠模式有别于成人和儿童，在医学上称为“第三睡眠”。

睡眠模式会随着婴儿成长，逐渐接近于成年人的模式。初生儿在睡眠中就会掀动嘴唇，做出类似吮吸动作。采用超声波观察胎儿，在妊娠25周左右，也曾有同样的动作，到妊娠后期后几周，这种动作会更加明显。

母体的行为大多数会传导给腹中的胎儿，为了让胎儿宝宝能在母体内睡得安稳，妊娠后期孕妈妈应当保持充足的睡眠，使胎宝宝也能睡得安稳踏实。形成良好的睡眠模式是胎教的重要内容，更是宝宝出生以后早期智能开发的基础。

## 03 怡情养性

由于临近生产，孕妈妈难免心理上紧张，情绪抑郁，这种状况对胎儿很不利。这个月的胎教重点，就是要尽量调整好自己的心态，培养良好情绪，把美好的情绪传导给胎儿。

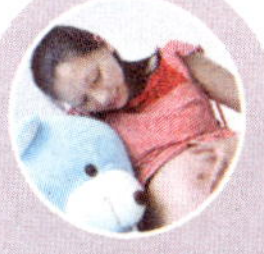

**胎教小提示**

孕妈妈通过欣赏音乐，阅读诗歌，鉴赏艺术作品，在自然美景中放松心情，呼吸新鲜空气来怡然性情，达到对胎儿产生良性影响的效果。

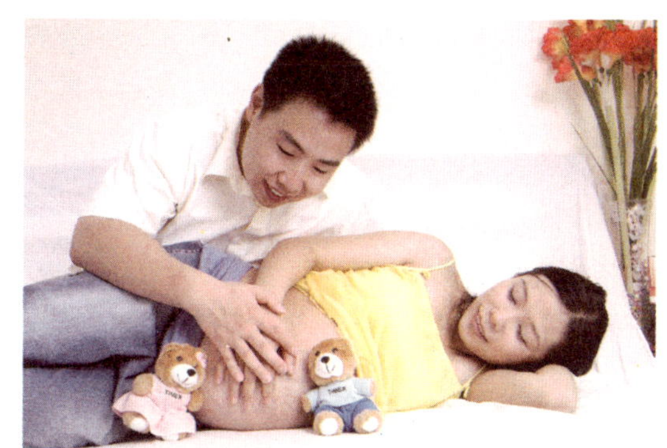

# 04 本月生活与饮食指导

## 临产注意的生活细节

由于本月已经接近临产，胎儿宝宝在妈妈子宫内的位置下降，胎头沿着妈妈骨盆轴的方向，降到骨盆内，孕妈妈腹部凸出部分会感觉到稍有缩回。

由于子宫底比起前两个月有所下降，腹部对心脏、胃、肺部的压迫感会有所减轻，呼吸不再觉得困难，会感到顺畅多了。同时，前一阵子那种一吃就饱、吃不下饭的感觉也减轻，胃口开始逐渐变好，食欲也好多了。

孕妈妈现在身体变得沉重，特别懒于活动，还经常会有背痛、腰腿部的不适感，总是觉得疲倦，行动的难度也增加了许多。这个月一定要记着：动作缓慢一些并不要紧，主要的麻烦是因为腹部的膨大影响，走路时不容易看清脚下。因此，步行在外和上、下楼梯时，都要格外注意，一定要踩踏实了再走。

如果感到子宫收缩腹痛或发胀，就要赶紧停下来休息。睡眠要充分，平时要抓紧一切时间休息，以确保自己精力的充足。

从现在起，孕妈妈不宜再穿着紧身的衣服，千万不能为了形体的好看束胸勒腰，因为这样做会限制血液的流动，导致四肢末端的血液回流不畅，会伤害到腹中的胎宝宝。

睡觉的姿势，最好采取左侧卧为佳，以免身体受到压迫。

注意尽可能不要坐低矮的小凳子和较为松软的沙发。

坐椅子的时候，双脚不要交叉，因为有可能会限制到腿部的血液回流，增加心脏负担。

从现在开始，孕妈妈要尽可能地把手表、饰物去掉，包括戒指、镯子等，以利于身体各个部位的血液正常循环。

孕妈妈可能会发现，自己头上的油性分泌物开始增多，汗腺分泌也有所增加，皮肤会变得容易积存污垢，阴道的分泌物也增加，外阴部不再容易保持洁净。然而，对于孕晚期比较容易慵懒的孕妈妈来说，更加要注意保持良好的个人卫生，经常洗头洗澡，勤换内衣内裤，外阴部要天天用温水清洗，以避免感染，促进血液循环和有利于皮肤排泄汗液，让自己清爽一些。

进入妊娠后期以后，一定要用淋浴方式洗澡。如果用盆浴方式洗澡，极其容易感染阴道疾病。而且，长时间的盆浴会使子宫部充血，危害胎宝宝的中枢神经系统。

淋浴除了不易感染疾病之外，不要屈身弯腰，对孕晚期的孕妈妈来说，再合适不过。但是一定要注意，洗澡时要特别小心，站稳走好，防止滑倒，最好有人陪护。

妊娠后期的几个月，要禁忌性生活，以免受到刺激，引起早产。

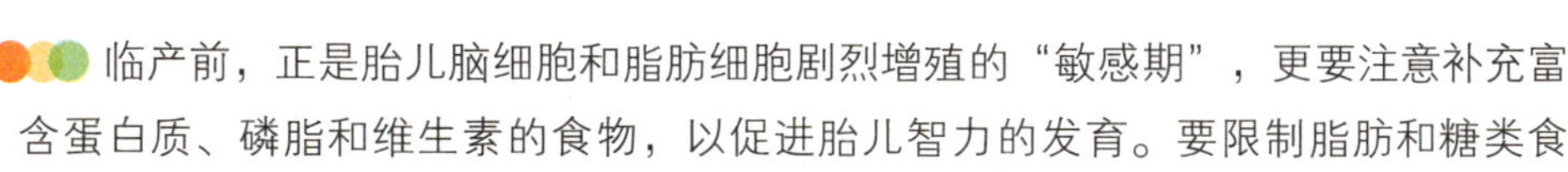

## 临产前饮食原则

临产前，正是胎儿脑细胞和脂肪细胞剧烈增殖的“敏感期”，更要注意补充富含蛋白质、磷脂和维生素的食物，以促进胎儿智力的发育。要限制脂肪和糖类食物，以免热量过多，使胎儿长得过大，影响到顺利分娩。

“怎么会饿得这么快呢？”一方面，因为新陈代谢快、体能消耗高，所以会感觉饿得快；另一方面，腹中胎儿长大，子宫向上顶，占据了胃部的位置，让人还没吃多少就有了饱腹感，所以，饭量下降、饱得快也饿得快，是临产前的普遍特点。一般来说，只要不偏食，食物选配得当，在临产前需要适当增加一些副食品的种类和数量，就能满足胎儿宝宝和母体自身营养储备的需要。

产前阶段，需要供给充足的蛋白质、卵磷脂和维生素，如牛奶、鸡蛋、动物肝脏、鱼类、豆制品、新鲜蔬菜和新鲜水果，能使胎儿脑细胞数目增殖，有利于胎儿的智力发育。此外，还要多吃富含铁、维生素$B_{12}$和叶酸的食物，如动物血、内脏和深色蔬菜等。

要尽量少吃过咸的食物，避免过量饮水，以防止妊娠高血压综合征的发生。

还要注意少吃高能量食物，避免自己过于肥胖、胎儿长得过大。

进入临产前最后阶段，母体会分泌大量的孕激素，使得孕妈妈胃肠平滑肌松弛，水分被肠壁吸收，常常会引起便秘。要注意多吃一些含有粗纤维的新鲜蔬菜和水果。此外，为了胎儿大脑的发育，可以吃一些核桃、花生、芝麻、葵花子等坚果类食物，富含的不饱和脂肪酸还能减少将来宝宝皮肤病的发病率。

多吃一些肝、青菜、豆制品等营养物质，能减少宝宝出生后贫血症的发病率。

临产前这一个月，要严加节制食物中水分和盐分的摄取量，以免引起妊娠高血压综合征。

## "冲刺阶段"的营养

在临产前最后阶段，孕妈妈虽然会有种种不适症状光临自己的身体，但总体上，仍属于食欲旺盛、胃口大开的阶段，为了自身应对分娩和宝宝独立生存的重要阶段的营养需要，不妨适当放开食肠，想吃就吃，爱吃什么就吃什么。

要知道，在妊娠最后的这一个月里，宝宝每在妈妈腹中多生活一天，就能从妈妈那里获得14克脂肪，为出生后身体储备热量。

好好抓紧这难得享受各种各样美食的契机，不失时机，合理调整自己的食谱，为了自己、更为了腹中的胎儿宝宝！

临产前，每天的营养素摄入量为：蛋白质90～100克，碳水化合物（糖类）350～450克，脂肪70～100克，维生素C100毫克，维生素A1 500微克；维生素$B_1$1.8毫克；维生素$B_2$1.8毫克，钙质1 500毫克，铁40毫克，锌20毫克，热量9 164～9 614千焦（2 200～2 300千卡）。

妊娠后期，由于胀大的子宫在腹内上升，顶到孕妈妈的胃部，普遍会出现食欲下降、胃口不佳的情况，更加要以饮食种类的多样化来调动胃口，以保证必需营养素的摄取。到临产前这一个月，由于临近分娩，胎儿的位置下降，胎头入盆以后，那种胃部在腹腔中被顶的感觉消失，孕妈妈会恢复食欲，胃口大开，能吃了。这时要注意不可以吃太多的脂肪，免得胎儿身体脂肪积存过多、长得太胖，不利于分娩。

更主要的是，饮食种类多样化，以保证膳食均衡，营养全面，避免各类营养素比例失调，保证孕妈妈和胎儿宝宝在最后数十天的"冲刺阶段"，能得到足够的营养。所以，在餐桌上，一定要在主食和副食上尽可能地多样化，尽量做到花样翻新，粗细粮搭配，肉、菜、蛋、奶类食物交替，不要有丝毫偏食的倾向。

每一餐都不要吃得过饱，吃到七成饱就可以。

改一日三餐为五六餐，如果条件受限制，可以在两次正餐之间吃一些零食来加餐。

饮食方面，在继续注意保持营养均衡的同时，注意多吃一些开胃、纤维素含量较高、容易消化吸收的食物。这样做有助于缓解胃部不适感，减轻便秘和痔疮的烦恼。

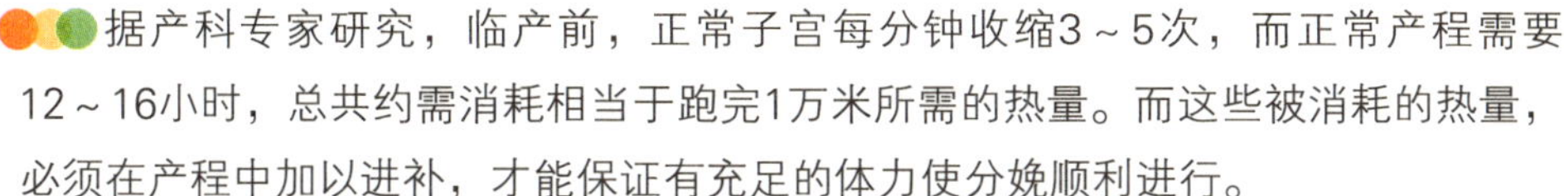

## “伴产”佳品——巧克力

据产科专家研究，临产前，正常子宫每分钟收缩3～5次，而正常产程需要12～16小时，总共约需消耗相当于跑完1万米所需的热量。而这些被消耗的热量，必须在产程中加以进补，才能保证有充足的体力使分娩顺利进行。

有人试过让产妇在产前吃桂圆鸡蛋，实践证明桂圆有使子宫乏力之弊；也有人主张让产妇临产前喝人参汤或口含人参，效果却不尽理想。

什么食品能担当“伴产”食品呢？

营养学家首推巧克力。据测定，每100克巧克力中含有碳水化合物（糖类）50余克、蛋白质15克，还有微量元素、维生素、铁和钙等，能在短时间内被人体很快消化、吸收和利用，产生出大量的热量。

巧克力的营养价值符合产妇生理需要的几个特点：

1. 含有大量能很快被产妇吸收利用的优质糖类，被吸收利用的速度是鸡蛋的5倍，脂肪的3倍。
2. 富含产妇十分需要的微量元素和维生素、铁及钙等，不但能加速产道创伤的恢复，还能促进母乳的分泌与增加母乳的营养成分。
3. 体积小，发热量高，而且香甜可口，吃起来也很方便。产妇只要在临产前吃上一两块巧克力，就能在分娩过程中产生出更多热量。因此，产前让产妇适当多吃些巧克力，对分娩母亲与婴儿都十分有益。

## 催产食谱

到妊娠后期，适宜吃一些营养含量较高、脂肪和热量较低的食物，既补益于身体，为临近到来的分娩储蓄精力，也为腹中胎儿宝宝的营养储备提供来源。

### 1 红枣炖猪肘

**材料：**大红枣、水发黄豆、猪肘、生姜、盐、冰糖、红糖、料酒。

**做法：**红枣洗净，猪肘去净毛，生姜去皮切片，葱洗净捆成把。锅内加水烧沸入猪肘、料酒，用中火煮至血水净，捞起冲净。把猪肘放入盅内，加入生姜、葱、红枣、黄豆、冰糖、红糖、盐，入清水加盖，入蒸屉隔水炖2小时，去掉姜、葱即可使用。

**功效：**和胃健脾、气血两补，对临产阴虚气弱、乏力、口干等症有功效，且有助产后恢复。

## 2 空心菜粥

**材料：** 空心菜200克，粳米100克，精盐少许，清水适量。

**做法：** 空心菜择洗干净，切细；粳米淘洗干净。锅置火上入适量清水、粳米，煮至粥将成时，加入空心菜、精盐，续煮至粥成。

**功效：** 菜粥稠，味清淡，爽滑，有清热、凉血、利尿、助产的作用。临产前食用能滑胎易产。

## 3 小米面茶

**材料：** 小米面1 000克，麻酱250克，芝麻仁10克，香油、精盐、姜粉各适量。

**做法：** 芝麻仁去杂用水冲洗净，沥干水分，入锅炒焦黄色后擀碎，加入精盐拌和在一起。锅置火上入适量清水、姜粉，烧沸后用小米面调成稀糊状倒入锅内，略加搅拌，开锅后盛入碗内。麻酱和香油调匀，用小勺淋入碗内，再撒入芝麻盐，即可食用。

**功效：** 咸香可口，补中益气，能增加营养，有助顺产。

## 4 马齿苋粥

**材料：** 新鲜马齿苋150克，粳米100克，精盐、味精各少许，清水适量。

**做法：** 马齿苋择洗净，入沸水中焯一下，捞出后漂去黏液，切成碎段；粳米淘洗净。锅置火上入清水、粳米煮至半熟时，加入马齿苋，续煮至粥成，用精盐、味精调味后即可食用。

**功效：** 马齿苋有散热消肿、利肠滑胎、解毒通淋的功效，粳米具有养胃的功效。此粥有健脾胃、清热、凉血、利尿、助产功效，临产前食用，滑胎易产。

# 促乳食谱

临产期将至，适当吃一些有促进乳汁分泌作用的饮食，对于分娩后给新生儿宝宝进行母乳喂养，对于婴儿宝宝的健康成长有利，更是有益于新妈妈身体功能的全面恢复。

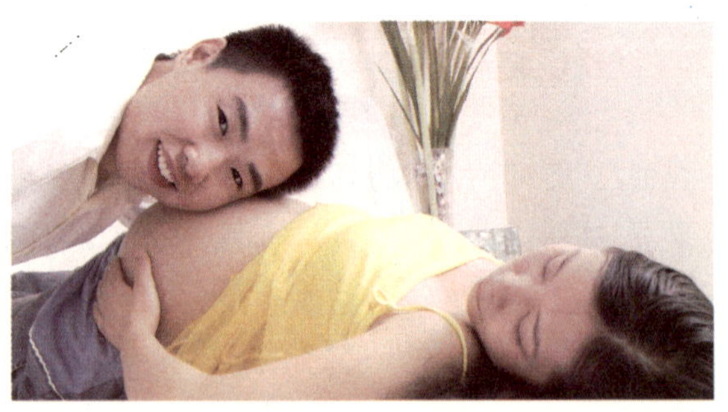

## 1 菠菜鱼片汤

**原料：**鲤鱼一条约1 000克，菠菜300克，火腿200克，葱、姜、料酒、盐、植物油适量。

**做法：**鲤鱼去鳞及内脏洗净后切成半厘米的薄片，用盐和料酒腌渍半小时。菠菜择洗净切段，火腿切成末。锅入油上火烧到五成热后入姜、葱，爆出香味后下入鱼片，稍煎至发白后，加入适量水和料酒旺火烧开，改用文火煮20分钟后入菠菜段，汤沸后加入火腿末、盐即可。

**功效：**营养丰富，容易消化，具有清热润燥、补虚养身的功效。

## 2 奶油白菜

**材料：**白菜500克，牛奶100克，高汤适量，盐、味精、淀粉少许。

**做法：**白菜洗净切段，锅上火入油烧热后，加白菜翻炒后入高汤。煮沸至菜熟后，入盐和味精调味。淀粉用水调匀后，加入牛奶混合加入菜中收汁即可。

**功效：**富含维生素C和钙、膳食纤维等，具有清淡爽口、利尿通便、清热解毒的功效。

## 3 香菇豌豆

**材料：**鲜豌豆300克，鲜香菇100克（或干香菇10克泡发），高汤、盐、味精、水淀粉适量。

**做法：**香菇去蒂洗净切丁，与豌豆一起入热油锅内煸炒，至豆由青变深色后，加入高汤和盐、味精调味，用水淀粉收汁即可。

**功效：**此菜绿如翠，软烂香，具有解渴健脾、补肾止泄、益气生津的功效。

# 05 本月精选菜谱

### 糖拌怀山药

**原料：**怀山药250克，白糖50克。

**做法：**1.将怀山药削净表皮，切滚刀块。2.把怀山药用热油炸熟，放入盘中，撒上白糖，拌匀即可食用。

**营养功效**

色泽浅黄，甘甜可口，营养丰富，含有精氨酸、黏液质和多种矿物质。有补中益气、健脾和胃、强肾益肺之功能。

## 木耳炒茭白

**原料：**茭白250克，水发木耳100克，葱1根，蒜2瓣，姜2片，高汤2大匙，淀粉2小匙，盐1小匙，鸡精、胡椒粉各少许。

**做法：**1.茭白洗净，切成4厘米长的细丝；木耳洗净，撕成小朵备用；葱洗净切丝备用。

2.将盐、胡椒粉、鸡精、高汤、淀粉放到一个碗里，兑成芡汁备用。

3.锅内加入植物油烧热，放入姜片、蒜片爆香，再下入茭白、木耳炒至断生。

4.加入葱花及芡汁，待汤汁浓稠后即可。

**营养功效**

茭白中含有的碳水化合物、蛋白质、矿物质等，能补充孕妈妈和胎儿所需营养；木耳是补血、降压的佳品，尤其是适合血压偏高的孕妈妈食用。

## 清炖牛肉

**原料：**黄牛肋条肉500克，青蒜丝5克，精盐、味精、料酒、葱段、姜块各适量，植物油20毫升。

**做法：**1.将牛肋肉洗净，切成小方块，放入沸水锅内焯一下，捞出放入清水内漂清。

2.炒锅置武火上，放入植物油烧热，下牛肉块、葱段、姜块煸透，倒入沙锅内，加清水（以漫过牛肉为度）、料酒，盖好锅盖，开锅后用小火炖至牛肉酥烂时，加入精盐、味精，盛入汤碗内，撒入青蒜丝即成。

**营养功效**

牛肉酥烂，汤清味鲜。含有丰富的蛋白质、脂肪和钙、磷、铁、锌、烟酸、维生素E等多种营养素，具有补脾胃、益气血、除湿气、消水肿、强筋骨等作用。

## 蛋黄三鲜汤

**原料：**鸡蛋1个，番茄50克，蛋皮丝20克，水发木耳丝20克，水发海米少许，精盐3克，味精2克，香油适量，鸡汤500毫升。

**做法：**1.将番茄去皮、籽，切丝；蛋清打匀。

2.鸡汤烧沸，将蛋皮丝、木耳丝、番茄丝入锅烫一下捞出，随即甩入蛋液，加入海米、精盐、味精、香油，待蛋花浮起后，将汤倒入碗内，再将三丝顺次放于蛋花上即可食用。

**营养功效**

汤清味鲜，富含维生素A、锌、铁。

## 翡翠珍珠汤

原料：鲜豌豆50克，罐头玉米25克，花菜100克，食盐、味精、色拉油、葱、姜、鲜汤、鸡油、水芡粉适量。

做法：1.花菜掰成与栗子大小的朵状，并用小刀抽去蒂部的筋，然后与豌豆分别入沸水锅中焯熟，捞出用凉水冷透待用。

2.锅内下油烧热，投入葱姜爆香，掺入鲜汤烧沸后，捞去姜葱渣，放入玉米、鲜豌豆、花菜、盐、味精；待汤沸后以水芡粉勾薄芡，淋入鸡油起锅，即可食用。

营养功效

汤色奶白透绿，味咸鲜清香。富含磷、适量的钙、烟酸和维生素C。

## 鱼肉水饺

原料：面粉100克，鲜鱼肉50克，猪肉馅10克，韭菜100克，酱油、花生油、料酒、精盐、鲜汤各适量。

做法：1.将鱼洗净，去皮去骨，连同猪肉一起剁成肉蓉。肉蓉中加酱油、料酒、鲜汤 搅成糊状，再加精盐、胡椒粉搅匀成馅。

2.将面粉用清水调制成面团，搓成细条，再揪成每个5克的小剂。

3.将每个面剂擀成圆皮，抹上馅，捏成月牙形的小饺子。饺子下入沸水锅内煮熟，捞出即可食用。

营养功效

鲜香适口，营养丰富。富含优质蛋白质和维生素$B_1$。

## 打卤面

原料：面条500克，熟猪肉150克，鸡蛋1个，木耳25克，黄花50克，花生油30克，花椒3克，酱油30毫升，精盐6克，味精和水淀粉适量。

做法：1.将木耳用水泡胀，择洗干净，撕成小块；黄花用热水泡胀，掐去硬蒂，洗净理齐，切小段；熟肉切小片；鸡蛋打入碗内待用。

2.将锅内放清水400毫升，加入黄花、木耳、肉片，烧开后加入酱油、精盐、味精，用水淀粉勾芡，淋入蛋液，倒入小盆内；将油倒入锅内烧热，加入花椒炸出香味浇在卤盆内待用。

3.将面条煮熟，盛入碗内，浇上卤即可。

营养功效

味道鲜美，易于消化。营养丰富，含有蛋白质、脂肪、碳水化合物（糖类）、多种矿物质和维生素。

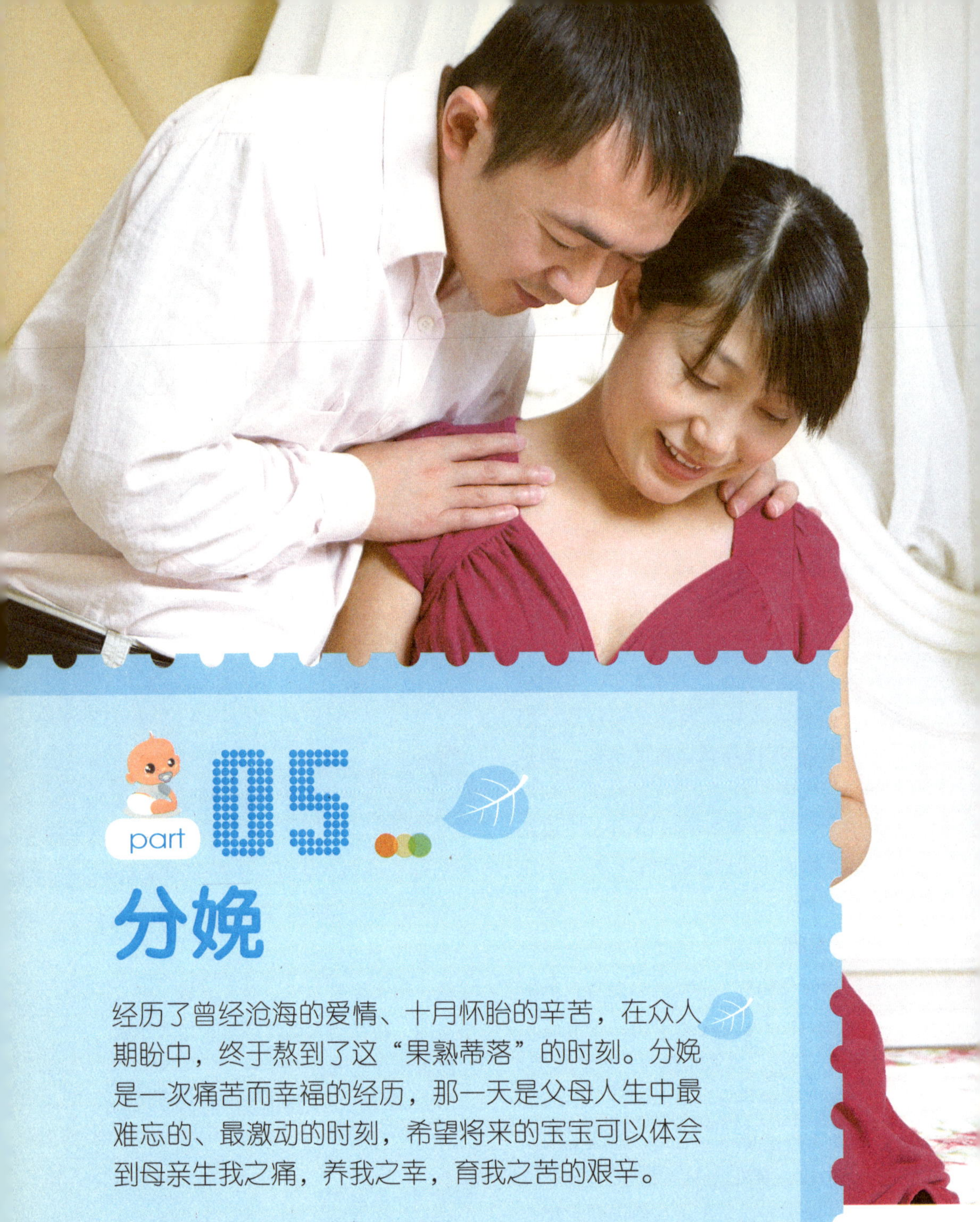

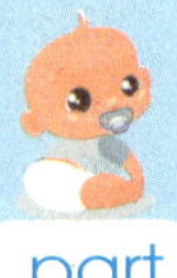

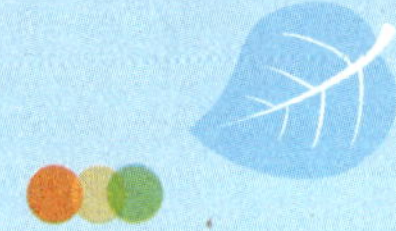

part 05

# 分娩

经历了曾经沧海的爱情、十月怀胎的辛苦，在众人期盼中，终于熬到了这“果熟蒂落”的时刻。分娩是一次痛苦而幸福的经历，那一天是父母人生中最难忘的、最激动的时刻，希望将来的宝宝可以体会到母亲生我之痛，养我之幸，育我之苦的艰辛。

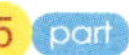

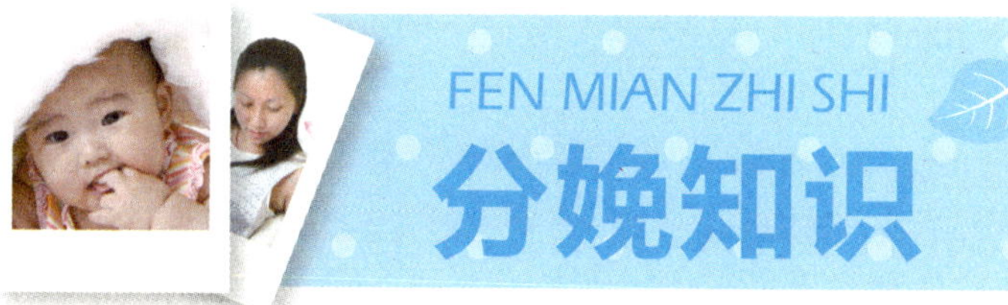


## 01 分娩先兆

"十月怀胎，一朝分娩"，280天左右的漫长妊娠期，将要经过分娩而告结束。在母体内生长发育10个月后，胎儿发育成熟。一旦胎儿发育成熟后，子宫会发生强烈收缩，进入临产阶段。此时，孕妈妈会感到腹部阵阵疼痛，然后，宫颈口扩张，胎儿及附属物经过母体阴道排出，这就是分娩，即临产的过程，从而结束整个妊娠期。

分娩前夕，孕妈妈往往会出现一些症状，医学上称之为分娩先兆：包括子宫底下降、子宫收缩和阴道分泌物出现。

子宫底下降：产妇在分娩前数周，会发现子宫底下降，到了相当于妊娠 8 个月时的高度。这种变化会使孕妈妈感到上腹部不再那么憋闷，胃口也会好一些。但与此同时，下腹部会更加沉重突出，小便次数增加，走路也会显得更加笨重，经常会感觉到腰酸腿痛，还会出现小腿抽筋的现象。子宫底的下降，意味着胎儿的头下降入盆。有的胎儿头入盆较晚，要至分娩前夕。

子宫收缩：分娩之前数周，子宫肌会变得敏感起来，往往会出现不规律的宫缩。孕妈妈能感觉到不规律的腹部变紧、变硬，这就是宫缩。这种宫缩与真正分娩时的阵缩不同。因此，医学上称之为假阵缩。假阵缩持续时间短，间歇不规律，收缩大多只是在下腹部。假阵缩不会使子宫颈张开，也不伴有血性分泌物出现。假阵缩的特点是持续短，常常不足 15 秒，间隔时间长短不一，长时间行走或站立时较明显，晚上出现较白天多。

阴道分泌物：在妊娠最后数周，子宫颈分泌物增加。在分娩开始前 24 小时内，常有一些带血的黏液性分泌物从阴道排出，血量一般很少，不超过月经量。这种带血的分泌物，俗称"见红"，是分娩即将开始的一个比较可靠的先兆。一般在见红后24～48小时，开始发动宫缩即临产。

# 02 决定分娩的三要素

决定分娩是不是顺利，有三个要素，即产力、产道和胎儿。如果这3个因素都正常，并能相互适应，配合协调，那么产程会进展顺利，实现顺产，否则会造成难产。

## 01 产力

产力是指把胎儿及附属物从母体子宫内逼出的力量，包括产妇的子宫收缩力，腹肌和肛提肌的收缩力及膈肌的收缩力，其中子宫收缩力是主要产力。正常情况下，子宫收缩应当有一定的强度和频率，并持续一定的时间。随着产程的进展，强度不断加大，持续时间也相应延长，才能在第一产程中使子宫颈口逐渐开全，胎儿先露部位逐渐下降。如果子宫收缩乏力，会影响第一产程进展，需要采取措施加强宫缩。腹肌、膈肌及肛提肌的收缩，主要运用于第二、第三产程。在第二产程中，助产人员会嘱咐产妇屏气用力，使腹肌及膈肌强力收缩，有利于胎儿娩出，缩短第二产程。

## 02 产道

娩出胎儿的通道，分骨产道和软产道。骨产道是产道的重要部分，是指母体的骨盆。骨盆的大小、形态直接影响到分娩。如果骨盆畸形，虽然胎儿和胎位正常，产力也正常，仍可能因胎儿无法通过骨产道而发生难产。软产道是指产妇的宫颈、阴道及外阴，如果宫颈口开全、阴道没有阻力，胎儿就能顺利通过，正常娩出。

## 03 胎儿

胎儿的大小、有无畸形及胎位是否正常，直接与分娩相关。纵产时，胎儿通过产道较易，头位较臀位易于娩出。发生臀位时，会因胎头娩出时无变形的可能，使胎头娩出困难。发生横位时，足月的胎儿也不能够经阴道分娩。胎儿过大或者颅骨过硬、可塑性差、不易变形，也常常会发生分娩困难。正常情况下，产力推动胎儿下降，在下降过程中克服产道阻力，正常分娩。反之，如果产道或胎儿异常也可能影响到产力，引起产力异常。在分娩过程中，助产人员会注意观察了解产程进展情况，发现异常给予及时纠正，争取顺产。

# 03 分娩经历的三个产程

胎儿离开母体娩出要经过三个阶段，医学上称为三个产程。包括从子宫有节奏的收缩到胎儿和胎盘娩出的全部过程，完成这个过程，分娩才算结束。完成三个产程需要的时间：初产妇 13~17 个小时，经产妇6.5~7.5 小时。

**第一产程：**产程刚刚开始时，宫缩持续时间短，间歇时间较长，子宫收缩力较弱，产妇感觉腹痛程度较轻，能够忍受。这时，如果医生同意，可以适当下床活动。宫缩时，做均匀的深呼吸；间歇时，全身放松休息；也可以在宫缩的间歇，吃一些易消化吸收的食物。很多产妇喜欢吃巧克力，因为巧克力含热量较高，能用于补充产妇所需热量。注意要勤排小便，因为胀大的膀胱不仅影响胎儿先露部位下降，还会影响宫缩。在第一产程，如果没有禁忌证的话，医生会给产妇灌肠，灌肠后产妇要尽量排大便。

随着宫口不断开大，宫缩会越来越强，持续时间可达 1 分钟，间隔时间缩短到 1~2 分钟，产妇的腹痛会越来越严重，间隔时间逐渐缩短，往往会感到连喘气的机会都没有。这时，产妇可以通过深呼吸止痛法、腰骶部压迫止痛法、按摩止痛法等来减轻一些不适感。

腹痛次数增多、强度增强，这并非是坏事。一般地说，如果产妇骨盆和胎儿没有异常的话，分娩速度和腹痛的程度呈正比，腹痛越重，宫缩越强，宫口开大越快，产程进展越快。所以，产妇一定要尽力控制自己的情绪，不要大声呼叫，要和医生密切配合，以顺利度过漫长的第一产程。

**第二产程：**产程进入第二阶段，此时宫口已经开全。宫缩持续1分钟，间歇2分钟左右。宫缩时，胎儿先露部位压迫盆底组织，产妇会有排便感，并不由自主向下屏气用力。第二产程是最紧张、体力消耗最大的时期，也是保障母子安全的关键时期。产妇在这时一定要和医生密切配合，听从指挥，掌握正确的用力方法。在宫缩时先行深吸气，然后如解大便一样屏气向下方用力以增加腹压，在宫缩间歇期全身肌肉放松，安静休息。正确使用腹压，可以缩短产程，加速分娩。如果用力不当，徒然消耗体力，反而会因为疲劳过度造成宫缩乏力，影响到产程进展。当胎头露出会阴口，助产人员告诉产妇张嘴“哈气”时，千万不要再屏气用力，可以做短促的呼吸动作，以防胎儿娩出过快而撕裂会阴部。

**第三产程：**胎儿娩出后，即进入第三产程。这时，产妇感到轻松，子宫底下降至脐平，宫缩暂停几分钟后又会重新开始。子宫体变硬呈球形，宫底升高达脐上，阴道有少量流血，阴道口外露的脐带自行下降变长，这些症候表示胎盘已经剥离。接产人员会轻轻按压子宫底部，牵拉脐带，娩出胎盘。伴随着一些血液流出，继而子宫收缩较紧，流血量变少，分娩过程至此全部结束。

胎盘娩出后，接产人员会把胎盘盖平，仔细检查胎盘胎膜是否完整。如果胎盘胎膜完整，会检查会阴、小阴唇内侧、尿道口周围及阴道和宫颈有无裂伤。发现裂伤，会立即消毒并缝合。

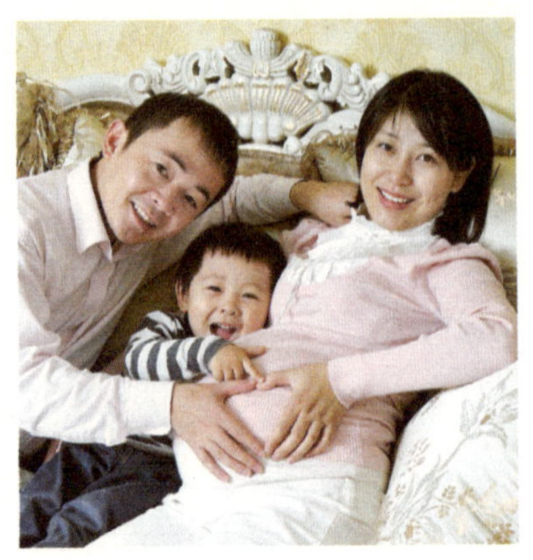

## 04 分娩时会有哪些生理反应

曾经在产前培训班或者相关的书刊杂志上了解到一些关于分娩的知识，但是，一旦身在产床上，因为生理性反应，也许会呕吐、牙齿打颤甚至排便……别担心，事先了解这些，是为了消除紧张和难堪，事先有思想准备，当这些情况发生的时候，懂得一切都正常。

**呕吐**

呕吐是分娩过程中的普遍现象，几乎有90%的新妈妈都在产床上经历过恶心和呕吐的感觉。当然，无痛分娩中采用硬膜外腔麻醉会导致血压过低，也就是血压突然下降，最初的征兆就是恶心和呕吐。即使是没有进行硬膜外腔麻醉，分娩时的疼痛感往往也会导致呕吐。另外，分娩的过程中，胃里的食物会停止消化，也可能导致呕吐发生。如果是自然分娩，为最大限度地避免呕吐，从分娩开始的最初阶段，应该只吃一些容易消化的流食，或者完全停止进食，只喝水或饮料。

**牙齿打颤**

有半数以上的女性在分娩的时候，身体会颤抖，牙齿会止不住发出嗒嗒的响声。发生这种现象并不是因为感到寒冷，实际上，此时的体温还会上升1～2℃，会感到热。生理解释是：颤抖是分娩过程中身体处于临时状态的直接反应。最新研究表明，还可能因为母体的血液中出现一些不相容成分的直接结果。在分娩的过程中，极少量的胎儿的血液会融入妈妈的血液当中。如果新妈妈和宝宝的血液中有不相容的成分（如妈妈的血型是 A 型，而宝宝的血型是 B 型），就会出现颤抖、哆嗦、打冷颤现象。

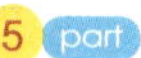

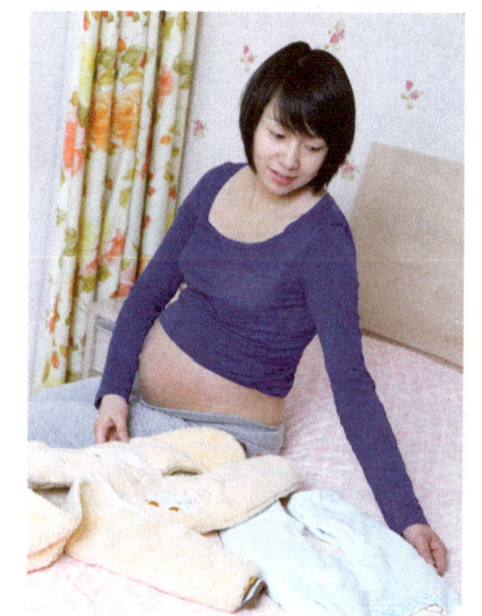

**排气** 当宝宝通过产道慢慢下降、准备降生的时候，会挤压到直肠，促使一些气体由肛门排出。尤其是施行硬膜外麻醉后，肛门附近的括约肌会变得麻痹、没知觉，这种情况就越会发生。另外，在产床上也会有肠道的生理蠕动，排泄出大便。这种情况下排便当然会让人很尴尬，然而医生的态度会很客观，知道这只是人体器官一种正常的运动。当宝宝的头通过产道时，直肠会变得平滑，里面的内容物就会被挤出来。发生了这样的事，不用感到难堪和不好意思，这是完全正常的。

**行为像疯子** 在分娩过程中，没有服用过任何减轻阵痛药物的时候，也许会痛得尖叫、大哭，或者咒骂丈夫或医生，甚至是撕扯自己的衣服。这些行为虽然有点过激，但都很正常，只是疼痛和筋疲力尽后最直接的表现。也可以把这些近乎疯狂的举动归咎于身体内激素的变化：分娩过程中，雌激素和孕激素的水平会发生一些变化，大致和月经前激素变化的模式相似。因此，这种情绪反应和经前期综合征很相似，而医生和护士对又喊又叫的产妇已经司空见惯。如果不想发生这样的事，可以提前作一些准备，如参加产前培训班，练习呼吸和正确的用力方式，能让自己尽量平静一些。

**头脑一片空白** 在分娩的紧要关头，很容易会忘掉参加产前培训课学到的内容。努力地想用老师教过的办法减轻疼痛，可就是记不起来那些已学过的姿势和呼吸方法。只能平躺在那儿，两只手紧紧地抓着产床的扶手。如果丈夫可以陪产，那么可以请他事先和自己一起学习一些放松的办法，以便关键时刻能及时提醒自己如何呼吸和用力。

**宝宝看上去不可爱** 第一次把宝宝抱在怀里时，并不会感受到那种期待已久的由衷的喜悦，不要觉得意外。刚刚经历过分娩，筋疲力尽的身体和神经需要时间休息和恢复，甚至会对宝宝反感。可以试着喂一喂孩子，然后让护士把孩子抱走，这样就能好好地休息一会儿。小睡一会以后，当再次看宝宝的时候，就会为孩子着迷。

# 05 消除分娩恐惧感

了解分娩原理及有关科学知识，才能克服对于分娩的恐惧。最好的办法是自己了解分娩的全过程及可能出现的情况，进行分娩前的有关训练。现代城市医院或妇幼保健机构均经常举办“孕妇学校”，在怀孕的早、中、晚期对孕妈妈和丈夫进行教育，专门讲解有关的医学知识，以及在分娩时的配合知识。这对有效地减轻心理压力，解除思想负担及作好孕期保健，及时发现并诊治各类异常情况等均大有帮助。因此，最好能早一些报名参加学习，还可以多交几位孕妈妈朋友，相互交流。

作好分娩准备，包括妊娠后期的健康检查、心理上的准备和物质上的准备。一切物质准备的目的都为母婴平安，所以，准备的过程也是对孕妈妈的一种心理安慰。如果了解到家人和医生为自己做了大量的工作，并对意外情况也有所考虑，心中就会有底得多。

把对分娩的恐惧转移到别的方面，是“船到桥头自然直”的想法。不要把分娩当做过于严重的事情，生活中避免谈论分娩话题，尽量少听“过来人”描述分娩的经历。

正视分娩的恐惧，反复讨论分娩的事情，把各种可能遇到的问题事先想清楚，找出每个问题的解决方法。作好分娩前的物质准备，就不会临时手忙脚乱，能帮助稳定情绪。

人的恐惧，大多是缺乏科学知识、胡思乱想而造成。所以，在怀孕期间，多看一些关于分娩知识的书，了解了整个分娩过程，以科学的态度去取代恐惧的心理，不但效果好，还能增长知识。

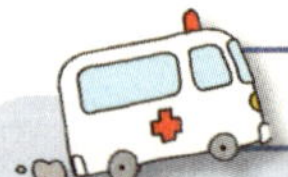

**健康小提示**

孕妈妈思想压力大，情绪烦躁不安，生理上的不适感，行动举止的不便……准爸爸需要充分体谅、关心和照顾孕妻的这种特殊情况，从精神上、体力上、物质生活上多支持和关爱她，一起为分娩和宝宝的降生作好物质上、环境上的全面准备。

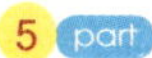

## 06 了解常见的腹痛

妊娠临近足月时出现腹痛，是常见的现象。有的人因为腹痛发生，急急忙忙地赶到医院，检查后是假宫缩，来回折腾更增加焦虑。了解常见的腹痛情况，有利于掌握去医院的时机，减少焦虑，减轻精神压力。

**假临产的腹痛：**腹痛的间隔、强度和持续不会增强，疼痛通常发生在夜间，无规则，无阴道出血性分泌物，对胎儿无不不良影响。

**临产的腹痛：**腹痛呈有规律的阵痛，腹痛持续时间逐渐延长，间隔时间逐渐缩短，强度也逐渐增强。腹痛多由背部开始辐射到腹部，有规律性的腹部阵痛可能伴有少量阴道出血，通常对胎儿无不良影响。

**胎盘早期剥离：**腹痛发生常伴有诱因，如腹部外伤、性生活不当也可能成为诱因，或有妊娠并发症，如妊娠高血压综合征。腹痛表现为持续性无间隔，疼痛剧烈无规律，可能有大量阴道出血，也可能阴道出血少，对孕妈妈和胎儿都是非常危险的，此属于产科急症，应当立即去医院。如果自己无法确定是哪一种腹痛，最好的选择是到医院，请医生帮助确定为妥当。

## 07 产程中镇痛方式

第一种是精神预防性无痛分娩。精神性预防有时能起到很大作用，好处是安全可靠，简便易行。临产子宫收缩的显著特点是有节律性，每次收缩后都有间歇，每次疼痛都有缓解期，掌握这点，可利用短暂的缓解期放松身心。产程中正确的呼吸，也可以起到减轻疼痛、稳定情绪的作用。还可以请曾经生过孩子的专业陪产的助产士进行心理安慰，这就是俗称的“导乐”助产。

第二种镇痛方式是药物镇痛。产程中的药物镇痛方法很多，如肌内注射哌替啶或间断吸入氧化亚氮（笑气），还有硬膜外腔阻滞镇痛术。水针穴位注射也有一定的镇痛作用。

镇痛效果较理想的，就是在硬膜外腔阻断支配子宫的感觉神经，减少疼痛。由于麻醉剂用量很小，产妇仍然能感觉到宫缩的存在。产程可能会因为使用麻醉剂有所延长，但可以通过注射缩宫素（催产素）加强宫缩，加快产程。

实施硬膜外阻滞术，使产妇在最需要休息、时间最长的第一产程得到休息成为可能。当宫口开全想用力时，产妇因为积攒了体力而会更有力量。如果有些产妇没有向下用力的感觉，可以在医生的指导下用力，并且有能力做到。这种方法可以缓解分娩过程的过度疼痛，并同时保留产妇向下用力的感觉。实施硬膜外腔阻滞镇痛有一定的危险，如可能发生麻醉剂过敏、麻醉意外等。由于操作程序比较烦琐，整个分娩过程中，需要妇产科医生与麻醉科医生共同监督、监测产妇情况。硬膜外腔镇痛和麻醉对产妇和胎儿是安全的，但需要准确的判断、特殊的技术、相应的预防措施和治疗手段，并且需要有经验的麻醉医生参与操作。如果产妇决定采用硬膜外腔镇痛，应事先向医生提出要求，最好早些时候提出而不要过晚，通常在第一产程中，当子宫口开到3～4 厘米的时候比较合适。经医生检查后决定能否使用。要求医生对产妇实施硬膜外麻醉，医生需10～20分钟进行操作。施行硬膜外方法麻醉方式进行无痛分娩，具有安全、方便、药效持久、适应人群广和不用进手术室等特点。

1 安全：无痛分娩采用硬膜外麻醉，医生在临产孕妈妈的腰部硬膜外腔放置药管，药管中麻醉药的浓度大约相当于剖宫产的1/5，很安全。

2 方便：当子宫口开到3指时，通过已经放置的药管给药，临产的孕妈妈带着药管可以到处走动，很方便。

3 药效持久：大约在给药 10 分钟后，临产者就感觉不到宫缩的强烈阵痛了，能感到的疼痛好像来月经时轻微的腹痛。每注射一次药物，药效持续一个半小时甚至更长，待有疼痛感觉后继续给药，如此往复，直至分娩结束。

4 适合人群广：大多数临产孕妈妈都适合无痛分娩，但有妊娠合并心脏病、药物过敏、腰部有外伤史的情况，应向医生说明，由医生决定是否可以进行无痛分娩。

5 不进手术室：无痛分娩的全过程，是由麻醉医生和妇产科医生合作完成的，正常的无痛分娩在产房中即可进行，无须进手术室操作。

## 08 分娩疼痛表现不同的原因

为什么有不少产妇在分娩时大呼小叫，大喊其痛，而有些产妇却能默默忍耐，一声不吭呢？

首先，对分娩的过程缺乏科学的了解程度不同。女性在怀孕末期，体内雌激素水平增高，孕激素相对减少。雌激素能提高子宫肌肉对缩宫素及其他刺激子宫收缩物质的敏感性，加上宫内局部压力的增加，促使子宫产生强有力的宫缩。

其次，恐惧心理和疼痛敏感因素所造成。产妇的恐惧心理，是因为对分娩过程缺乏了解，只是从一些“过来人”那儿道听途说，认为分娩非常疼痛，甚至痛苦不堪，对分娩异常恐惧。还有些人平时就对疼痛很敏感，又轻信一些经“过来人”添枝加叶的形容，想象着分娩时如何疼痛，势必造成极大的心理压力。在这样的心态下，肯定会加剧分娩时的疼痛。

其实，分娩只是一个生理过程。在临盆时，体内支配子宫的神经感觉纤维数目已很少，一般不会产生强烈的痛觉。客观地说，分娩肯定是有痛感的，因为在分娩过程中，会牵拉子宫邻近的某些组织器官，产生局部疼痛感。体力劳动者平时活动量大，分娩时普遍比较顺利，痛感也相应减轻，而脑力劳动者或平时活动量较少的孕妇，常常会因为极度紧张和恐惧而加剧疼痛。

由此看来，分娩的疼痛强弱程度会因人而异。

## 09 疼痛对宝宝有益

分娩时妈妈的疼痛，对宝宝却是非常有益的。有一些产妇及家人误认为：剖宫产可免受痛苦，既不改变体形，又能保证婴儿的安全，剖宫产生的宝宝聪明等。因此，盲目地强求医生做剖宫产手术。这样做的原因，主要是对正常分娩缺乏正确的认识。

其实，分娩时的产痛对母子都有好处：分娩过程中子宫的收缩，能让胎儿肺部得到锻炼，让表面活性剂增加，肺泡易于扩张，出生后发生呼吸系统疾病少。子宫的收缩及产道的挤压作用，使胎儿呼吸道内的羊水和黏液排挤出来，新生儿窒息、新生儿肺炎发生率大大减少。宝宝经过产道时，胎儿头部受到挤压、头部充血，可提高脑部呼吸中枢的兴奋性，有利于新生儿出生后迅速建立正常呼吸。分娩阵痛会使子宫下段变薄，上段变厚，宫口扩张，产后子宫收缩力更强，有利于恶露的排出，也有利于子宫复原。

免疫球蛋白G（IgG）在自然分娩过程中会由母体传给胎儿，自然分娩的新生儿具有更强的抵抗力。胎儿在产道内受到触、味、痛觉及本体感的锻炼，能促进大脑及前庭功能发育，对今后运动及性格均有好处。

## 10 宫缩乏力

宫缩乏力表现为子宫收缩弱而无力，持续时间短，间歇时间长，并且不随着产程进展而逐渐好转。会使宫颈口扩张及胎儿先露部位下降缓慢，产程延长或停滞。产程过长，产妇休息不好，进食少，思想顾虑重，疲惫不堪，造成肠管胀气、排尿困难，影响子宫收缩。这种恶性循环导致难产，造成胎儿窘迫、产后出血及感染。

宫缩乏力，造成产程延长，医生会采取应对措施。

第一产程出现宫缩乏力，经检查如果有产道梗阻或胎位不正，医生会及时决策进行剖宫产。估计能经阴道分娩者，会消除产妇紧张心理，给予镇静药，及时补充营养，增加产力，设法加强宫缩，通过药物输液催产。

第二产程宫口已开，出现宫缩乏力，医生也会处理，以静脉点滴缩宫素帮助宫缩，若不能经阴道分娩者也要做剖宫产手术。

第三产程胎儿娩出后发生宫缩乏力，容易引起产后出血，医生在做肌内注射缩宫素（催产素）处理的同时，会以腹部按摩手法促进子宫收缩。

## 11 早期破水

产妇突然感到有大量液体从阴道流出，或阵发性阴道流液，流量时多时少，说明胎膜已破，应当立即送往医院，并且特别注意途中要尽量平卧，以防发生脐带脱垂。

胎膜在临产前破裂，称为胎膜早破，多因为孕期外因造成。有的产妇因为骨盆狭窄、畸形或胎位不正等，或其他机械性刺激使腹压骤然增加等，还会因孕期营养不良、阴道炎症、子宫病变等原因引起。

胎膜早破容易引起宫内感染、脐带脱垂和早产。因此，一旦发现破水，产妇要平卧，抬高臀部，立即送往医院。如果破水超过 12 小时尚未临产，医生会给予抗生素以预防感染。破膜超过 24 小时、孕期已达 38周末临产者，医生会考虑引产，且严密观察胎心及产程进度。

早期破水虽然无法预防，但是坚持规律的产检监测能得到保障，也可以通过卧床休息、服用安胎药、服用抗生素治疗感染、羊膜穿刺减少过多的羊水、子宫颈缝合治疗子宫颈闭锁不全来预防早期破水。

## 12 胎儿窘迫

胎儿窘迫这个词，是用来描述胎儿因为受到母亲及胎盘的影响，或子宫因为受到不同的生理及病理变化，而产生胎儿缺氧及酸血症的症状，最后在胎儿心音监测器上产生心跳迟缓的征兆，称为“胎儿窘迫”。

在所有的产科急症中，产科医生最担心的就是胎儿窘迫。因为胎儿窘迫意味着胎盘输送给胎儿的血液或养分已经达到不足的状况，而且已造成胎儿心跳下降，是急症中的紧急状态，有必要给予适当处置。

胎儿窘迫症，一般通过羊水中胎便的浓稠程度和胎儿心音监测器来监测和判断。在产房，遇到胎儿窘迫时，产科医生会作出适当评估。如果产妇即将临产并且胎儿窘迫属于轻度，医院儿科的设备也很好，原则上自然生产即可。但如果胎儿窘迫发生于待产早期，且属于较严重型，那么产科医生多半会建议施行剖宫产手术。

## 13 脐带绕颈

脐带缠绕在胎儿颈部，少者缠绕1周，多者可达到 7 周。多数是因为脐带过长或胎儿在宫内活动过多，不断翻转造成。发生脐带绕颈后，如果脐带足够长，对胎儿不会造成危害，但如果剩余的脐带过短，勒紧胎儿形成缺氧则会很危险。在妊娠期，由于血流不足可能出现胎儿体重偏小，如果缠绕过紧，可能造成胎死宫内。分娩期胎儿下降，脐带又较短，会勒住胎儿造成缺氧死亡。

妊娠期经 B 超声波检查怀疑有脐带绕颈的孕妈妈，应当在妊娠期仔细计数胎动，发现胎动减少或消失要及时就诊。分娩期则密切注意胎心变化，勤听胎心或用胎心电子仪监护，一旦发现异常立即施行剖宫产。如果胎心正常，则完全可以正常经阴道分娩。

胎儿脐带绕颈，是经常见到的一种现象，很少会造成胎死腹中或神经系统损伤的情况。只要宝宝的活动正常，不需要特别的紧张与恐惧。分娩方式仍以自然分娩为主，除非遇到胎儿心音监测出现窘迫的现象并且无法矫正时，才采取剖宫产的方法。没有人会单纯因为脐带绕颈而直接施行剖宫产，只要医生能随时处理，宝宝的健康不会受到影响。

## 14 胎盘早剥

胎盘早剥全称为“胎盘早期剥离”，顾名思义，是指在胎儿出生之前，胎盘就和子宫从着床处分离开，胎盘和子宫之间的紧密联系被破坏。母亲会因此发生产前出血，胎儿也因此而减少正常来自母亲的养分供给，以至于危害到胎儿的健康。

胎盘和脐带是胎儿与母亲间联系的桥梁。胎儿通过胎盘和脐带获取生长和发育所需的养分；同时，通过这种联系把自己新陈代谢产生的废物由母体排出体外。因此，胎盘功能的健全与否，关系着胎儿的成长与健康。如果发生严重的胎盘早期剥离而导致严重出血，没有察觉及来给予紧急处理时，可能发生产妇凝血功能破坏而加速出血现象，进而导致产妇休克、肾衰竭及胎死腹中等严重的并发症。

处理胎盘早剥，医生主要考虑妊娠周数以及产妇和胎儿的状况来决定。如果胎儿是足月，如果情况允许立刻经阴道生产，否则采取紧急剖宫产是最佳选择。如果产妇有大量出血甚至休克，会采取紧急输血、尽快分娩是控出血、挽救产妇和新生儿的唯一途径。如果胎盘早剥的诊断没有确认，而且胎儿没有窘迫情况发生，医生会密切观察，同时做好一切准备，以便能立刻采取必要的措施。

胎盘早剥是一种严重的急症，威胁到产妇和胎儿的生命健康。此外，症状表现变化极大，有时不易察觉。因此，对产妇而言，最重要的是随时注意各种可疑的征兆，定时产检，只要有任何怀疑应立刻就医，以便尽早诊断和采取必要措施，把对产妇及胎儿的影响降到最低。

## 15 过期妊娠怎么办

十月怀胎，一朝分娩，是一件瓜熟蒂落、自然而然的事。现代人大多数人已经并不认为孩子在母体内时间越久越好。因此，过期妊娠和早产一样，也成为临产时的异常情况而受到人们的普遍关注。

一般来说，正常怀孕的周数，是从最后一次月经算起，为38～42周。所谓“过期妊娠”，是指怀孕周数超过预产期2周以上，也就是到怀孕第42周仍未有阵痛、分娩的征兆，就称为“过期妊娠”，发生率大约为10%。

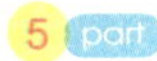

过期妊娠会使胎儿死亡率增加，产后容易发生并发症，通常会出现羊水过少、胎盘功能退化、胎儿窒息、胎儿过度成熟和体重过大难产。

妊娠一旦过期，需要严密注意胎儿在子宫内的情况，注意胎儿有无缺氧的危险。对于仍不适合引产者，医生会做胎儿生理活动评估，监测胎儿健康状况。如果子宫颈已经成熟或有妊娠并发症，会危及胎儿时，则会考虑决定引产。如果引产失败，或在引产过程中出现明显的胎心音窘迫现象，就会改行剖宫产，以确保母子平安。

有时候，孕妈妈无法确定最后一次月经日期，又没有按时做产检，医生会考虑做羊膜穿刺检查，看一看羊水是否有染胎便；并且做羊水生化检查，看一看胎儿的肺部是否成熟，用以决定生产时机。

## 16 准爸爸陪产

在产程过程中，一般鼓励准爸爸积极参与，能给予产妇心理及精神上的支持，这是其他人不能取代的，并在促进夫妻感情上也有积极意义。

准爸爸陪伴产妇具有独特的作用，因为最能知道妻子的爱好，可以在她疼痛不安时给予爱抚、安慰及感情上的支持。产妇在得到丈夫亲密无间的关爱与体贴时，可以缓解紧张恐惧的心理，减少了孤独感。而且，准爸爸还可以在医务人员的指导下帮助产妇做一些事情，如握手、抚摩、按摩、擦汗等，使产妇感受到亲情的温暖。

现代产科医院开始重视让分娩过程更加人性化的需求，力争做到分娩的环境家庭化，让产妇有宾至如归的感觉，舒适、温馨、宁静、安全。

为满足产妇产程的变化，医院一般都备有可自动调节的产床、专为产妇设计的步行车等设施，以及为产妇准备的洗浴室和卫生环境良好的厕所；墙边的桌子上，还可以摆放鲜花、饮料和可口食品等。这样，会使产妇感觉自然、亲切。

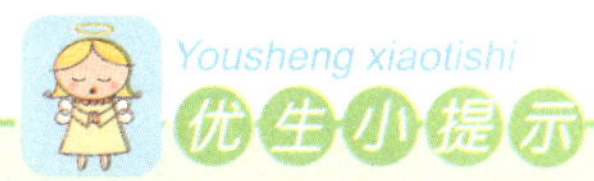


孕妈妈和家属应当充分认识到过期妊娠对于母亲和胎儿可能的危害，与医护人员充分配合，作好产前胎儿评估，这样才能把过期妊娠引起的伤害和威胁降到最低。

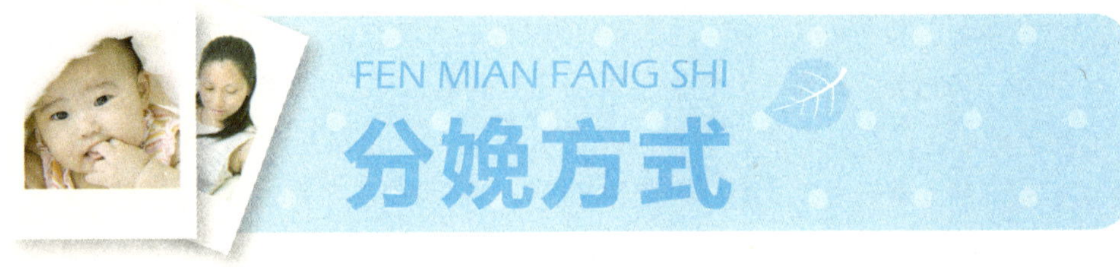


## 01 为什么自然分娩有益

分娩的过程，就是把宝宝从妈妈的子宫和生殖道中挤排出来的过程。然而，在这个过程中，若没有推动宝宝前进的动力，宝宝就无法娩出。而娩出宝宝的动力，主要就是妈妈子宫的收缩力，即疼痛感。

子宫收缩力起的作用：促使子宫颈张开，宫颈口的完全张开，还需要靠宝宝用自己的头硬顶，才能把宫颈口撑到足够大，让自己的头和身体通过。这项艰难的工作，单凭宝宝本身是根本做不到的，只有靠引起妈妈的疼痛宫缩，一次又一次推动的帮助才能完成。

妈妈在分娩中的痛感，是由于妈妈的子宫在收缩引起的。子宫的收缩正是在帮助宝宝扩张产道，推动宝宝前进。没有子宫的收缩力，宝宝就不能够把产道扩张开。

产道的“大门”一旦被打开，宫缩会促使宝宝尽快娩出，降临人间。因此说，新妈妈生产的疼痛是必须的。宝宝只有通过妈妈的产道才能获得新生，由于妈妈的产道并不是光滑平直的，而是一个上宽下窄、还略微上翘的弯行“隧道”。在这个隧道中还设有几道“关卡”和“路障”。其中两个“路障”之间的宽度平均只有约10厘米，是宝宝降生的必经之“路”。由于产道的弯曲、狭小，当宝宝途经“隧道”时，必须要做一系列的动作，以便使自己头部的径线缩小和让身体适应隧道的形状和大小后，才能通过。

宝宝的这一系列动作，就是分娩产程介绍中所说的：衔接→下降→俯屈→内旋转→顶露与着冠→仰伸→复位→外旋转→娩出。然而，这一系列动作的完成，都不是宝宝自己主动做出的，宝宝通过妈妈产道的某个“路障”时，本身并不需要作任何动作和努力，一切都要由妈妈的子宫收缩力和妈妈产道产生的反作用力的合力来

"包办"。如果不能及时变换姿势，宝宝就会被卡在此处，长时间留在妈妈产道内任何一处"关卡"，都会威胁到宝宝的生命。宝宝姿势的及时变换，需要强有力的推力才能完成，这个推力就是妈妈的子宫收缩力。可以说，没有分娩时妈妈的疼痛，可爱的宝宝就不可能降生。因此，妈妈的疼痛是必须的。

最重要的是，宝宝经过阴道分娩，头部必然要受到产道的挤压，并被拉长变形。但这种挤压和变形是为宝宝从母腹子宫内充满羊水的"水中生活"过渡到"陆地生活"做的准备，对宝宝脱离母体而独立生活十分有益。因为子宫有节律的收缩，能使宝宝的胸廓受到相应的压缩和扩张，而正是这种有节律的舒缩运动，能刺激宝宝肺泡表面活性物质（磷脂类物质）加速产生。这种物质能使宝宝出生后肺泡富有弹性，容易扩张。

子宫收缩反复挤压宝宝的胸廓，有利于把胸廓中肺泡液及吸入的羊水挤出。随着宝宝降生的一声长啼，肺泡张开，从此开始了独立的呼吸运动，不至于因为肺泡表面活性物质缺乏而引起肺透明膜病变，导致新生儿死亡。产道对宝宝头部的挤压作用，还能刺激脑活素的释放，有利于宝宝的智力开发。因此，正常经阴道生产时，新妈妈的疼痛给宝宝带来的益处是剖宫产分娩所不能做到的。

## 02 自然分娩的时间长

临床能听到一些孕妈妈这样说："如果再有……小时生不出来，就剖宫产。"说明这些人对分娩过程还不了解。由于产妇产道的坚韧和曲折，宝宝的降生之路是很艰难的。宝宝在妈妈产道中，需要多次艰难地变换姿势后才能慢慢娩出，这个过程很缓慢。需要给宝宝慢慢地适应妈妈骨性产道的坚硬部分的时间。顺利分娩的过程，就是妈妈的产力、产道与宝宝身体的径线相互适应的过程。既然相互适应，就需要有一定的时间，长时间的疼痛是必须的。只有经过了长时间的疼痛，才能让妈妈产道的大门慢慢"打开"，让宝宝轻松地通过。一般来说，初产妈妈的宝宝通过妈妈的产道一般需要 12 ~ 16 小时，而经产的妈妈则只需要8 ~ 12小时。

疼痛的时间和强度过短过急，容易造成妈妈产道的严重撕裂，发生大出血及新生儿颅内出血及产伤。疼痛的时间和强度过慢过弱，又会造成妈妈疲劳、乏力，使产程用时间过长，器械助产率增加，使新生儿窒息率、新生儿产伤率都有所增加。因此，正常的分娩不可能在短时间内完成。

## 03 无痛分娩

成功分娩成为母亲，可以说是女性一生中最大的事。但所有的女性回忆起分娩，都忘不了那撕心裂肺的疼痛，这种痛苦让人心有余悸。不少人甚至说："早知道这么疼，我就不生了。"也有的女性因为害怕分娩时的疼痛，一直不敢要孩子。现在国内的一些大医院推出了多种减轻分娩时痛苦的手段，包括呼吸调整、心理暗示安慰、镇痛仪、注射哌替啶（杜冷丁）等麻醉剂，还有硬膜外镇痛式无痛分娩等。

虽然在妊娠期，就已经向医生学到许多分娩的知识，诸如见红、破水、宫缩、用力等，但面临生育大事，孕妈妈会心里很没底。在分娩方式上，人们普遍只了解自然分娩和剖宫产，而新近推广的无痛分娩方式得到越来越多人的青睐。它在我国虽然还是一件新鲜事物，但国外已经普遍应用，是一项简单易行、安全成熟的技术。

分娩的阵痛不仅给产妇带来痛苦，对胎儿也有不利的影响。当人体感到严重疼痛的时候，会释放一种叫儿茶酚胺的物质（主要由肾上腺素和去甲肾上腺素组成），这种物质对产妇和胎儿都有不利的影响。分娩时儿茶酚胺的增多，能减弱子宫收缩的协同性，不协调的宫缩会使宫颈扩张速度减慢，新生儿的血液和氧气供应都可能受到影响。确切地说，无痛分娩的无痛，也不是绝对"无痛"，不管使用什么方法都很难做到绝对不痛，只能设法减轻疼痛，让疼痛变得容易忍受。

## 04 剖宫产

剖宫产，是由于产妇和胎儿的原因，无法使胎儿自然娩出，医生采取的一种经腹部切开子宫，取出胎儿及附属物的手术过程。剖宫产手术的实施，能提高孕产妇和围产儿的平安率，造成产伤和新生儿并发症明显减少。但剖宫产有弊也有利，在医学上有着严格的适应范围界定，是绝不能代替经阴道分娩的。

受社会因素影响，现代人们对分娩的要求越来越高，孕妈妈及家属对分娩的要求是：既对孩子好，又要产妇生得快，痛苦小，有利于体型恢复。对医生来说，剖宫产手术不十分复杂，多数可顺利完成，而经阴道分娩则需要医生耗费很久观察产程，既费时又费心。

现代产妇及家属一般普遍要求做剖宫产，因为社会上普遍流传着不正确的说法，认为剖宫产的孩子聪明，剖宫产女性不用“开骨缝”，体型恢复得好，不受罪等，使剖宫产的社会影响因素明显增加。

无论剖宫产手术实施多么方便、手术技术多么提高、技术保障多么到位，毕竟剖宫产是一种手术，对母亲和胎儿来说，都具有一定的风险和威胁，都有一定的不利因素。而且，产后的康复也比起经阴道生产难度要大得多，产后护理也会增加难度。此外，实施剖宫产手术以后，会对以后是否需要再生产形成一定的隐患。

### 剖宫产对母子的不利因素

对母亲的不利因素有：手术中可能出现麻醉意外、出血、膀胱及输尿管和肠管损伤，手术后可能出现发热、腹胀、刀口出血、血肿、刀口感染、肠粘连等；腹壁刀口易发生子宫内膜异位症；剖宫产会给产妇子宫留下永久性瘢痕，这种医学上称为“瘢痕子宫”，在 2 年之内如果再妊娠，容易发生胎盘植入、胎盘粘连，分娩时易发生子宫破裂、胎盘破裂、胎盘剥离不全，避孕失败进行人工流产时容易发生子宫穿孔。

对婴儿来说，由于没有经过产道挤压，婴儿的肺没有经过锻炼，出生后不易适应外界环境的骤变，容易发生新生儿窒息、呼吸窘迫综合征、吸入性肺炎等。另外，剖宫产手术还增加了婴儿感染的机会，使之患病率明显增加，甚至给孩子带来危险。

是否要进行剖宫产，多数情况下医生并无法明确答复，只有少部分产妇在临产前经检查，发现存在着绝对的剖宫产特征，如骨盆明显狭窄或畸形、横位、胎儿宫内窘迫等，已经预测到经阴道分娩比较困难，或对产妇和胎儿有危险，医生才会向产妇说明需要作好剖宫产的准备。

对大多数产妇来说，只有通过试产，才能了解自己产力的强弱、胎头可塑性大小、骨盆软组织对分娩有无阻力以及产力、产道、胎头三方面是否协调，决定是否需要施行剖宫产。因此，是否需要施行剖宫产，应当听从医生安排。

## 05 剖宫产产后护理

实施剖宫产手术以后的产妇护理，要比经阴道产要求高，要注意以下几个方面的细节：

**休息：**由于手术创伤和麻醉药物的作用，产后会极度疲劳，要好好休息，不宜过多交谈。

**饮食：**手术后一般不用禁食。术后一两天可以吃一些流质饮食如小米汁、菜汤等，但不能吃加糖的牛奶类，因为会在肠道内产生气体，引起腹胀。饮食量也不宜多。术后三四天，肠蠕动恢复、肛门排气后，可以吃一些半流质食物如面条、稀粥、蒸蛋等。术后5天以后即可恢复正常饮食，多吃一些营养丰富、易消化吸收、高蛋白食物，以利伤口愈合，机体恢复。

**体位：**剖宫产大多采用硬膜外麻醉，术后睡卧应当采取拿去枕头的平卧位。

**止痛：**多数产妇手术后，用一次止痛药即可忍住疼痛，极少数人需要用两三次。有些产妇和家属会要求多用止痛药以减轻伤口疼痛，但术后止痛药不宜多用，因为不利于伤口愈合及肠道功能恢复，还会使人上瘾，因此不宜多用药物止痛。

**恶露：**一般手术后血性恶露经阴道排出量，与月经量接近。如果阴道流血过多，应当及时报告医护人员。

**尿液：**手术后，常规下会留置导尿管，应当注意观察排尿量和尿的颜色，发现血尿或尿量少，应当及时向医护人员报告。

**活动：**一般在手术后第2天，拔掉导尿管后，就应当下床活动，以促进肠道蠕动，预防肠粘连，并有利于恶露排出。

**预防感染：**由于手术创伤和体力消耗，产妇手术后体质较弱，抵抗力低，应当注意饮食卫生，避免受凉，更要避免接触感冒患者或其他传染病患者。当然，手术刀口的防感染更是要加倍注意。

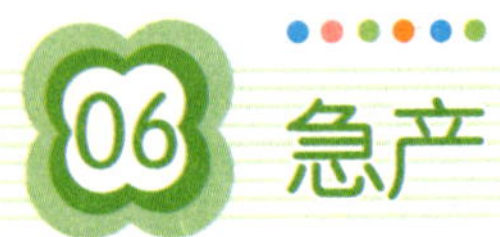

## 06 急产

如果娩出胎儿的时间太快，全产程总共不足3小时，称为急产。急产，多数发生在经产妇身上，对母子平安皆有不利因素。对母亲来说，由于宫缩频繁而强，产程过快，会导致会阴、阴道甚至子宫颈裂伤；来不及消毒接产，容易导致产褥感染；分娩以后子宫收缩的能力不良，容易导致胎盘滞留或产后出血。

对胎儿来说，子宫连续不断的强力收缩，使胎盘血液循环受阻，容易发生胎儿窘迫、新生儿窒息或死亡；胎儿娩出过快，容易引起颅内出血；若来不及接生，新生儿坠地可能导致骨折、外伤等意外。

急产通常发生在产力过大、骨盆宽大、胎儿偏小的产妇身上，多次分娩的经产妇分娩速度会一胎比一胎快，发生急产可能大。

预防急产，要根据实际可能出现的情况，在妊娠晚期就要作好分娩的准备工作。一旦出现强烈宫缩时，毫不迟疑地进医院分娩，医生会根据情况对症处理，必要时可以用药物抑制宫缩，减缓产程。产妇一旦在家里发生急产，自己和家人千万不可惊慌失措。先打急救电话请求帮助，然后找邻居帮忙。

产妇一定不要急于用力，躺在床上，臀下要垫上毯子或毛巾被，尽量使体位舒适，用肥皂水清洗产妇外阴及肛门区。当胎头露出阴道口时，鼓励产妇大口喘气，不要屏气用力；轻轻按压胎头；当胎头娩出后，轻轻下压胎头，帮助前肩娩出后，再轻轻上抬胎头，帮助后肩娩出；后肩娩出后，胎体其余部分随之娩出。胎儿娩出后，包在毯子或毛巾被里保暖，用干净柔软的布擦净婴儿口腔内的黏液。这时不要牵拉脐带，要等待胎盘自然娩出。胎盘自然娩出后，用干净的布或纸包起来，不要断脐，把胎盘放在高于胎儿的地方，或者与婴儿高度相同的地方，用毯子或被子给产妇和婴儿保暖，等待急救中心医务人员的到来。

## 07 难产

决定分娩能否顺利的主要因素，是产力、产道和胎儿。其中任何一个因素有异常而使分娩进展受到阻碍时，称为难产，或称为异常分娩。

产力异常会造成难产，主要是子宫收缩乏力。如果说不能得到纠正，会影响产程进展，使胎儿不能经阴道娩出，造成难产。

产道异常，如骨盆畸形，使胎儿不能通过产道从而造成难产。

在胎儿方面，如果胎儿过大，超过4 000克，经阴道分娩常有困难。胎位异常，如横位、臀位、持续性枕横位等不能纠正也不能经阴道分娩。另外，一些胎儿畸形，如脑积水、联体双胎等需要碎胎才能经阴道分娩。胎儿和产道异常可以引起产力异常，如果产力不能克服产道阻力使胎儿下降和旋转，那么也会造成难产。

临产前，了解相关难产知识，一旦遭遇到难产，则不会害怕、紧张，镇定自若地配合医生，是最好的应对难产策略。应当相信现代医学技术，围生医学和技术手段今天已经相当成熟，应对各种意外情况和变化的能力，是妇产科医学早已经能够解决的问题。因此，一旦遇到难产因素，作为生产的主体产妇一定要相信现代医学技术、相信医生，能够帮助自己顺利渡过难关。

part 06

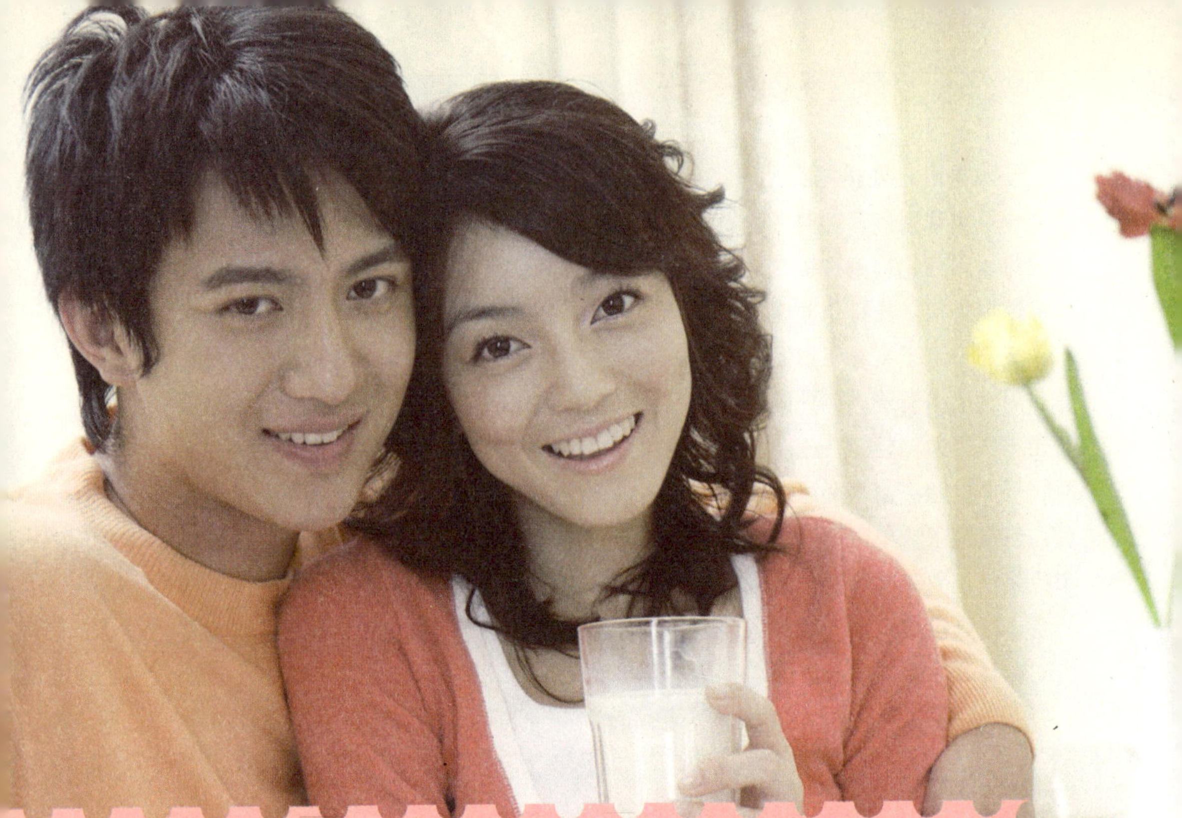

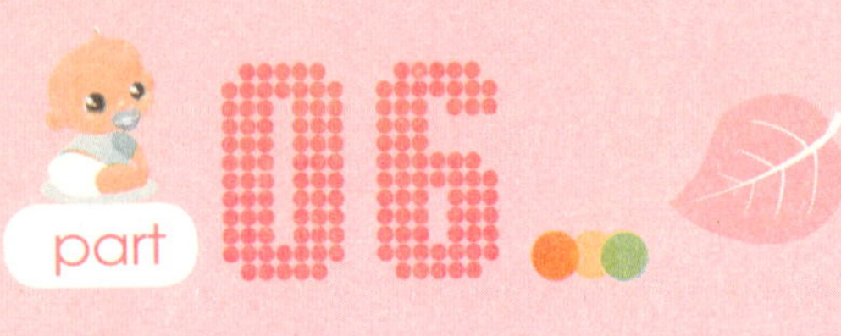

# 产后

快乐的小天使终于降临了人间，父母过去有过的疑虑和担心统统地溜走了。现在抱着新生宝宝，一家人开始一起进入了精彩无限的新世界。产后新妈妈的身体发生了太大的变化，既要给宝宝喂奶，也要照顾好精疲力竭的自己。

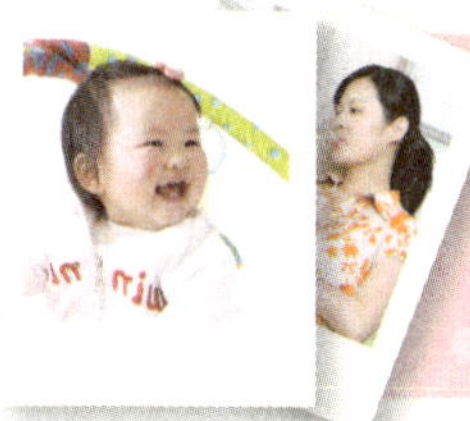

CHAN HOU KANG FU ZHI NAN

# 产后康复指南

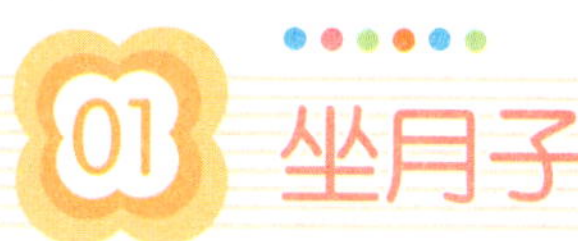

## 01 坐月子

母亲的身体要恢复、接近于怀孕前状态的时间需6～8周，作为产褥期来恢复健康，是比较适宜于现代人的。

产褥期是产妇的“多事之秋”，产褥感染、乳腺炎、子宫脱垂、附件炎等疾病可能发生。因此，现代人“坐月子”，应当注意以下保健知识：

**吃好、休息好：** 分娩后第一要事是让产妇美美地睡一觉，不要轻易打扰。睡足后，吃一些营养高且易消化的食物，还要多喝水。“月子”里和整个哺乳期都要吃高营养、高热量、易消化的食物，促使身体迅速恢复和保证充足泌乳量。

**早活动：** 分娩第2天后就要下床走动，有利产后体力恢复、增加食欲，有助于子宫收缩，促进恶露排出和子宫复原。注意不要受凉并避免冷风直吹；可以每天做一些简单的形体锻炼和产后体操，有利于恢复形体。产后一周可以做一点轻微的家务事来活动身体，如擦擦桌子、扫扫地等，以无疲劳感为宜。适度活动，有利于体力恢复和体型复原，还能防便秘。

**注意卫生：** “月子”里会阴部分泌物较多，每天用温开水或 1∶5 000 的高锰酸钾溶液清洗外阴；勤换会阴垫，保持会阴部的清洁和干燥；产后要常洗头、洗脚、勤换内衣裤，保持皮肤的清洁；洗澡以淋浴为宜，避免水流入阴道内发生感染。“月子”期间吃东西次数较多，应每天刷牙1~2次，要用软毛牙刷轻刷；每次吃过东西用温开水漱口。居室内要经常通风，室内温度不可太高，避免紧闭门窗，也要避免直接吹到凉风，但传统要求盖上厚被子“捂”的做法不利健康。

**尽早哺乳：** 尽早哺乳有利刺激乳汁分泌，促进子宫收缩和复原。哺乳前后，注意保持双手清洁，保持乳头、乳房的卫生，防止发生乳腺感染和新生儿肠道感染。

**产后检查：** 产后42天左右，到医院做一次产后检查，了解身体恢复状况。发现异常情况，可以及时得到医生指导和治疗。恶露未净和产后 6 周内，绝对禁止性生活。否则容易造成产褥期感染、慢性盆腔炎等不良后果。恶露排净者，恢复性生活时也要采取可靠避孕措施。

## 02 产后身体各器官康复指标

产后，新妈妈身体开始了比较长的一段恢复期，主要会有以下的生理变化：

**子宫** 分娩后，子宫重量约 1 000克。到产后第8周能恢复到妊娠前的 60 克左右。子宫体恢复的快慢，与多方面的因素有关：产妇的精神状态、年龄和经历生产的次数；产程长短、顺利与否等。哺乳能加速子宫恢复；患有子宫体肿瘤会使子宫恢复迟缓。胎盘剥离娩出后，子宫壁上会留有圆形、手掌大小的创面。创面上闭锁的血管及血块会随产后恶露排出。

**外阴** 分娩之后，阴道外口有充血、水肿或不同程度的裂伤，或为娩出宝宝切开伤口。轻者很快自愈，充血、水肿要在产后几天消失，切开处缝合一般产后5天拆线。

**卵巢** 分娩之后，就会有新的卵泡发育成熟，但乳腺分泌能抑制排卵，哺乳期多数人不排卵、也无月经；也有人在分娩后便开始规律的月经周期。

**乳房** 产后 2~3 天，乳房胀大发硬，有发热的感觉，开始分泌乳汁。最初分泌的乳汁为灰白色，以后变为白色。乳汁的分泌量、乳腺的发育程度，与宝宝的吮吸能力成正比。产妇失眠、过度劳累、疼痛等会阻碍乳汁分泌。

**腹壁** 产后，下腹部正中线的色素逐渐消退，腹壁上的紫红色妊娠纹也会变成白色，腹壁需进行锻炼才能恢复。

**排尿** 产后，尿量会增加。因为妊娠晚期，潴留在身体内的大量水分需要排出。产后因为腹部压力降低，膀胱容量增大，对腹内张力增高敏感，膀胱常常会潴留过量的小便，加上会阴部肿痛，造成排便困难，易患膀胱炎。

**肠胃** 产后 10 天左右，产妇的肠胃才能完全恢复正常，要多吃容易消化吸收的食物，忌食生、冷、刺激性强的食物。由于腹肌松弛，缺少运动，产褥期经常会发生便秘。

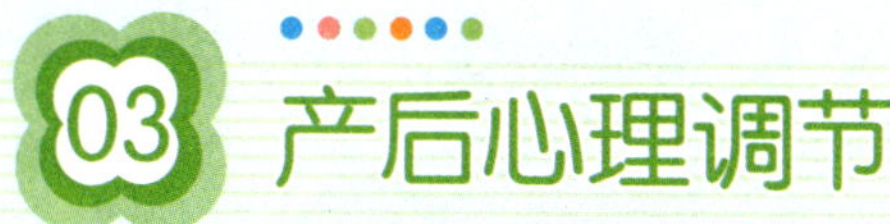

## 03 产后心理调节

经历了十月怀胎和一朝分娩这两大关口，不仅生理上疲惫，心理上也要经受很大的考验。产妇在产后的劳累、对自己生理康复的担心，对宝宝养育问题的忧虑，对家人的不满情绪，个人心理素质都可能成为心理健康恢复的障碍。因此，最重要的是要像康复生理一样，放松心情，事事想开，想得豁达一些，不要过分追求完美，不要用怀疑、悲观的眼光去对待周围的一切。

生育之后，心理上也会处在敏感期，受不得一点点委屈，听不得稍有刺激的言语。尤其是对丈夫的不当言语、家人谈话内容会更加敏感和在意，动不动就会受到刺激，感到委屈，甚至容易产生自责心理。

此外，还需要消除不必要的担心和忧虑感。没有育儿经验，可以通过请教长辈、查阅资料、求助医生来解决育儿难题，如果说对宝宝的健康、哺育问题过分忧虑，会越来越放大小事、细节，越来越过分忧虑，引发产后抑郁。

作为产妇的家人，尤其是作为丈夫，要多多关心产妇的心理康复，全家人对于生育宝宝的性别问题上一定要事先达成共识，不能有任何埋怨。要对宝宝和产妇由于生理和心理因素引起的特殊脆弱状态给予无微不至的关怀和呵护，尽可能减轻产妇的精神负担，避免发生产后抑郁。

应对方方面面的压力，需要作好心理调整。其实，“顺其自然”就是最好的减轻压力的最佳方法。

## 04 产后生活调节

**保证睡眠：**睡眠是天赐的最佳补药。充足的睡眠不仅仅能令人迅速恢复精力，也是调整情绪和缓解心理压力的良方。如果睡眠不足，难免疲惫不堪，无精打采，时时感到头昏脑胀，烦躁不安。因此，在呵护照顾宝宝的间歇，尽量抓紧时间休息，宝宝睡觉的时候自己也小睡一会儿，让自己能储备精力，不要特别在意和惦记着还有多少需要操持的事情。保证睡眠，才能让人精神饱满，情绪良好。

**保持整洁：**手忙脚乱地照顾孩子，辛苦且不说，却顾不上再注意自己的形象，结果，浑身酸痛、疲惫不堪，加上蓬松的头发、不整的衣衫……以前那个精神、

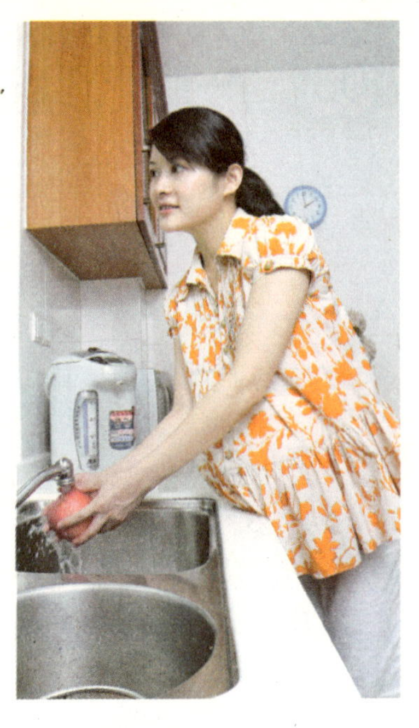

利落的职业女性形象怎么会变得如此消沉，偶然对镜看去，令人懊丧不堪。快快地洗个澡，打理一下发式，换上洁净的衣装，对镜收拾得利落、精干，自然也就容光焕发，心情当然会“阴转晴”了。

**生活计划：**应对日复一日、铺天盖地的琐碎家务事，成天手忙脚乱、疲于奔命地应对，越来越乱、越来越没有头绪，情绪肯定好不了。趁着宝宝吃饱睡觉后，抽出一点时间给自己，把所有的事情条理一番，整理一个次序。按照轻重缓急排出一份计划表，优先处理重要的事，清理出头绪来以后，那些次要的事没有完成也不必耿耿于怀，甚至为某些细琐小事而产生自责感，有了计划和次序，从容应对，心情也就不会着急上火，情绪当然会好得多。

**量力而行：**宝宝的健康成长，当然离不开妈妈的悉心呵护。但并不是说做妈妈的任何事情全都必须亲历亲为，事事都要亲自动手，做得十全十美。妈妈要学会放手，能做多少，就做多少，量力而行；让家人分担一些家务事，或者请保姆、钟点工来帮忙，给自己留下一些空间，就能摆脱疲劳和不如意感。

**有备无患：**及早动手，育儿知识、技能和物质准备充分，就不会手足无措，弄得紧张焦虑。

**关注社会：**育儿之余，不必完全把自己的全部精力都投入进去，更不必把自己局限在家庭的小天地里，与社会生活脱节。要多关注新闻，注意社会变化，读书看报，保持对于社会生活的关注度，保持适度的进取心，不要把自己关在家里。

**亲子乐趣：**成天照顾宝宝，并非苦不堪言，育儿本身是一件其乐无穷的事，需要学会从宝宝的成长过程中寻找乐趣，记录下孩子成长和变化的每一步，留下成长影像，给未来留下珍贵的资料。每天和宝宝说说话，对宝宝唱一唱歌，做一做亲子触抚操，宝宝天真的笑靥，能对妈妈情绪产生最佳的抚慰作用。

**犒劳自己：**做一餐自己喜欢吃的食物，既营养丰富，又美味可口，还能给宝宝促乳。当然，在为自己动手做一餐美食的过程中，在犒劳自己的过程中，心情舒畅，情绪悄然彻底改善。

# 产后24小时的护理

产后第1天这 24 小时，对新妈妈来说是经历严峻考验的一天，如何做好自我健康监测和护理，请关注下面的建议。

**观察出血量：**产后出血，是产妇第1天最需要注意的问题。因此，不管再疲乏、再虚弱，观察自己的出血量是新妈妈最重要的功课。目前，在我国导致孕产妇死亡的第一个原因是产后出血，产妇在分娩后两小时内最容易发生产后出血，产后2小时出血400毫升，24 小时内出血 500 毫升都可以判断为产后出血。产妇出血过多，会导致休克、弥散性血管内凝血甚至死亡。所以，分娩后仍需在产房内观察。此时，要特别注意子宫收缩乏力也会引起产后出血。因此，在上厕所时，应注意把卫生护垫等收集起来，不要丢弃，如果出血量较多，或阴道排出组织都应及时告知医生。

**多喝水：**如果是顺产产妇，下了产床以后就要多喝水。因为在生产过程中，胎头下降会压迫膀胱、尿道，使得膀胱麻痹以及产后腹壁肌肉松弛而排不出尿。膀胱过度充盈，会影响子宫的收缩，也会导致产后出血。此外，由于产程中失血，以及进食过少也会导致体液丢失，因此要注意多喝水补充体液。一般来说，在顺产后4~6 小时内就可以自己小便了，但由于外阴创伤，新妈妈会惧怕疼痛而不敢用力排尿，极易导致尿潴留。一旦发生了尿潴留或尿不彻底，则可能让细菌侵入，引发尿路感染。如果在分娩6~8小时后甚至在月子中，仍然不能正常地排出尿液，并且膀胱还有饱胀的感觉，就可能已经患上尿潴留了。因此，尽快排出第1次小便很重要。

除了多喝水，有一些辅助方法帮助排尿：

听流水声：利用条件反射解除排尿抑制，使自己产生尿意，促使排尿。

热敷疗法：用温水冲洗外阴；也可以用开水熏下身，让水汽充分熏到会阴部，注意要保持身体不接触水，以免烫伤；或者在下腹正中放置热水袋刺激膀胱收缩，可以促进膀胱肌肉的收缩，有利于排尿。总之，产后6~8小时是最易出现异常情况的时间，如果怎么都尿不出，就得求助医生了。

**定时测量体温：**产后发热是大事，不能等闲视之。新妈妈在产后，一定要养成定时量体温的好习惯。如果发现体温超过38℃，就要当心有问题。在刚生过孩子的 24 小时内，由于过度疲劳，可能会发热到 38℃，但以后体温应该恢复正常。如果发热，必须查清原因、适当处置。有个别新妈妈因为乳胀可能发热，随奶汁排出体温将会下降。如果奶汁排出后仍不退热，就可能是身体某处有炎症。

产后发热最常见的原因是产褥感染，就是“产褥热”。引起产褥热的原因很多，包括产道感染、泌尿系感染、乳房感染等。女性在产后体力要比平时差很多，又伴有流血、恶露和子宫口松弛，阴道本来有的细菌或外来细菌容易孳生，蔓延到生殖道或侧切伤口。这时的恶露有异味、腹部有压痛，如果治疗不及时，可能转为慢性盆腔炎长期不愈。毒性大的细菌侵入，还可能有引起腹膜炎或败血症的危险。因此，产后新妈妈要注意观察自己的体温，多喝水，注意摄入营养，如果高热连续不退就得赶紧找医生了。

**多吃蔬菜水果：**产后第1天，应该吃一些稀、软但有丰富营养的食物，如肉、蛋、鱼和豆腐之类。汤水类食物像鸡汤、排骨汤，对催乳很有效。而富含膳食纤维的新鲜蔬菜和水果，不仅能增加维生素的摄入，对防止便秘也有帮助。食物要荤素搭配、开胃口、多样化。贫血的产妇要多吃一些猪肝、鸭血和菠菜；有抽筋和关节痛的产妇更要继续服用钙片。为了保证泌乳的需要，晚上也可以再加一次半流质或点心一类的夜宵。

**坐一坐，走一走：**产后有很多新妈妈因为疲惫不堪，产后第1天基本上躺着度过，这样不好。顺产产妇可以在产后6～8小时坐起来；剖宫产的产妇在手术后 24 小时可以坐起。要多坐、少躺，不能总躺在床上。躺在床上不仅不利于体力的恢复，还容易降低排尿的敏感度，有可能阻碍尿液的排出，引起尿潴留，并可能导致血栓形成。因此，如果分娩顺利，产后可根据体力恢复情况下床，适当活动。产后24小时可以随意活动，避免长时间站立、久蹲或做重活，以防子宫脱垂。产后 8 周可逐渐恢复正常活动，并且适时尝试做一做较轻缓的体操，有助于形体恢复。

**关注初乳：**初乳不要浪费，一般来说，当宝宝脐带处理好后，就可以尝试给孩子喂奶。新妈妈第1天会分泌少量黏稠、略带黄色的乳汁，就是初乳。初乳含有大量的抗体，能保护婴儿免受细菌的侵害，所以应尽可能地给宝宝哺喂初乳，减少新生儿疾病的发生。

其次，哺乳的行为能刺激大脑，大脑会发出信号增加乳汁的分泌。因此，在产后第1天尽早地给孩子哺乳，能形成神经反射，增加乳汁的分泌。新妈妈也可多吃一些增加乳汁分泌的食物，如花生仁煲猪蹄、鱼汤等。

在妊娠期间，心脏的工作量逐渐加大，心脏会略有肥大和心率加快现象。到临产时，每一次子宫收缩都会增加心脏的负担。胎儿娩出后，胎盘排出，子宫又骤然缩小，原来与胎盘建立起来的血循环也骤然停止，子宫内的血液突然都进入母体的血循环中。这一系列的生理变化，都是对新妈妈心脏的严峻考验。因此，产后妈妈如果发现心脏不适等异常现象，一定要及时告诉医生。

# 产后第1周的护理

产后第一周，是整个围生期的最后一周，也是产褥期的第1周。经历了临产分娩以后，体力消耗量大，器官疲惫，体质虚弱，需要妥善照护以确保康复，日常护理是身体康复的关键时刻。

大多数情况下，成功分娩宝宝以后，要在医院住院7天左右，也有的人只需要住4天，待到会阴侧切伤口拆线以后就出院。下面以正常分娩为例，介绍这7天是如何度过的。

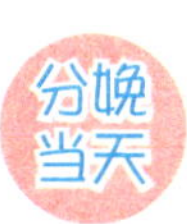


产妇经过分娩后，身体已经很疲惫，需要得到充分休息。在饮食上，可以吃一些清淡、易消化的蔬菜，不要吃刺激性食物。剖宫产者要 36 小时以后才能进食。如果伤口疼痛较厉害，可以向医生提出来，得到相应镇痛治疗。剖宫产者要注意下身移动时体位，把双膝并拢，能使伤口的缝合部位疼痛减轻一些。

第1天

正常情况下，分娩 8 小时后，医生就会指导产妇下床适当活动，还要试着给新生儿哺乳。如有会阴切开者，通常在产后 12 小时下地，慢慢活动，做些排尿、排便、处理恶露的自理活动。产后乳房高度胀满，要向医护人员学会授乳和乳房按摩等护理内容。另外，可以用腹带协助，恢复松弛的腹壁，也可以量力、适度地学做产后操，促进子宫肌肉收缩。生产当天分泌的初乳，对新生儿来说是最珍贵的食物，虽然数量极少，要让宝宝反复多次地长时间吮吸乳房。只要坚持，乳汁一定会有，而且越是吮吸刺激会越多。在授乳后会有恶露增多的情况，不必担心，这是子宫受到宝宝吮吸刺激引起的，有利于子宫恢复。

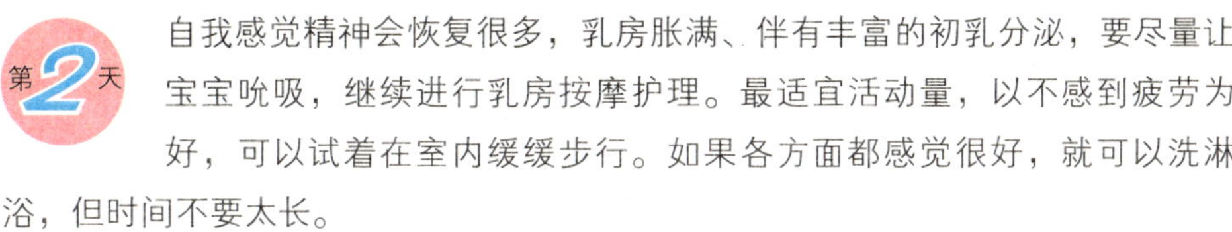

第2天

自我感觉精神会恢复很多，乳房胀满、伴有丰富的初乳分泌，要尽量让宝宝吮吸，继续进行乳房按摩护理。最适宜活动量，以不感到疲劳为好，可以试着在室内缓缓步行。如果各方面都感觉很好，就可以洗淋浴，但时间不要太长。

自然分娩的新妈妈能满屋子转悠了，剖宫产者也可以开始下床步行，但要量力而行，别累着。这一天医生要为产妇查血常规，了解有无贫血、感染等情况和恢复情况。个别恶露量过多、有血块等症状，应当告诉医生，以免延误病情。

新妈妈的体力、精神都有了很大恢复，食欲也好多了，在哺育宝宝方面会有很大进步，会阴伤口缝合部位要拆线。宝宝在专门的儿科医护人员的关注下，会成熟许多。如果发现有异常情况，应及时处理，比如膝关节脱臼和斜颈等问题，可以及时接受治疗。如果一切正常，就要准备出院回家了。不要忘了领取母子健康手册，还有出生证明、新生儿防疫证等。

母子都要做出院前体检，体检情况正常，就可以出院回家休养。出院前尽可能想一想，有什么不清楚的事，可以向医护人员问个明白，详细记录下来，回家以后慢慢地做。

## 07 出院后如何调养恢复

出院以后，还继续处于调养恢复阶段，在日常生活中应注意，可以洗淋浴，不能洗盆浴；有会阴伤口缝合者，不要使用肥皂刺激局部；继续做乳房按摩和产褥体操。饮食安排方面，要按需就餐、品种丰富，每天可以吃到 5 餐，甚至更多。可以吃各种滋补汤类，不要太油腻，以免影响消化。肉棒骨、牛、羊肉汤、鲤鱼汤等均有利于补钙和催乳，但不要忘记吃一些新鲜蔬菜。

**产后全身发抖或寒战：**胎儿娩出后，产妇全身感到轻松，有人会出现全身不可控制的抖动，有人出现寒战。这是正常现象，喝一点红糖开水就会好。

**出汗：**产后出汗量多，睡眠和初醒时更多，有时会浸湿内衣，数日内自行好转，是正常生理现象，不是体虚表现。

**体温：**产后头几天内，体温可能上升到 38℃，是正常生理反应。产后3～4天，由于乳房胀，体温也可能上升，但不超过 38℃，24小时内自然下降皆属正常。

**会阴部肿痛：**分娩时由于胎头的压迫，致使会阴部水肿疼痛，或由于胎头娩出时会阴部轻度擦伤，使会阴部疼痛，一般在数天内自然消失，不必处理。

产后两周之内，新妈妈的体重会减轻很多，包括属于胎儿、胎盘、羊水的 5 千克，以及乳房、血液、体液的 3 千克，加上子宫的减轻，大约为 9 千克。在产后运动的配合之下，3 个月内可以逐渐恢复产前的身材。产后要生理功能恢复到怀孕前的水平，至少需要6周时间。

**恢复期间要注意：** 要有充分的休息和睡眠。保持外阴部清洁，勤换卫生棉及清洗，大小便后也要冲洗。每天沐浴，维持皮肤正常排泄功能，避免盆浴，沐浴后应尽快擦干水分、吹干头发。产后第 2 天即可下床活动，第1次应有人陪伴，以不会晕眩、体力可负荷为原则。产后满 4 周后，不管有无哺喂母乳，即应当开始避孕；如果要再受孕，至少间隔 6 个月，让子宫及机体能获得充分的休息。产后满 6 周，必须回到接生的医院做产后检查，若一切恢复正常，即能恢复性生活。

## 08 凯格尔运动助康复

收缩会阴的运动，又称骨盆腔运动（即凯格尔运动），有助于阴道、骨盆底等组织的恢复，对于性生活质量能有帮助。凯格尔运动的目的是锻炼和强化支撑膀胱、子宫和大肠的肌肉，运动包括伸张和收缩肌肉锻炼，防止肛门失禁。

通过正确和定期的锻炼，能达到停止漏尿的效果，对促进性生活质量会有一定的帮助。具体做法分为两个阶段：

**第1阶段** 站立，双手交叉置于肩上，脚尖呈90°，脚跟内侧与腋窝同宽，用力夹紧，保持5秒钟，然后放松，重复此动作20次以上。简易的骨盆底肌肉运动可以有时有地进行，以收缩5秒、放5秒的规律，在步行时、乘车时、办公时都可进行。

**第2阶段** 进行有效的每天自我训练：平躺，双膝弯曲。收缩臀部的肌肉，向上提肛。紧闭尿道、阴道和肛门，这种感觉如同尿急，却无法到厕所去，闭尿时的动作。保持骨盆底肌肉收缩5 秒，然后慢慢地放松，5~10秒以后，重复收缩。运动的全程中，照常呼吸、保持身体其他部分的放松。可以用手触摸腹部，如果腹部有紧缩的现象，则运动的肌肉群为错误。

**练习须注意事项：** 开始的时候，最好在医生或是护士的协助下学习正确的方式。可以用一只手指头放入阴道中，收缩阴道附近的肌肉。如果收缩的肌肉正确，手指头就可以感受到收紧的压力，在收缩的同时，腹部、大腿以及背部尽量不要用力。除了用手指感觉之外，也可以利用排尿的时候练习感觉骨盆腔肌肉的收缩。在排尿中途憋住小便，感觉是用哪些肌肉停住小便，这些肌肉就是需要训练的骨盆腔肌肉群。

收缩肌肉时，以心中默数的方式，1秒1拍，从1数到4，维持4～5秒，再放松肌肉，反复进行。可以像做体操一般的数数，原则上一天2～3次，一次5 分钟。其实，实实在在地做了以后，就能发现做起来并不轻松。如果做一段时间以后适应了，觉得行动有余力，可以默数到8拍，再放松8拍；如果已经达到骨盆腔运动的目的，然后可以再改为1周 3 次，1次5分钟，以维持运动的成效。虽然有很多人认为不论是什么时间、什么姿势，骨盆腔运动都可以做，但还是先从坐着或是站立时开始，因为两膝靠拢开始比较容易。而且一些研究者也发现，在固定的时间练习，效果会比较好，例如早上清醒但还未起床时，以及上床睡觉前花 5 分钟做这项运动。

## 09 产后伤口护理

一般情况下，会阴部的肿胀会在 3 天内缓解，在第 3 天以后，走路时应当不受伤口疼痛影响才属于正常。需要注意的是，每次更换棉垫时和大小便后，都要冲洗会阴部以保持清洁。会阴伤口在产后一个月内大致都能长好，不过一个月后，多数人的伤口局部摸起来还会有较硬的瘢痕。不妨在洗澡时，用温水做局部按摩或温水坐浴，帮助伤口软化及促进会阴部血液循环，促进会阴部缝线吸收和复原。做阴部冲洗，以40～43℃的温水为宜，由上往下方向冲洗，即由尿道往肛门的方向，以避免肛门的大肠埃希菌感染会阴部伤口，冲洗后用卫生纸轻轻擦干。产后子宫颈尚未闭合，不能作阴道内冲洗。

### 产后伤口的照料

**会阴伤口：** 采取侧坐或侧卧，减少会阴伤口的压迫。如果产后会阴部水肿，分娩当天可以使用局部冰敷会阴伤口，减少伤口肿痛；第2天以后可使用温热敷，促进血液循环。

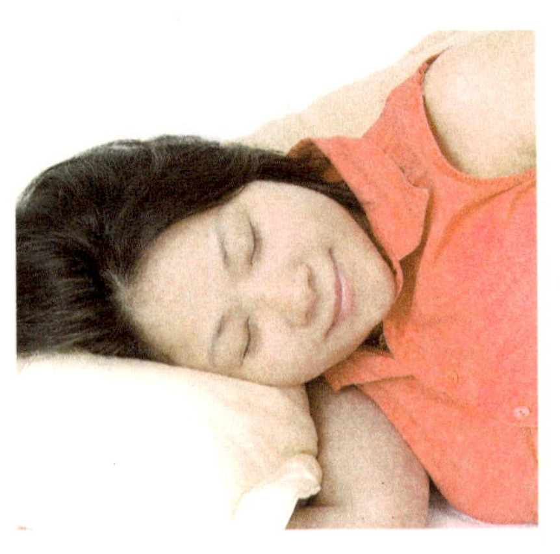

**剖腹伤口：** 使用束腹带或束裤固定伤口，大约 7天，伤口表皮愈合后才可以淋浴；可以用免缝或透气胶布贴在伤口上，或使用美容凝胶促进伤口愈合，以免结痂有碍美观。

# 10 为什么要进行母乳喂养

母乳喂养不仅有利于宝宝健康成长，也有利于妈妈身体的恢复。哺乳妈妈的身体为了制造乳汁，会一点一点消耗掉怀孕期间所储存的脂肪组织。身体每天要分泌乳汁，需消耗2.09～3.35兆焦（500～800千卡）的热量，一个月累计下来，会比不喂哺母乳的妈妈多消耗62.8～100.4兆焦（15 000～24 000千卡）热量，换算成脂肪的话，就是将近2千克左右的多余赘肉。

医学研究证明，哺乳妈妈容易早日恢复身材，并且降低乳腺癌、卵巢癌的发生率。

哺乳能使乳房再次发育，有不少人误以为，给婴儿哺乳是导致乳房下垂、松弛的主要原因。其实，母乳喂养并不会影响乳房原貌，如果按照医生指导正确哺乳，女性的乳房在哺乳期后会变得更加丰满、结实。

哺乳过程中，婴儿吮吸乳头的动作，能不断刺激母亲乳房内分泌乳汁的乳腺组织，乳腺组织接受外界刺激越多，就会越发达，这和肌肉运动越多，就会越结实的道理一样。

成功进行母乳喂养，保证拥有充足乳汁，实际上重点在于一些合理哺乳的方法，要点如下：

1 尽早开奶。新妈妈应当尽量在刚分娩完后，就要试着喂奶，让婴儿尽早地学会吸吮和熟悉妈妈的气味和乳房，同时也能刺激妈妈身体早一些分泌乳汁。

2 依照宝宝的需求喂奶。宝宝饿的时候就喂奶，不要限制喂奶的时间与次数。宝宝这一次吮吸得乳房越空，下一次妈妈分泌的乳汁就会越多。

3 母婴同室。要做到按照宝宝的需求喂奶，最好能在母婴同室的医院分娩，这样才能方便地按照宝宝的需求喂奶。同时，母婴同室还能帮助新妈妈早一些熟悉宝宝的作息规律、个性等，对于顺利哺喂母乳也很重要。

4 要有成功哺乳的自信。妈妈的情绪和自信心，会影响到缩宫素的分泌状况。缩宫素是帮助乳汁从乳头中泌出来的激素，能够帮助婴儿顺利吸吮到母乳。

# 11 乳腺炎应停止哺乳吗

一般来说，得了乳腺炎，如果症状不十分严重，可以继续哺乳；如果很严重要终止哺乳。治疗乳腺炎，要从清洁乳房开始。

## 应对乳腺炎

**注意清洁：**早期注意休息，暂停患者乳房哺乳，清洁乳头、乳晕，促使乳汁排出（用吸乳器或吸吮），凡需乳窦切开引流手术者，要终止哺乳。

**使用回乳药：**停止用患侧乳房哺乳，用吸奶器吸出乳汁。适当使用回乳药，口服已稀雌酚每次1毫克一日3次，或溴隐亭每次2.5毫克一日3次。

**抗生素：**为防治严重感染及败血症，根据细菌培养和药物过敏反应，由医生选择使用抗生素，必要时静脉滴注抗生素。

## 中药治疗

早期乳腺炎的治疗，初起阶段主要表现为乳汁淤积、热毒内盛，治疗原则为解毒清热、通乳消肿。

**内服：**可服用瓜蒌牛蒡汤。肿胀痛者，可加乳香、没药、赤勺。

**热敷：**局部热敷，或用鲜蒲公英、金银花叶各 60 克洗净捣烂加醋或酒少许，外敷。用宽布带或乳罩托起乳房。

**封闭：**0.25%普鲁卡因60～80毫升乳腺封闭，可减轻炎症。选用广谱抗生素口服或静脉滴注。并可用青霉素100万单位溶于20毫升生理盐水中，注射于炎症肿块周围。

**排脓：**如果已经形成脓肿，应当手术切开排脓。切口应与乳头成放射方向，避开乳晕。乳腺后脓肿或乳房下侧深部脓肿，可在乳房下胸乳折处作弧形切口。

# 12 产后乳汁不足

乳汁分泌原理：分娩以后，母体分泌的激素能促使新妈妈的乳房产生奶水。激素的两种反射作用能让妈妈提供适当的乳汁给婴儿：

催乳素（泌乳素）：是脑下垂体分泌的一种激素，能刺激乳房中的乳腺细胞分泌奶水。婴儿吸吮妈妈的乳房时，刺激乳头的神经，这些神经会传导信息到大脑，从而制造催乳素（泌乳素），并分泌乳汁给婴儿。所以，婴儿吮吸母亲乳房的多少，直接影响到乳汁分泌的量。一旦婴儿停止吮吸母亲的乳房，或是母亲不把奶水挤出，身体就会停止泌乳。

催乳素：这种激素的作用，在于帮助乳汁喷出乳头，称为催产反射或是喷乳反射。催乳素能够让乳腺周围的小肌肉细胞收缩，让乳汁从乳头流出来，进而帮助婴儿得到充分的乳汁。婴儿吸吮母亲的乳房时，不仅会产生泌乳激素，还会刺激母体脑下垂体分泌催乳素。

新妈妈的心情、想法和感觉等因素，都会影响催乳素的分泌状况。母体有较好的情绪和自信时，会促进喷乳反射。反之，若新妈妈对哺喂母乳有害怕、焦虑或疼痛的感觉时，则会抑制奶水顺利流出。

导致乳汁不足原因：对新生儿宝宝，应当避免用奶瓶喂奶，或者给宝宝吃配方奶，防止减少乳汁的分泌。这是因为，吸吮乳房与吸奶嘴的方式不同。宝宝吸吮妈妈的乳房比较费力，却能帮助口腔肌肉发展；而让宝宝吮吸奶嘴，通常不需要耗费力气，就会有乳汁流到宝宝的嘴里。

在哺喂母乳的早期，一旦让宝宝接受奶嘴，孩子很可能不再愿意吮吸妈妈的乳房。如果孩子以吸奶嘴的方式吸吮母亲的乳头，也会吸不到乳汁，还会让妈妈的乳房受伤。而哺喂配方奶，会使母乳减少。婴儿吃到混合配方奶后，会减少吸吮母乳的次数，使乳房受到的刺激相应减少，因此会减少乳汁的分泌量。泌乳量减少之后，妈妈会误以为自己的乳法不足，继续喂配方奶，甚至喂更多配方奶给宝宝，就会形成恶性循环，导致出现奶水不足的结果。

## 13 胀奶的应对

母乳，是大自然赐给宝宝最好的食物，易消化、好吸收，含有免疫物质，能帮助宝宝抵抗疾病，又能避免牛奶蛋白过敏所造成的伤害，不但经济、卫生，且又安全。妈妈可以通过哺乳，增进亲子间的互动，更能帮助妈妈子宫收缩、避孕，甚至减少乳腺癌的产生。这是大自然赐给宝宝的权益，也是做妈妈应享的权利和应尽的义务。

刚开始哺乳的头几周，尤其对初产妇来说，可能会充满挫折感，其中以乳房发胀的问题最为常见。如果能在产后头几天内，给予正确的支持和指导，能避免胀奶的发生。如果不及时帮助新妈妈，哺喂母乳可能会因此而失败。

### 胀奶的原因

开始分泌乳汁时，乳房会变得比较热、重且疼痛，甚至发硬。出现这样的肿胀，是因为乳房内乳汁及结缔组织中增加的血液量和水分所引起的。如果产妇在婴儿出生后，没有及早开始哺喂母乳，或间隔时间太长才哺喂，会使乳汁无法被完全排出，会让乳房变得肿胀且疼痛难忍。乳房也因此变硬，婴儿不易含住母乳头，新妈妈也因为怕痛而减少喂奶次数，使乳汁无法有效排出，乳汁可能会因此而断流。

预防乳房肿胀的最好方法，就是及早让宝宝开始吮吸，在出生2小时内开始哺喂母乳，让婴儿早一点吸吮到初乳，同时也能使喷乳反射早点产生，乳汁分泌量会比较多。同时，要勤快哺喂（约两三小时1次），以排出乳汁，使乳腺管通畅，不易产生乳胀。乳房发生肿胀时，会涉及乳腺管，使乳汁不易排出。因此，哺乳前可以先热敷乳房，哺喂时，手以 C型握住乳房，先往胸壁压，再以大拇指及食指压住乳晕，挤出一些乳汁，使乳晕变软以后，再让婴儿吮吸。这样做宝宝较易含住乳房，能有效地吮吸。当宝宝不能有效地吮吸或一点都不肯吮吸时，需要帮助新妈妈把乳汁挤到杯子里，喂给宝宝。

### 解除胀奶

如果乳房很痛，可以用吸奶器挤出乳汁，或用热瓶子热敷，视需要挤出乳汁使乳房舒适乃至肿胀消失为止。另外，可用一盆温热水浸泡乳房，轻轻摇晃乳房，借着重力使乳汁比较容易自然溢出；也可以在淋浴时按摩乳房。如果痛得无法忍受时，可以找医生开一点止痛药，对宝宝没有大的影响。

## 14 产后恶露

正常恶露排出：恶露，是产后分次逐渐剥落的子宫内膜细胞，混合着渗出的红细胞、白细胞及一些退化细胞。正常的情况之下，产后排出的恶露刚开始比较浓，是深红色的液体；如果是鲜血，并且带有大量血块，则是不正常的。

子宫在产后4～6周内复原，子宫恢复的主要功能是持续的收缩，从临产时不断的收缩把胎儿娩出，再娩出胎盘。产后几周内，子宫内的血液不断被排出体外，称为恶露。子宫经过不断且强力的收缩，会把血管的开口压住，这样就会使血液凝固、血块形成而停止出血。子宫再进一步挤压，使血块不断排出，子宫体积就会慢慢缩小，在产后4～6周内恢复成原来大小。恶露的颜色从鲜红、暗红、深黑到淡红色，最后无色，可以从恶露来判断子宫的收缩恢复是否良好。

异常现象：正常情况下，恶露会持续排出4～6周，总量 500 毫升左右。正常的恶露有血腥味，但不臭，颜色由红色到白色，量由多到少。如果坐完月子以后，恶露的量仍然很多，或者颜色仍有血色甚至暗红、发黄或有臭味，就应当到医院做检查。

应对：出现恶露异常，表示子宫复原状态不佳，或者子宫腔内有残留胎盘、胎膜等物质，或者合并有产后感染因素。通常，只有不正常情况发生，才会出现恶露量较多、恶露不绝、排出时间增长和有异味。

观察恶露，是监测子宫复原状态的信号。正常情况下，产后 1～ 3 天为红色恶露，以血液为主，色鲜红，量较多，有小血块。产后4～7天为浆性恶露，血性恶露持续几天后，转为浆性恶露，颜色淡红如浆液，含有少量血液，较多成分为坏死的蜕膜组织、宫颈黏液，内有细菌。产后1～3周为白色恶露，色较白，质黏稠，含有大量白细胞、坏死的蜕膜组织、表皮细胞等。恶露有臭味，是炎症的信号，说明产道、宫颈或子宫的伤口受到细菌感染。异常恶露，一般伴有腹痛，是发生感染的信息，有导致产褥感染的威胁。唯一正确的应对办法，是及时到医院就医，及时得到治疗，以防后患。

## 15 产后小便潴留

产后小便潴留，是指经阴道分娩后，6小时不能自排小便；或剖宫产24小时后，拔掉导尿管6小时内不能自排小便。也有产后排尿时尿不尽，膀胱余尿量在150毫升以上者。一般产科医护人员不太注意产妇产后小便潴留的问题，小便潴留会造成产妇很大的不安和不满。小便潴留的症状，主要是下腹疼痛，触摸能检查到胀大的膀胱，超声波检查有助诊断。导尿一般导出超量的尿液，特别在大量静脉滴注后，有时尿量会超过1 000毫升。发生产后小便潴留，自己要主动找医生解决问题，不能害羞、憋、忍，以免造成健康后患。对于小便潴留的主要治疗措施，一般医生会采用口服止痛药，减少伤口疼痛、扶助产妇站立如厕排尿、提供排便措施、使用温水坐浴和双手浸冷水等方法，对产后妇女不具有健康威胁，导尿则是治疗小便潴留最好的方法。小便潴留是阶段性的症状，一般不会留下后遗症。

# 16 产后尿失禁

尿失禁和阴道松弛，是产后新妈妈最常面临的问题。这两种症状几乎是同时产生的，怀孕、剖宫产女性都可能成为尿失禁患者。

在怀孕过程中，胎儿的重量会挤压膀胱，造成膀胱及尿道下垂、角度改变，而无法随意控制排尿。另外，分娩时，婴儿头部容易把阴道撑开，无法完全回复到原来的紧度。产后，膀胱往往会有水肿、充血的状况，膀胱的感觉灵敏度和肌肉的张力都会降低，加上产后身体的利尿作用，在产后12～24小时之内，会排出大量的尿液。如果不及时将尿液排出，会使得膀胱过度膨胀而受到损伤。产后的 4 小时内就应试着下床排尿，若无法顺利排出，可用温水轻轻冲洗会阴，或是用手轻压耻骨上方。若还是无法顺利排尿，护理人员会视状况给予导尿。一般来说，膀胱在产后5～7天复原。尿失禁的现象，与生产后阴道松弛有关，随着时间的推延，一般都能渐渐恢复。大约在产后3个月内，大部分人都会复原。

# 17 产后多久月经复潮

虽然每次月经来的时候，都会带来一些小麻烦，但却也是作为一名健康、成熟女性的标志，怎么能让人不牵挂它?

## 01 产后多久“老朋友”到访

产后月经复潮的个体差异很大，有的妈妈产后1个月就迎来了“老朋友”，也有的妈妈要在产后1年才会恢复正常的月经。一般说来，产后月经的到访与产后是否哺乳、哺乳时间的长短、妈妈的年龄及卵巢功能的恢复有一定的关系。如果有规律地喂母奶，月经没有来，这是正常的现象；没有喂奶的妈妈，“老朋友”通常在产后6～ 8周内会来。要是超过了3个月还没来的话，最好到妇产科检查一下。

## 02 如果哺乳月经就不会来

哺喂母乳的妈妈，在产后12周大约有25%的人会恢复排卵和月经，而大多数哺乳妈妈则要到18周才能完全恢复排卵功能。因此，在哺乳的过程中，很有可能就会迎来月经复潮。但在哺乳妈妈体内，泌乳激素维持在高于孕前的状态，还会因为受到宝宝吸吮的反应而增加。因此，哺乳新妈妈的月经一般比未哺乳新妈妈的月经来得晚。

## 03 月经复潮会不会影响母乳质量

月经复潮后，哺乳妈妈的乳量一般会有所减少，乳汁中所含蛋白质及脂肪的质量也稍有变化。蛋白质的含量偏高一些，脂肪的含量偏低一些。这种乳汁有时会引起宝宝消化不良，但只是暂时的现象，等经期过后，就会恢复正常。因此，无论处在经期或经期后，都无须停止哺乳。

## 04 恶露和月经的不同

通常情况下，分娩后的妈妈产道内会流出血状分泌物，这种由胎盘着床位置的出血，混着残留在子宫的蜕膜、组织碎片及黏液等分泌物，就是恶露。正常情况下，起初的4～5天，恶露量多且呈红色；产后一星期左右，恶露量逐渐减少而变成褐色。第10 天以后，颜色变得更淡，慢慢地由黄色转为白色，没有特殊的气味。恶露一般在产后4～6周消失。剖宫产的恶露持续时间要比顺产的长。如果褐色的恶露持续到产后数十天，应到医院诊治。通常情况下，恶露一般不超过月经量，超过月经量或有血块，阴道流出物呈烂肉样组织或有腐臭味时，应当及时求医。

## 05 月经没复潮，就不用避孕吗

处在产褥期的新妈妈即使没有月经，也有可能怀孕。因为能否怀孕，对女性来说取决于有无排卵。排卵的恢复，并不一定与月经的恢复同步，特别是没有母乳喂养的妈妈，排卵往往恢复较早。因此，即使月经还没有恢复的新妈妈，只要有性生活，随时都可能因为已恢复排卵而受孕。所以在产后，只要开始性生活，就应当采取避孕措施。如果是还在哺乳的妈妈，最佳的避孕方法是采用避孕套。其他如子宫帽、阴道薄膜、阴道海绵等，则不适用于产后的两个月内。顺产后 3 个月、剖宫产后半年可以放置环。避孕药中的雌激素会使乳汁分泌减少、质量降低，还能进入乳汁对婴儿产生不良影响，所以哺乳期的妈妈不宜使用口服避孕药。

### 06 断奶很久后月经迟迟未恢复

母乳喂养的妈妈，由于较长时间闭经、子宫缩小，即使断奶以后也不来月经。尤其是哺乳期较长的妈妈，子宫不能很快复原。月经迟迟不来并不好，最好找医生进行治疗。一般可以采用雌、孕激素序贯疗法（又称人工周期）。经过1～2个周期治疗后，多数人能够复经。

### 07 月经变得不准时

有一些妈妈产后会出现月经不调的问题，量太多或太少，或是月经来的时间很乱，要2～3个周期才会恢复正常。如果有特殊状况的妈妈，如产后大出血、过胖、精神压力太大、卵巢功能有问题等，都会造成产后月经不调或晚到。此时，就要找产科医生检查，找出原因再对症治疗。

## 18 产后多久恢复夫妻生活

家庭结构变成“三人世界”后的喧闹与忙乱中，多数夫妻伴侣的性事被迫处于“暂停阶段”。然而，在身体和心情都经历了分娩和恢复阶段的变化后，夫妻之间的私密生活也将获得了一次新生和发掘的机遇。

分娩后，至少需要两个月的时间精疲力竭的身体才能得到恢复。子宫的复原需要6个星期，分娩6周后恶露也将停止。当恶露流尽、外阴缝合伤口恢复的时候，从医学的角度来看，性生活就不复存在障碍。但有很多女性仍然会觉得身体没有回到原来的状态中，例如体态、体型远远没有复原，稍有活动即大量流汗，因为身体要排泄掉孕期中积蓄的水分。

哺乳期的妈妈还常会感到没有安全感，由于孩子的哭闹、由于乳头渗漏乳汁等尴尬，在做爱时虽有性兴奋，但阴道却不再湿润，那是因为哺乳使雌性激素分泌减少了。这时候，可以尝试用一点润滑膏或按摩油。要避免对阴道的缝合伤口造成挤压，还可以在臀部下垫一个枕头。

产褥期结束，当身体的疼痛和种种不适感都过去之后，重新开始性爱应该毫无障碍。“久别胜新婚”是一句老话，但说明夫妻双方需要重新认识对方、重新探索身体的感觉。因此，在这时候更需要两个人了解自身和对方的身体、心理变化，对性生活有全新的发现，并能感受到前所未有的亲密无间和快乐。很多女性在孩子降生以后，才更多地感受到性高潮。

经历孕产，夫妻更亲密无间：男性通过十个月的“陪孕”，了解到伴侣经受了什么样的困难，是多么的坚强、柔韧，对妻子更加着迷，夫妻之间的爱慕进一步加深。

夫妻关系更安全、温馨：一对夫妻共同决定养育孩子的时候，说明爱情已经走过“实验期”，因为养育孩子比结婚更需要双方的共同决定。在这个“决策”的过程中，夫妻关系会变得更稳定、可靠。

## 19 产后多久开始运动

正常情况下，女性盆腔内生殖器官由各种韧带和盆底支持组织维持正常位置。妊娠期随着胎儿生长发育，母体各系统会发生一系列适应性变化，生殖系统变化最大。尤其是子宫，容积和重量分别增加到孕前18~20倍，固定子宫的韧带相应变软、伸长。

分娩后子宫开始复原，约10天左右降入骨盆内，但需要6周才能恢复正常大小。而固定子宫的韧带，因孕期的过度伸展，会比孕前略显松弛。阴道和盆底支持组织，会因分娩时过度伸展、扩张和损伤，弹性下降而不能完全恢复到产前状态。受到孕期子宫膨大的影响，产后腹壁松弛，需要6~8 周逐渐恢复。

早运动，早健康，是不二的真理。产后，只要能够下床走动，哪怕就是在室内慢慢地走动一会儿，活动活动身体，对于康复也很有益。

顺产的新妈妈，在产后第1天或是第2天就可以下床走路；失血较多、血压低以及剖宫产的妈妈，则要等情况稳定以后，在第2天或第3天再下床走动较佳，躺在床上过久反而容易有腰酸背痛现象。一般在产后可先做较温和的伸展运动以及产后运动，等坐完月子，也就是一个月到一个半月后，就可进行强度较高的体能运动。

一般来说，分娩6周以后，可以开始进行腹肌收缩、仰卧起坐等运动，喜欢有氧舞蹈的妈妈，则要等到6周以后才可以重新开始。

# 及时做产后健康检查

怀孕期间，为适应宝成长身体会有很多变化。临产以后，这些变化会慢慢地恢复，经过“坐月子”和产褥康复期，身体究竟恢复得怎么样？及时进行产后检查，就是由医生检查这些生理变化是否已经回到正常状况；另外，还会有一些产后可能碰到的健康问题，是产后检查时的重点。

产后检查，一般在产后6～8周为佳。

## 产科问诊

产后42 天左右，要到医院做一次产后检查，了解身体恢复状况。发现异常情况，可以及时得到医生指导和治疗。通过产后检查，能及时发现新妈妈的多种疾病隐患，能避免患病的新妈妈对婴儿健康造成影响。

询问生产史：医生会问新妈妈一些问题，如分娩时是否使用产钳或吸引器，分娩方式是剖宫产，还是自然分娩，是否患有某些疾病，如高血压、糖尿病等。另外，产后无奶或奶水少的新妈妈，则应当请医生进行饮食指导，或者给予食疗指导、药物治疗。妇产科检查时，医生需要检查盆腔器官，看子宫是否恢复正常、阴道分泌物的量和颜色是否正常、子宫颈有无糜烂、会阴和阴道的裂伤或缝合口是否愈合等。这项检查有利于母体康复状况的评价，及早、及时发现因生产遗留的问题引发疾病，为新妈妈的健康保驾护航。

## 妇科检查

产后检查的具体项目有很多，除了全身一般健康情况检查外，还有专业的妇产科检查。首先是量体重。如果发现体重增加过快，就应当适当调整饮食，减少主食和糖类食物摄入量，增加含蛋白质和维生素较丰富的食物。同时，体重增加过快者应该坚持锻炼，体重较产前偏低者则应当加强营养。

其次是测血压。如果血压尚未恢复正常，应该及时查明原因，对症治疗。对于有产后并发症的新妈妈，如果患有肝病、心脏病、肾炎等，应该到内科检查。对于怀孕期间有妊娠高血压综合征的新妈妈，则需要检查血和尿是否异常，检查血压是不是仍然有继续升高趋势。如果有异常，则应当积极治疗，以防止转为慢性高血压。

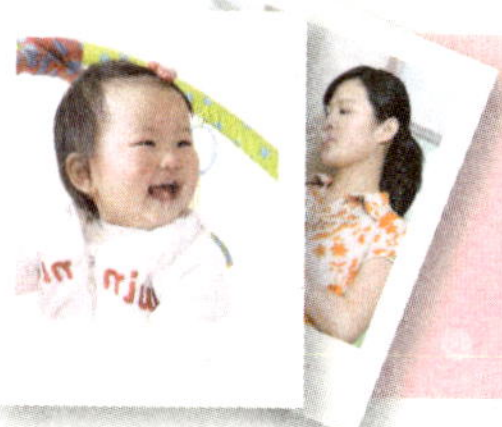

CHAN HOU SU SHEN JI HUA

# 产后塑身计划

## 01 产后塑身日程

在产后 6 个月内，母体的激素会迅速恢复原有的状态，同时新陈代谢的速度也会逐渐恢复正常，甚至会加快，使身体自然进入到最佳状态。所以，产后 6 个月普遍被视为“减重的黄金时期”。

### 产后第 1 周

**子宫和体内功能复原**

为了迎接艰巨的分娩任务，全身的关节与骨盆都会变得松弛，加上怀孕期间内脏的挤压，以及在生产的过程中，肌肉与韧带难免多少受到拉伤，再加上剖宫产后伤口的压迫，身体会有种种不适感。因此，在产后初期选择塑身产品时，应该避免把自己缠束得太紧。

建议尽量挑选轻柔、舒适并可以 24 小时穿着的束腹产品，搭配弹性适中、穿脱容易的紧缩裤，给子宫予适度压力，帮助体内功能慢慢恢复。同时，配合适度的产后运动，让骨盆、阴道恢复正常。

### 产后第 2 周

**收缩腹部，恢复腹壁**

经过一段时间的调适和休息后，体内功能与体力大多已渐渐恢复正常，但产后腹壁的恢复速度，却远不如子宫收缩得快。因此，容易在腹部形成空间，让脂肪能“乘虚而入”囤积在空隙中，加上产后吃得脂肪类食物多，运动量小且不宜做过多运动，鼓鼓囊囊的肚腩会飞快地凸显起来。

这时候，如果只想依靠原有的力量来恢复身材，得耗费更大精力才行。建议在白天，可以在腹部位置使用束缚力较强的束腹品，借助强劲的紧缩力度，贴紧腹壁，消除囤积在下腹部脂肪的空隙。同时，帮助腹直肌和左右骨盆恢复原状。到了晚上，建议还是要换回较舒适的穿着。

**束腹产品选购方式**

仔细看一看包装上的说明，挑选适合自己的设计功能。并且拉一拉看，感受一下产品是否具有很好的伸缩弹力，这样穿着时才会合身而不产生束缚感。另外，因束腹产品是要长时间穿着的，产品材质是否舒适、透气、闷不闷热等，都会影响到穿着时的舒适感。

### 产后第3周~产后6个月

**加强、塑造完美曲线**

到了这个阶段，原本受到子宫压迫而往上挤的内脏，会渐渐回复到原位，产后的恶露也减少了，可以开始针对自己体型的要求，加强身材曲线的塑造。

建议在白天，可以换上功能性较强的束身裤，借助专业的塑身剪裁成品，达到下半身收腹、束腰、提臀、大腿紧实的强化作用，同时加速脂肪细胞的代谢，达到塑身效果。

此外，怀孕时容易因为钙质流失及产后调适不良，造成驼背、乳房松弛、小腹微突的现象，会使下胸围到腰间的赘肉难以消除。这是，可以穿着注重功能的调整型连体束身衣裤，或者长筒型的防驼背挺胸衣，搭配专业设计、高腰剪裁的束身裤，使下胸围到腰部完整束缚规范，重新塑造消失的腰线和臀型。

## 02 恢复身材——产后运动法

无论是自然生产或剖宫产生产，订立减肥美体计划，最好都放在产褥期以后进行。不论使用运动、饮食还是各种塑身疗法，都必须先确定自己的健康没有问题，器官的功能也完全恢复后，再考虑减肥塑身。

经过特别设计的产后运动，能帮助恢复身材，对因怀孕而胀大的子宫长期压迫到的周围的器官，如胃肠、膀胱及血液循环系统都有复原的作用。在做产后运动时，务必要依照循序渐进、量力而为原则，若产后伤口较大或剖宫产，最好先请教医生的意见。

**脚踝运动：**产后第1天开始做。平躺在床上，后脚跟贴地板，伸长脚尖，两脚底对碰，弯起两脚底。

**呼吸运动：**产后第1天做。平躺，全身放松，膝盖弯曲，用腹肌力量从鼻子深呼吸，以口缓缓吐气。

**腹直肌分离矫正：**产后第1天做。同呼吸运动，吐气时把头抬高，但不要抬肩，同时用交握的双手将腹直肌向中线推挤；吸气时回复原姿势，并松弛腹部，不要把肩抬高。

**骨盆摇摆：**产后第1天做。平躺床上，稍稍弓起背部，使骨盆腔向上悬起并左右摇摆。可矫正脊柱前弯及下背痛。

**颈部运动：**产后第2天开始。平躺，四肢伸直，头向前屈，使下额贴近胸部，再慢慢放下头。

**胸部运动：**产后第3天开始做。仰卧床面，身体和腿伸直，慢吸气，扩大胸部，收缩腹肌，背部紧压地面，保持一会儿后放松，重复5～10次。能帮助胸部肌肉收缩，预防乳房下垂。

**乳房运动：**产后第 7 天开始做。两臂左右平伸，然后上举至两掌相遇，保持手臂伸直数秒后，再回到左右平伸，重新开始，每天做10次。能帮助乳部肌肉收缩及富有弹性，防止乳房下垂。

**腿部运动：**产后第5 天开始做。平躺在床上，轮流抬高双腿与身体成直角，待产后体力稍有恢复时，可同时抬起双腿，重复5～10次。能帮助腿部及会阴部肌肉收缩。

**臀部运动1：**产后第15天开始做。平躺在床上，右膝屈起，使足部尽量贴近臀部，然后再伸直放回原位，左右两腿交替动作。能帮助臀部肌肉的收缩，每天做10次即可。

**臀部运动2：**产后第10～15天开始做。平躺在床上，双腿屈起，慢慢地把臀部向上抬起离地，以脚跟及肩部支持片刻，然后慢慢地放下还原，重复数次，每天10次。

**腹部运动：**产后半个月后开始做。平躺在床上，两手交叉于胸前，慢慢坐起，同时保持双腿并拢，待体力完全恢复后，双手可放置在头后再坐起，似仰卧起坐的动作，重复数次，每日2次。能帮助腹部肌肉收缩。

# 03 良好日常习惯助塑身

对于没有运动习惯的人来说，在日常生活中把握运动时机，既有塑身美体的功效，更能温和、有效地调动生活情趣，让人倍感精神。而哺乳期的妈妈整天忙于宝宝的照料，忙于琐碎的家务事，要调整出整段、大块的时间来专门塑身，显然是比较困难的事。为此，专门推荐几款日常生活中随时随地能做的塑身小动作，适合产后康复期的妈妈养成习惯来做。只要能够有效地利用日常生活中一些时机，只要有心、有意识、养成习惯去做，天长日久，也能起到塑身美体、事半功倍的效果。

**早上醒来——伸展运动：**把枕头垫在背后，两手向后伸直并伸展身体。做伸懒腰等伸展运动时，人体会自然形成双手上举、肋骨上拉、胸腔扩大、深呼吸的态势，这样会使膈肌活动加强，牵动全身，能引发大部分肌肉收缩，达到加速血液循环、提神醒脑的目的。

**伸懒腰——拉抻肌肉倍感轻松：**仰面躺在地上或床上，双臂伸直过头顶，双腿也伸直，让自己的身体变长。尽可能地伸直手臂，同时也尽可能地向外拉抻双腿。保持这个伸展动作，做3次深呼吸，然后放松，让身体休息一下。

**穿衣时——后背手扩胸：**双手在背后相握，伸直手的同时尽量向前挺胸。此外，扩胸运动、柔软背部都是简易有效的美胸运动，扩胸运动对防止乳房下垂有奇效。如果有心，随时都可以做加强胸部的保养和护理。无论任何年纪开始做，都不会嫌太迟。

**如厕时——叩齿运动：**叩齿运动能使牙周膜内血管扩张，改善局部血液循环，刺激牙周膜表层结缔组织，更好地固定牙齿，减少患牙疾的机会。同时，叩齿能使口腔唾液分泌增多，有助消化，长期坚持，有利身体。

**刷牙时——做提肛：**每天早晚刷牙时，坚持做一次提肛运动。具体做法是：吸气时提肛、收腹像忍大便的感觉，呼气时缓慢放松肛门，连做20～30次。中医学认为，提肛运动能使中气升提、脏腑强壮，并能调节气血阴阳。提肛除了能预防便秘、痔疮外，对内脏下垂、胃肠功能紊乱均有效。

**穿鞋时——屈膝蹲体：**穿鞋是每天都要做的事，不要坐在凳子上，而应当屈膝、蹲下身体穿鞋系带。这个动作虽然小，却能刺激小腿肚子和脚踝的肌肉。这样会觉得腿部肌肉在使劲，为形成坚实紧绷的肌肉、塑造腿形创造条件。

**长时间坐办公室——起身拍打身体：**如果坐在办公室的椅子上，懒得连站都不想站起来，可以考虑坐姿甩手，并拍打身体的各个部位。拍打是一种很好的自我按摩，能震动身体内部的经络和器官，使之放松，避免由于肢体僵硬和麻木造成的颈椎和腰椎病。拍一拍，打一打，就不会再那么懒得坐着不想动了。

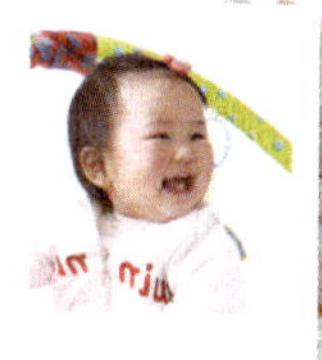
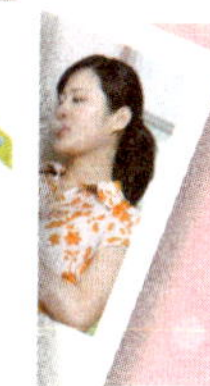

CHAN HOU YIN SHI ZHI DAO

# 产后饮食指导

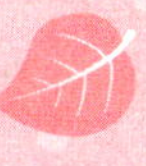

## 01 产后饮食原则

产后身体康复期间，卧床休息较多、饮水量不足、蔬菜或食物吃得较少，都会造成肠蠕动不足，有可能导致便秘。而发生便秘，则会严重影响到位于下腹部的生殖器官的恢复。因此，每天水分、新鲜蔬菜、水果、适度的运动都不可少。

产后康复期，在食物的选择方面应尽量多样化，以便获得更多的营养来源。依照哺乳期间每天的饮食指南及产后身体状况需求，把握以下饮食原则，产后轻松保健、减轻负担：

**五谷根茎类** 主要为提供身体活力及产生热量的淀粉质食物。供应的方式要多样化，如米饭、锅巴、面条、面包、麦片、饼干、红薯和马铃薯（土豆）等。每日建议摄取量是3～5小碗，而每一碗干米饭（约200克），等于两碗稀粥，或4片薄片面包。尽量选用全谷类、全麦面包等，避免选用高热量的蛋糕、水果派一类点心和含糖高的饮料。

**鱼肉豆蛋类** 海产品、鸡肉、猪肉、牛肉、羊肉、鸡、鸭蛋等，同属于提供动物性蛋白质的食物；而黄豆、毛豆、豆腐和豆干等，则能提供植物性蛋白质的食物。这些含蛋白质食物，在身体内能促进组织生成，有帮助细胞成长再生的作用。哺乳期间每天摄取量是5～6份，每份肉品的重量约为50 克，1个鸡蛋、1块豆腐或6只鲜虾仁也相当于1份肉。为避免摄取过多油脂，需要将肉皮、油的部分先去掉。要多选用豆制品来代替肉类、以瘦肉取代内脏类，不仅能避免胆固醇摄取过量，也具有调养功效。

**蔬菜水果类** 蔬菜、水果含有丰富的维生素C、水分、矿物质和纤维素，是人体所必需的营养素，而且多吃纤维素能防便秘，但这些食物的量均须在均衡饮食的原则下变化。每天的摄取量分别是：深色绿叶蔬菜3碟（1碟相当于煮熟的菜约半小碗的分量）、水果2个（每个约拳头般大小）。要多食用一些有色蔬菜，如深绿色或黄、红色。偏冷性的蔬果最好避免（尤其是在刚分娩后7～10天内），像冬瓜、椰子水、杨桃汁、西瓜、梨、大白菜、橘子、葡萄柚、腌黄瓜、哈密瓜、竹笋、白萝卜、茄子等。多吃一些容易消化的新鲜时令水果，以增加营养及补充维生素。

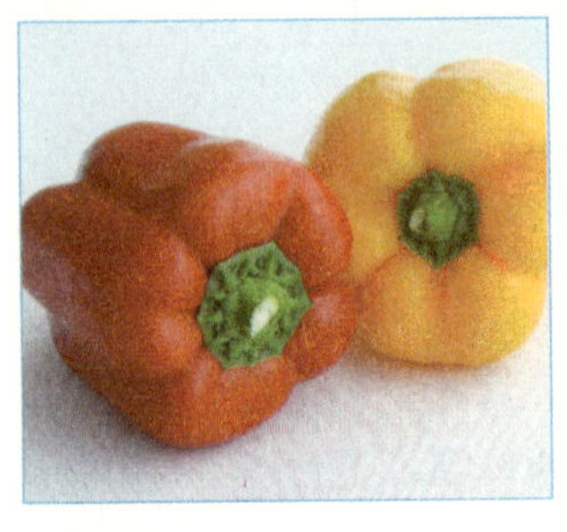

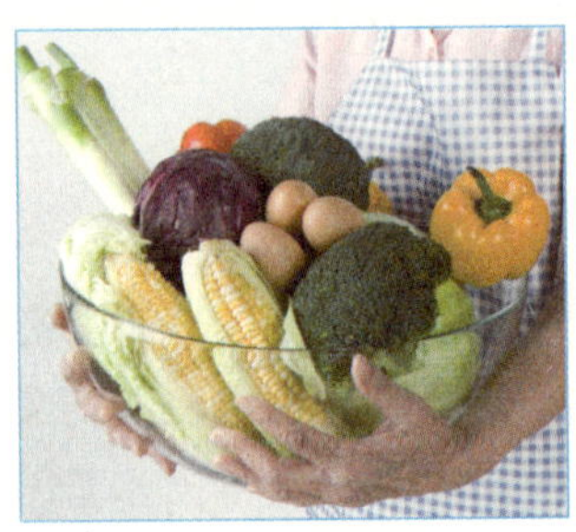

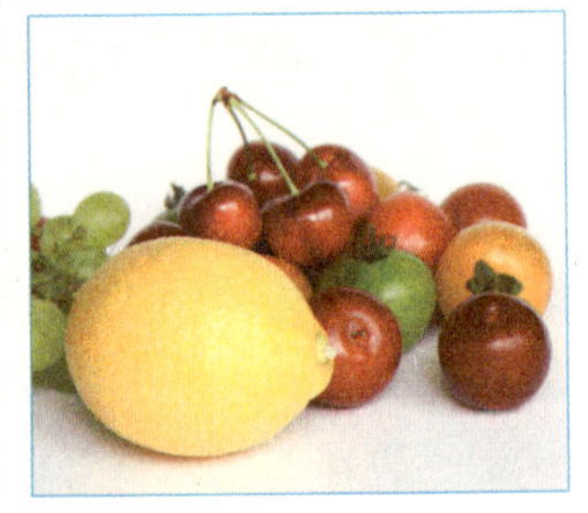

**牛奶及乳制品** 建议每天饮用牛奶1～2杯，除了能提供蛋白质为身体组织的修补外，还能提供丰富的钙质，帮助骨骼生长需要。最好选用脱脂牛奶，酸奶是发酵过的牛奶，奶酪是脱水的牛奶，一杯牛奶（240 毫升）与一片奶酪所提供的蛋白质量，相当于 50 克肉所提供的蛋白质的量，在食物选择上可以相互替换。

**油脂类** 每天建议用量是 3 汤匙（45 毫升），不论何种品牌的色拉油，均属于植物性油脂；至于猪油、牛油等动物性油脂，容易引起心血管方面的疾病，所以尽量少用。

**调味宜清淡** 少盐并不是说完全无盐，因为产后体液大量排出。如果缺钠，会出现低血压、头昏眼花、恶心呕吐、食欲不振、无力等症状；吃得太咸则会加重肾脏负担，产妇体内多余水分不易排出，使得血压升高。所以，要适量吃盐才能健康。

**烹调用料要适宜** 有炎症或第2、3周才排完恶露者，应当避免用酒烹调；怕影响伤口愈合、自然分娩者，产后第1周不要用酒；剖宫产后开始两周也忌用酒。

如有妊娠糖尿病者，产后要继续追踪血糖，持续减肥、节制甜食、增加运动，以便早日改善血糖状况。

# 饮食随康复日程调整

产后第1周，饮食以恢复体力为主：由于分娩过程会消耗许多体力，所以应多加休息来调养生息。因此产后的第1周，饮食应以恢复体力为主。应选择容易消化吸收的食物作为坐月子第1周的主要来源，采取方便进食的烹调方式来烹煮食物，避免食用粗糙不易咀嚼、消化或是油炸的食物。尤其是剖宫产的妈妈，在手术后的头几天，因为可能有较长的麻醉效果，会使得肠胃蠕动的速度变慢，加上应避免剧烈的活动导致伤口愈合不佳，需要较长时间卧床休养，更要避免食用这些难消化的食物，以免造成明显的肠胃不适。

在肠胃蠕动较缓慢时，应根据自己的身体状况来调整食物的内容，容易胀气的豆类食物如红豆、花豆及高纤维质的食物、牛奶等，则应暂时避免。

产后体内的恶露需要排出体外，传统的坐月子药膳“生化汤”有加速恶露排除、调节子宫收缩的功效，对于产后的妈妈来说，饮用生化汤促使恶露排净是有必要的。一般生化汤的饮用，在产后 2～3天开始，自然产的新妈妈可以连续服用5～7剂；剖宫产的妈妈因出血量较少，可减少服用的剂量。剖宫产新妈妈要注意，由于乙醇（酒精）会延缓伤口的愈合速度，因此在产后的第1周最好先避免食用含乙醇的食物，如需要加米酒烹调的食物，或用米酒浸泡、烹调的餐饮等，都需要小心注意。

不论自然产或剖宫产，在分娩过程中都会有大量的血液流失，所以第1周的饮食也须注意增加蛋白质、铁质、维生素B族、维生素C等的摄取，以利于身体制造足够量的红细胞，达到补血的功效。

产后第2周，饮食以促进乳汁分泌为主：产后第2周的饮食可以逐渐恢复成接近正常的饮食。此时婴儿宝宝哺乳情况已经渐渐稳定，吮吸时间与次数也逐渐增加，可以专门吃一些食物来增加泌乳量。如果乳汁分泌量不够，可以做一些乳房按摩来刺激乳腺分泌乳汁，也可以适量补充一些生奶的食物，如花生炖猪蹄、木瓜炖排骨汤等，同时注意水分的摄取，多让宝宝吮吸乳汁，泌乳量自然就能慢慢增加。有一些食物像韭菜、麦芽等，食性具有退奶功效，喂哺母乳的新妈妈应注意避免。

加有米酒料理的催乳食物，因为米酒中含有乙醇，少部分会通过吮吸母乳的渠道被宝宝吃进身体内。所以，建议这些使用酒来烹煮的食物在烹调时适当增加烹煮时间，让其中的乙醇尽量挥发掉，以免宝宝摄食过量的乙醇，影响睡眠。由于母亲产后的饮食会影响母乳的质量，坐月子期间的饮食，大部分以蛋白质类的食物为主，相对而言新鲜蔬菜类和水果类的摄取量就不多。传统观念还认为蔬菜和水果的属性偏凉性或是寒性，有些人可能会在坐月子期间完全不吃，纤维素的摄取量变少，比较容易发生便秘。实际上，新鲜蔬菜和水果中丰富的维生素及矿物质，也是宝宝需要的营养。所以，坐月子期间，每天最好摄取3份以上的新鲜蔬菜和2～3份水果。

减少油脂并摄取足够蛋白质：到了第3及第4周时，饮食可以稍加调整和修改，减少油脂的摄取量，以利于恢复产后的身材。坐月子的饮食通常用香油烹调，一方面为了调整产后虚冷的体质，另一方面是因为吃较高脂肪的食物，可以增加泌乳量。所以，等到泌乳量稳定以后，高脂肪的食物就要适度地减少。像鸡汤不必全部喝完，或先把浮油滗掉、鸡肉去皮以后再吃，或改用以汤类取代部分高脂肪类食物的方式，不但可以吃到足够的蛋白质，也能明显地减少脂肪的摄取。

持续哺喂母乳，不但能为婴儿宝宝提供安全又富含营养价值的食物源，促进亲子间的互动，而且每天固定量的乳汁分泌，也能使母亲体内消耗掉一定的热量。所以，最好能哺喂婴儿宝宝母乳，有助于加速产后恢复身材的速度。另外，从产后的第3周开始，由于体力已渐渐复原，新妈妈一定要适度下床活动，对增加体力和改善便秘都有帮助。

## 03 产后精选菜谱

### 黄豆芽炖鲫鱼

**原料：**新鲜鲫鱼400克，黄豆芽200克，水发海带100克，花生油、精盐、味精、料酒、葱、姜和高汤各适量。

**做法：**1.将新鲜鲫鱼洗净去鳞、鳃和内脏后再洗净，鱼身两侧斜切成十字花刀，放入沸水中烫一下，捞出控水。

2.将黄豆芽洗净，控水；将海带洗净，切成3厘米长、0.5厘米宽的粗丝；葱洗净切段；姜洗净切块，用刀拍碎。

3.锅置火上，倒入底油，油热后放入葱段、姜块炸一下，添汤、放料酒。汤沸时把鱼、黄豆芽、海带丝放入。再烧沸后改文火炖15分钟，拣去葱段、姜块，撇去浮沫，加入精盐、味精出锅即可。

#### 营养功效

汤鲜味美，下奶佳品。含有丰富而娇嫩的鱼蛋白质，其中胶蛋白的含量较多，还含有多种维生素和矿物质。是产妇首选的佳肴。

## 蜜汁三泥

**原料：** 怀山药200克，豆沙150克，京糕150克，白糖150克，淀粉20克，桂花少许。

**做法：** 1.将怀山药刷洗干净，放入笼屉用武火蒸熟，取出晾凉剥去外皮，用刀碾成细泥；京糕也碾成细泥，连同豆沙分别放在3个碗内备用。

2.把炒锅放在火上，加白糖25克，放入怀山药泥，用微火炒透，倒入盘内晾凉。炒锅放回火上，加白糖25克，放入豆沙，用文火炒透，也倒入此盘内晾凉。山药泥、京糕泥和豆沙泥同放在一个碗内，三样各占一角，上笼屉蒸熟，合在一个平盘内，揭去碗。

3.把炒锅放在武火上，放入清水250毫升和白糖100克。烧沸后撇去浮沫，用水淀粉勾成流芡，将桂花浇在三泥上，温吃即可。

### 营养功效

松软细腻，味道香甜，桂花味浓。含有大量的淀粉、淀粉酶、蛋白质、糖类、多种维生素和矿物质等。怀山药味甘性平，归脾、肺、肾三经，有补中益气、健脾和胃等作用。适用于产妇体虚、精神倦怠等症。

## 桂花蜜枣

**原料：** 红枣500克，蜂蜜200克，红糖100克，桂花少许。

**做法：** 1.将红枣洗净，用沸水泡1小时，捞出控干水。

2.锅内加水750毫升，蜂蜜200克，红糖100克。熬开后撇去浮沫，将枣放入。开锅后改用文火煮10分钟，再用武火熬至汁黏稠时加入桂花少许，搅匀盛盘，晾凉即可。

### 营养功效

红枣蜜甜，有桂花香味。糖类多，含热能高，还有多种维生素和矿物质。对产妇有滋补作用。

## 黄豆猪蹄汤

**原料：** 猪蹄1只，黄豆150克，料酒10毫升，葱10克，姜5克，精盐4克。

**做法：** 将猪蹄用沸水烫后拔净毛，刮去浮皮，加清水、姜片煮沸，撇去浮沫，加黄酒、葱结及冷水浸泡过1小时的黄豆，加盖用微火焖至半酥，加盐调味，再煮1小时即成。

### 营养功效

猪蹄酥烂，黄豆暄软。含植物蛋白质和胶原蛋白及钙质。能治产妇乳少。

## 拌烤鸭丝

**原料：** 烤鸭肉150克，黄瓜50克，面包50克，粉丝15克，鲜核桃仁25克，精盐、料酒、味精、高汤、姜末和花生油适量。

**做法：** 1.将烤鸭肉切成长5厘米、宽0.5厘米、厚0.3厘米的丝。

2.黄瓜刷洗干净，用凉开水冲一下，切成长4厘米的丝，面包切成长4厘米的粗丝；粉丝截成长4厘米的段；核桃仁去皮洗净，在沸水中烫一下捞出控水。

3.锅置火上，倒入底油，烧至五成热，将面包丝放入，炸成金黄色，捞出控油；再放入粉丝稍炸，捞出控油。

4.黄瓜丝、粉丝、面包丝混合调匀，放在盘内，把烤鸭丝皮朝上摆在上面，再撒上核桃仁。

5.取干净锅于火上，放入高汤、精盐、料酒、味精、姜末，烧沸后，浇入盘内即成。

**营养功效**

鲜香脆嫩，清淡爽口。含有丰富的蛋白质、碳水化合物（糖类）、各种维生素和无机盐类。

## 红枣高粱粥

**原料：** 高粱300克，红枣100克，糖120克，桂花酱5克。

**做法：** 1.将高粱、红枣洗净。

2.将锅置火上，加水1 250毫升，放入高粱、红枣，用武火煮沸，改用文火，煮至黏状时盛入碗内。

3.将糖（白糖或红糖）分别放入碗内，淋上用凉开水化开的桂花酱即可食用。

**营养功效**

对于产后胃口不开、食欲减退者有开胃作用。

## 沙锅猪蹄

**原料：** 猪蹄5只，胡萝卜200克，蘑菇100克，精盐、香油、酱油、花椒、大茴香、大葱和生姜适量。

**做法：** 1.将猪蹄刮洗干净，放入锅内加花椒、大茴香，煮至八成熟时，捞出控水，切开剔出大骨头，切成块待用；把葱、姜洗净切成丝。

2.将胡萝卜洗净，切成块，用沸水烫一下，捞出。

3.洗净沙锅，放入胡萝卜、蘑菇、猪蹄，加水用武火烧沸后，撇去浮沫，加入精盐、酱油和葱、姜丝，改用文火炖20分钟左右，淋入香油即可。

**营养功效**

猪蹄软烂，汤汁味醇。胶原蛋白含量较为丰富，还有脂肪、胡萝卜素及其他营养物质。

## 藕煨排骨汤

**原料：** 鲜猪排100克（肉25克），鲜藕200克，老姜5克，料酒5毫升，食盐2克，胡椒粉1克，菜油5毫升。

**做法：** 1.将排骨剁成块；藕去外皮，用刀拍破后斩成块，入清水中冲漂；姜刮皮后拍破待用。

2.把炒锅置火上，加入菜油烧热，投入姜块、排骨爆炒，待排骨色泽由红变白后，烹入料酒，掺进适量清水，以武火烧沸；撇去浮沫，加盖焖煮约15分钟，再移入大沙锅（不要用铁锅，以免藕块变黑），放入藕块，用文火煨煮至藕块熟烂、排骨松软离骨时，即可放盐、胡椒粉调味，然后食用。

**营养功效**

汤浓味醇，藕色鲜艳，质地酥软熟烂，富含钙质。

## 清炖牛肉

**原料：** 牛肉500克，大葱、生姜、桂皮、大茴香、花椒、山楂片、精盐、料酒和味精各适量。

**做法：** 1.将牛肉洗净，切成2厘米见方的块，放入沸水锅里煮至出沫、牛肉收缩变色时捞出。

2.锅内放水烧沸，将牛肉放入；把葱切成段，姜切成片，与其他作料一起放入锅内。盖严锅盖，用武火烧沸，改用文火烧至牛肉酥烂，拣出葱段、姜片、桂皮、大茴香、花椒、山楂片，放入精盐、味精即可。

**营养功效**

汤汁鲜浓，肉香味醇。牛肉富含优质动物蛋白质，含量高达30%，比其他肉类高。还含有多种矿物质和维生素等。

## 什锦鸡肉粥

**原料：** 鸡翅肉1只，虾15只，葱10克，生姜1片，干香菇3个，粳米300克，青菜适量，植物油5毫升，鸡汤、料酒、盐各适量。

**做法：** 1.鸡翅洗净，用沸水烫一下取出，切成小块；葱和姜均拍碎。锅内倒入水，加入5毫升油，把鸡翅、姜、葱倒入用武火煮沸后，改用文火再煮，去其浮油。香菇泡开，去蒂，切成小块；青菜洗净，切成小块；把粳米淘洗干净。虾去壳，去掉肠泥，洗净后切细，用沸水烫一下，捞出滤干。

2.锅置火上，把粳米倒入锅内，再加入鸡汤，用中火煮滚，米煮约25分钟后，依次加入虾、香菇、青菜及盐搅匀，待菜熟后，盛入碗内即成。

**营养功效**

含有丰富的蛋白质、脂肪、糖类、钙、磷、铁、维生素$B_1$、维生素$B_2$、烟酸等多种营养素。

**图书在版编目（CIP）数据**

胎教优生专家方案/东方知语早教育儿中心编.一上海：上海科学技术文献出版社，2012.5

ISBN 978-7-5439-5255-3

Ⅰ.①胎… Ⅱ.①东… Ⅲ.①胎教-基本知识 ②优生优育-基本知识 Ⅳ.①G61 ②R169.1

中国版本图书馆CIP数据（2012）第021576号

# 胎教优生专家方案

**责任编辑：忻静芬**

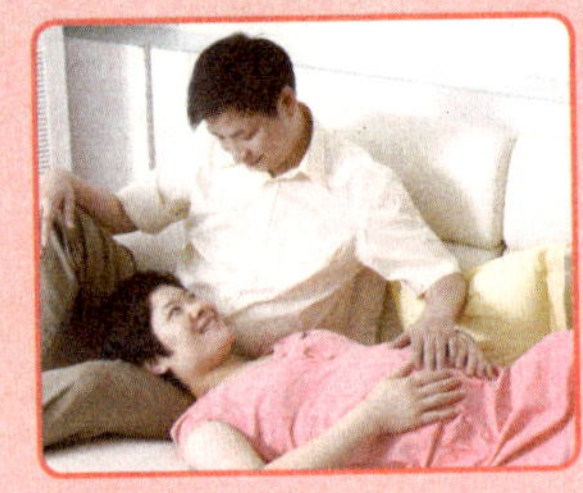

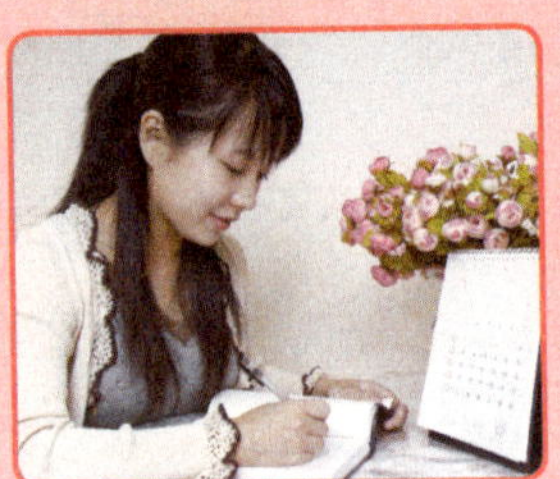

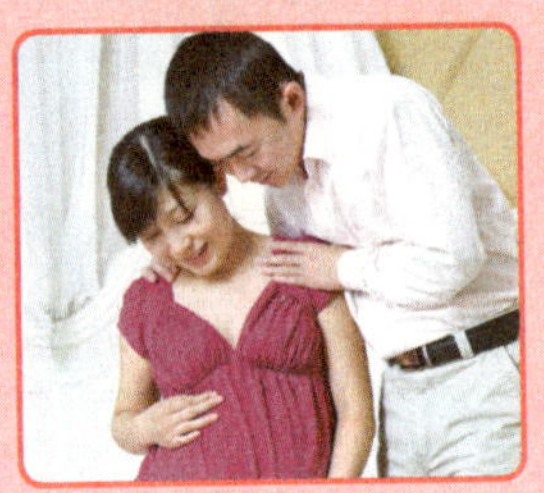

**东方知语早教育儿中心　编著**

上海科学技术文献出版社出版发行
（上海市长乐路746号　邮政编码 200040）
全国新华书店经销
北京丰富彩艺印刷有限公司印刷

开本 710×960　1/16　印张 18.5　字数 302000
2012年5月第1版　2012年5月第1次印刷
ISBN 978-7-5439-5255-3
定价：28.80元
http://www.sstlp.com

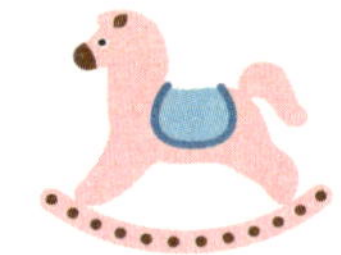